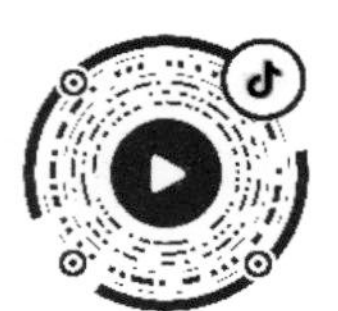

抖音搜索页扫一扫，学习由原国家网球队、体操队运动康复师汪黎明博士示范的练习指导视频，收获健康腰椎。

Gymnastik für die Lendenwirbelsäule: 30 Tage mit je 7 Übungen,6.Auflage

腰椎功能强化训练

［德］加布里尔·德雷埃尔-埃德尔曼（Gabriele Dreher-Edelmann）◎著

张　影◎译

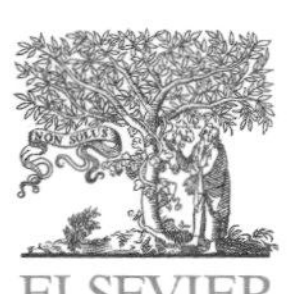

北京科学技术出版社

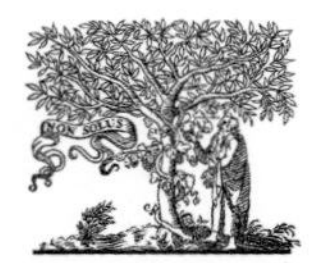

Elsevier (Singapore) Pte Ltd.
3 Killiney Road, #08-01 Winsland House I, Singapore 239519
Tel: (65) 6349-0200; Fax: (65) 6733-1817

Gymnastik für die Lendenwirbelsäule: 30 Tage mit je 7 Übungen
6. Auflage 2021

ISBN: 9783437452437

This translation of Gymnastik für die Lendenwirbelsäule: 30 Tage mit je 7 Übungen, 6. Auflage by Gabriele Dreher-Edelmann was undertaken by Beijing Science & Technology Publishing Co., Ltd. and is published by arrangement with Elsevier (Singapore) Pte Ltd.
Gymnastik für die Lendenwirbelsäule: 30 Tage mit je 7 Übungen, 6. Auflage by Gabriele Dreher-Edelmann 由北京科学技术出版社有限公司进行翻译，并根据北京科学技术出版社有限公司与爱思唯尔（新加坡）私人有限公司的协议约定出版。
《腰椎功能强化训练》（张影译）
ISBN: 9787571425333

著作权合同登记号　图字：01-2022-5304

图书在版编目（CIP）数据

腰椎功能强化训练 /（德）加布里尔·德雷埃尔－埃德尔曼著；张影译. — 北京：北京科学技术出版社，2023.1
ISBN 978-7-5714-2533-3

Ⅰ. ①腰… Ⅱ. ①加… ②张… Ⅲ. ①腰椎－脊椎病－体育疗法 Ⅳ. ①R681.505

中国版本图书馆CIP数据核字（2022）第156582号

责任编辑：	周　珊　张真真	电　　话：	0086-10-66135495（总编室）
责任校对：	贾　荣		0086-10-66113227（发行部）
图文制作：	北京永诚天地艺术设计有限公司	网　　址：	www.bkydw.cn
责任印制：	吕　越	印　　刷：	北京捷迅佳彩印刷有限公司
出 版 人：	曾庆宇	开　　本：	710 mm × 1000 mm　1/16
出版发行：	北京科学技术出版社	字　　数：	200 千字
社　　址：	北京西直门南大街16号	印　　张：	13.75
邮政编码：	100035	版　　次：	2023 年 1 月第 1 版
ISBN	978-7-5714-2533-3	印　　次：	2023 年 1 月第 1 次印刷

定　　价：89.00元

第 5 版序

《腰椎功能强化训练》1992 年出版后很快就成为畅销书，第 5 版是作者近期推出的最新版本，也是在医学技术突飞猛进的现状下的一次全新创作。

与其他同样探讨脊柱运动方案的书相比，本书以逻辑清晰的教学框架、简洁明了的语言和生动形象的演示让我忍不住一遍又一遍翻阅。

作者在每个练习日都安排了 7 个小练习，这样新手更容易上手，也能降低动作做不到位或者做错的风险。书中的练习指南不涉及任何强度过高的内容，你可以从简单易做的小练习入手，随着训练状态的提升逐步增加难度。作者对每个练习的动作都进行了清晰的讲解，同时针对实际操作中可能会遇到的问题做出提示，并给出有益的建议。

这些无一不展现了作者作为医护人员和理疗师数十年的丰富经验。本书在医学领域具有举足轻重的地位，特别推荐给那些想要预防背部问题的健身新手阅读。除此之外，这本书也是理疗师、体育教师和健身教练不可或缺的指南。

格哈德·希姆里希（Gerhard Himmerich）
（医学博士，米特尔巴登诊所专业医生，
主攻骨科、脊柱治疗、
理疗学、浴疗学）
2014 年初夏于巴登 – 巴登

前 言

非常荣幸，《腰椎功能强化训练》第1版出版近30年后的今天，第6版跟大家见面了。本书以腰椎训练为重点，尤其适用于那些深受背痛困扰的人，德国的Öko-Test消费杂志[1]曾将本书评定为优质图书。

根据读者的建议，新版对原有的内容进行了更新，同时在书中介绍了一些针对特定部位疼痛的练习，有些疼痛是人们在特定职业中长期保持错误姿势引起的，这些练习能帮助你拉伸和放松这些疼痛部位的肌肉。这一部分内容在本书的第33章。

但是，这本书的整体理念没有改变，全书的基本框架也保留原样。

任何想要预防背痛或已经在经受背部疼痛的人都可以通过这一系列的练习课程来强化腹肌、背肌和臀肌，学习如何更有效地保持骨盆平衡。只有不断强化核心肌群，才能为脊柱提供有力的支撑，缓解脊柱压力。如果再辅以颈椎、胸椎的相关练习，核心肌群和脊柱肌群就能达到最佳的锻炼效果。为了避免腰椎过度前凸，你需要通过张力训练和拉伸训练来集中锻炼负荷过重的下背部肌肉。我也曾遭受脊柱损伤，体会过那种剧烈的疼痛感，我深知，只有通过对整个背肌进行强化训练的方式才能为脊柱提供最佳的支撑，使身体保持良好的平衡。

本书介绍的练习早已经过多年实践的证明，受到了很多患者、医生的一致好评。即使你是零基础，本书中简洁明了的语言和生动形象的演示也能让你一目了然。只要你逐步完成30天的练习，就一定能看到成效。不仅如此，所有教授脊柱健身操或体操的人，如理疗师、体育教师、健身教练、成人大学和体育俱乐部的任课教师，都可以从本书中找到一些有价值且高效的练习方案。

本书也是脊柱问题专科医生从业前的必读教材。书中介绍的一系列练习完全按照骨科医生的要求安排，是符合人体规律的科学的练习。积极的练习是很重要的，充分的运动也是必要的，但要循序渐进地练习，不要用力过猛。

希望所有的练习者都能享受练习的过程，但练习者也需要有足够的耐心和毅力，才能通过这些有益健康的训练感受到身体的变化。

在这里，我要衷心地感谢所有参加我的健身课的学员和我众多的同事，他们提出了许多建设性的意见，让我的练习课程不断得到改进。感谢我的儿媳埃尔克·万德勒－德雷埃尔（Elke Wandler-Dreher），她充满热情且耐心地帮助我将所有练习动作呈现出来。我还要感谢克里斯蒂安·豪曼－弗里奇（Christiane Haumann-Frietsch）女士为本书提供了优质的照片。此外，我也要向爱思唯尔旗下的乌尔班和费歇尔出版社（Urban & Fischer）审稿部的编辑们，尤其是伊内丝·默根哈根（Ines Mergenhagen）女士，表达我诚挚的谢意，这本书的顺利出版离不开他们热情的支持和耐心的帮助。最后，我还想感谢贝恩德·施卢佩克先生（Bernd Schlupeck），本书的顺利再版离不开他严谨的审校和细致的编撰工作。

加布里尔·德雷埃尔－埃德尔曼
（Gabriele Dreher–Edelmann）
2020年秋天于巴登－巴登

---

[1] Öko-Test消费杂志是德国的消费类杂志，主要关注市面上的商品。该杂志推出的认证标志在德国当地是权威标志，其认证检测有着极高的标准且极为严谨。因此，通过Öko-Test认证可成为商品的卖点，Öko-Test评级更是厂商为商品做宣传时的重点。——译者注

阅读指南

这是一本专业的练习指南，旨在帮助读者在具体的练习场景中进行有效的实践。因此，本书做了如下设计。

- 为了让你对练习步骤一目了然，插图上标记了各式各样的符号（如圆圈、长方块、箭头）。这些符号描述了特定的运动形式或张力形式（如拉伸、按压、支撑、伸展、绷紧），或者指明了运动方向等。
- 你可以在书的前勒口找到关于这些符号的解释说明。当你阅读内文中的练习页面时，可以对照前勒口的解释说明。

作者和出版社祝你在每天的练习中保持愉悦的心情，并拥有足够的耐心，通过增强肌肉力量缓解脊柱压力。

健身理念

几乎每个人都体会过背痛的感觉。为了预防背痛或缓解背痛，树立正确的健身理念至关重要。健身的目标是让你的背部保持放松、挺直的状态。这种效果可以通过对肌肉进行有效的锻炼来达到。在锻炼过程中，两种不同类型的肌肉起着协同作用。

- 姿势肌：很容易被调动起来，不容易产生疲劳感，极易收缩变短，大腿后侧的腘绳肌就是典型的姿势肌；
- 相位肌：不容易被调动起来，容易产生疲劳感，极易萎缩，典型的相位肌有腹肌和臀肌。

为了使核心肌群达到动态平衡，必须拉伸姿势肌、强化相位肌。

腰椎常常会因为单一的肌肉压力而受到损伤。如果腹部力量较弱，在站立时，腹部会隆起，腰椎会前凸，胸椎会后凹，造成驼背。长此以往，这种错误姿势会导致对身体起支撑作用的腰肌痉挛并收缩变短。这种变化不仅会对骨盆和臀部等其他部位的肌肉造成损伤，而且还会增加椎间盘的压力。在持续不断的压力作用下，椎间盘很容易出现劳损。在负荷过重的状态下或随着年龄的增长，椎间盘组织会慢慢失去弹性、慢慢撕裂，位于椎间盘正中位置的髓核会被挤压出来。如果髓核压迫神经，就会出现椎间盘突出的症状，背部和骨盆区会产生剧烈的疼痛，这种疼痛会一直蔓延到腿部。

做腰椎功能强化训练旨在为整个脊柱提供强有力的肌肉支撑。稳定、平衡的肌张力能使脊柱呈现正常的生理弯曲，为脊柱提供保护。必须在平衡的状态下协同训练特定肌群的力量和伸缩能力，以此提高肌肉的灵活度。在日常生活中，长时间保持某种姿势、肌肉负荷过重或者已有的不适（如疼痛、肌肉损伤和错误的姿势等）也会导致肌肉紧张。这些紧张可以通过不引起疼痛的轻缓的拉伸来改善。

练习的目标在于：

- 感知自己的身体状态；
- 感知身体灵活性的变化；
- 感知以前从未察觉的肌肉紧张；
- 了解如何根据身体状况改变自己的体态；
- 感知有针对性的体态改变对情绪的影响。

为了更好地达到以上目标，每个练习日的开头都有一个介绍练习效果的表格。表格中介绍了当天的练习会锻炼到的肌群名称，并对重要的目标肌群做了加粗显示。

基础张力训练在每天的练习中起着重要的作用，它是前 4 天练习的关键，并作为热身运动贯穿于之后每天的练习中。

基础张力训练	基础张力训练的效果
• 收紧腹肌 • 下背部向地面下压	• 强化腹肌 • 拉伸伸展和支撑脊柱的肌肉 • 缓解椎间盘压力
• 将枕部、双臂、双手和脚跟向地面下压	• 强化颈前肌群和肩部、手臂、腿部肌肉

在日常生活中，基础张力训练有利于维持身体的稳定性，在长时间保持一种姿势和各种其他情况下保护脊柱。腹肌和背肌起着“束腹肌”的作用，这两块肌肉的力量越强，“束腹肌”就越稳固。人体核心肌群的稳固和身体中心的强大力量也能缓解颈椎和胸椎的压力。

本书 A 部分的整个练习课程由相互关联的小练习组成。练习课程以 30 天为一个周期逐步展开。如果在进行某项练习时感到疼痛，应该立刻停止这项练习。每天的练习时长不要超过 10 分钟。

你可以自由安排 30 天练习的重复次数。

本书 B 部分是拓展练习。

- 第 31 章介绍了如何借助网球进行强化训练，作为肌肉训练的补充练习；
- 第 32 章介绍了站立时可以进行的练习，从仰卧姿势转为俯卧姿势的转身练习，以及正确的站姿、弯腰姿势和坐姿；
- 第 33 章总结了针对特定部位疼痛，尤其是针对职业生活中长期养成的坏习惯造成的疼痛的练习方法；
- 第 34 章列举了正确的日常活动姿势，并给出了避免损伤的建议；
- 第 35 章介绍了一些对身体有害的练习。

现在，请你享受片刻的闲暇时光：

- 仰卧，双眼紧闭，双腿微微前伸，双臂平放于身体两侧；
- 深吸一口气，再慢慢呼出，感受腹部和胸部的呼吸运动；
- 感受你的双腿，脚尖绷直，脚跟向地面下压，绷紧腿部肌肉，收紧腹肌和臀肌，保持肌肉的紧张，平静地呼吸，然后全身放松，双腿外翻，保持自然平躺的状态；
- 感受你的双臂和双手，双手握拳，压向地面，绷紧臂部肌肉，保持肌肉的紧张，平静地呼吸，然后全身放松；
- 感受你的头部和面部，皱眉蹙鼻，紧闭双唇，保持肌肉的紧张，平静地呼吸，然后全身放松；
- 让自己进入冥想状态，想象你正置身于大自然中，看见了草地、树木、蓝天和白云，完全放松地平躺着，此时你感到温暖、舒适，请你好好享受这一刻内心的安宁；
- 慢慢从冥想状态中脱离出来，感受你的双臂和双腿，双手握拳再张开，脚尖绷直再放松；
- 深吸一口气，双臂举过头顶，接着拉伸和舒展四肢，睁开双眼，慢慢挺直身体。

目 录

A 30 天练习

1 第一个练习日

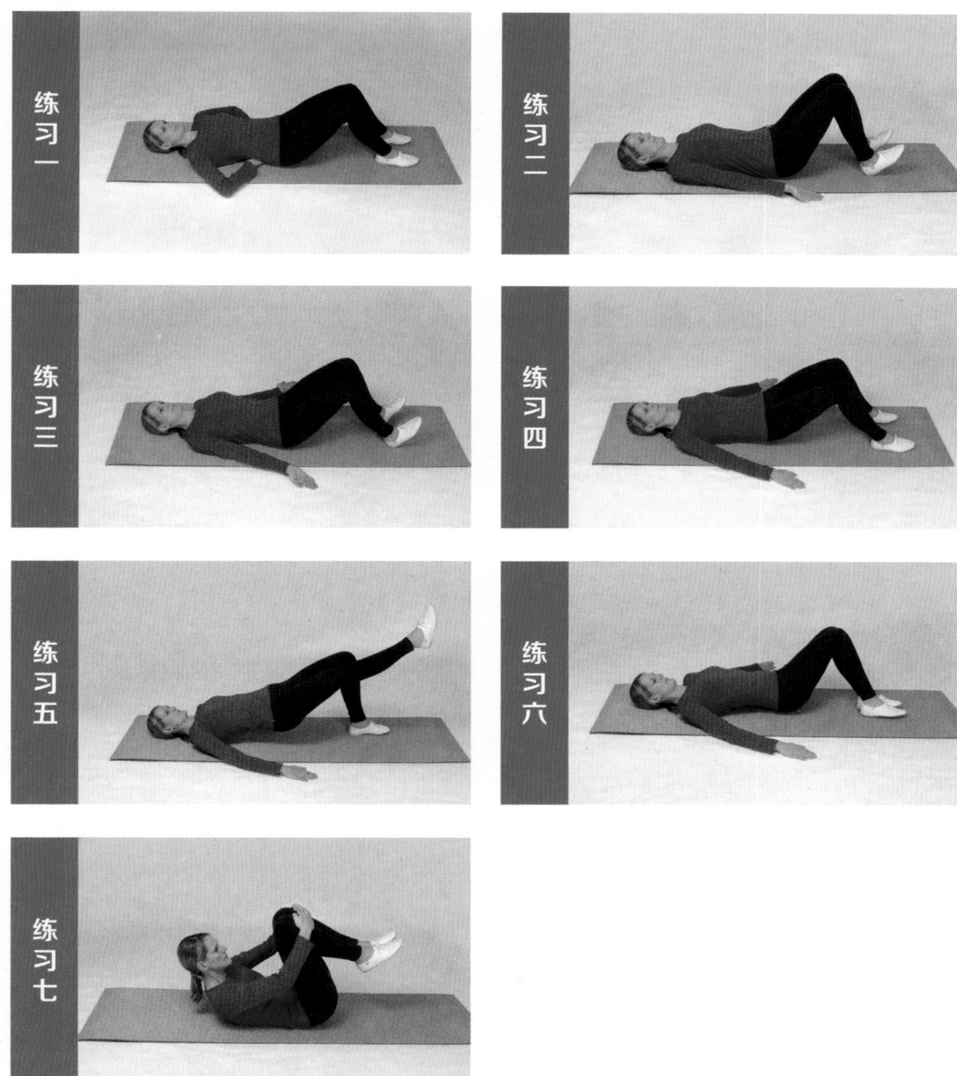

练习效果

练习	效果
一	**基础张力训练** • 强化腹肌 • 拉伸伸展和支撑脊柱的肌肉 • 缓解椎间盘压力
二	**基础张力训练** • 强化腹肌 • 拉伸伸展和支撑脊柱的肌肉 • 缓解椎间盘压力
三	• 在完成基础张力训练的同时，强化腿部、手臂和肩部肌肉
四	• 在完成基础张力训练的同时，强化臀部肌肉
五	• 在完成基础张力训练的同时，强化腿部和臀部肌肉
六	• 拉伸背部，尤其是下背部肌肉
七	• 拉伸、激活脊柱和背部肌肉

关于练习五的提示

如果大腿后侧肌肉的力量较弱，在进行负重练习时可能会出现肌肉痉挛。

此时，可以通过轻柔的拉伸来缓解：坐在长椅上，双腿伸直，上身慢慢向前屈，背部保持挺直。

练习一

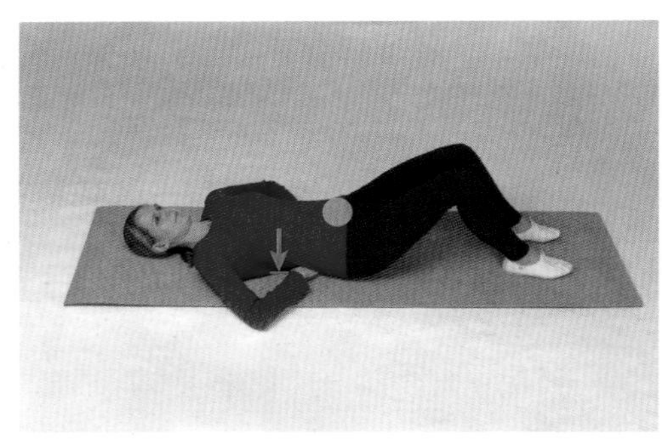

起始姿势

- 仰卧；
- 双腿弯曲；
- 双脚着地；
- 双手平放在下背部下方。

动作要领

- 收紧腹肌；
- 下背部压向双手；
- 双手感知腰椎的位置；
- 保持这个姿势，从 1 数到 10；
- 全身放松，从 1 数到 5；
- 重复上述动作。

重复次数

- 3 次。

! 注意事项

- 保持呼吸。

练习二

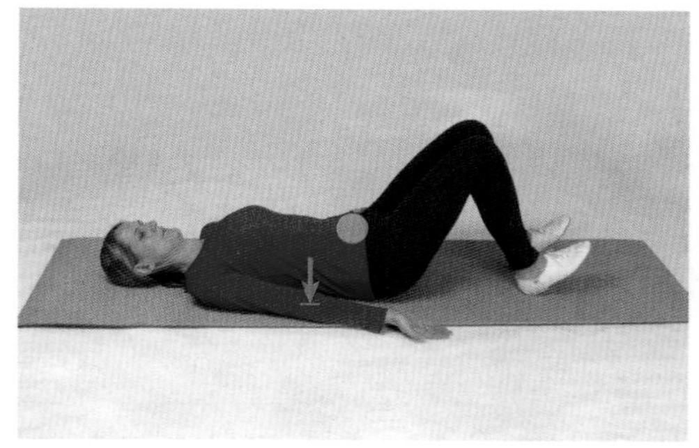

起始姿势

- 仰卧；
- 双腿弯曲；
- 脚跟着地；
- 双臂伸直，在身体两侧微微外展；
- 掌心向上。

动作要领

- 收紧腹肌；
- 下背部向地面下压；
- 保持这个姿势，从 1 数到 10；
- 全身放松，从 1 数到 5；
- 重复上述动作。

重复次数

- 3 次。

! 注意事项

- 保持呼吸。

练习三

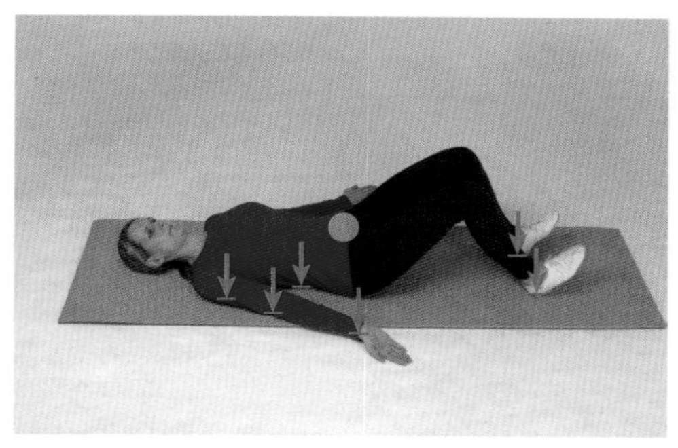

起始姿势

- 仰卧；
- 双腿弯曲；
- 脚跟着地；
- 双臂伸直，在身体两侧微微外展；
- 掌心向上。

动作要领

- 收紧腹肌；
- 下背部向地面下压；
- 脚跟向地面下压；
- 双臂和双手向地面下压；
- 保持这个姿势，从 1 数到 10；
- 全身放松，从 1 数到 5；
- 重复上述动作。

重复次数

- 3 次。

! 注意事项

- 保持呼吸。

练习四

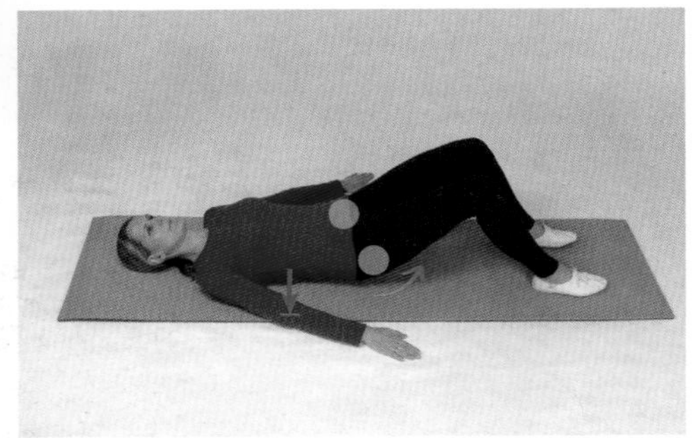

起始姿势

- 仰卧；
- 双腿弯曲；
- 双脚着地；
- 双臂伸直，在身体两侧微微外展；
- 掌心向下。

动作要领

- 收紧腹肌；
- 下背部向地面下压；
- 收紧臀肌；
- 微微上抬骨盆；
- 保持这个姿势片刻；
- 慢慢恢复起始姿势；
- 全身放松。

重复次数

- 3 次。

! 注意事项

- 骨盆上抬时不要挺腰；
- 保持呼吸。

练习五

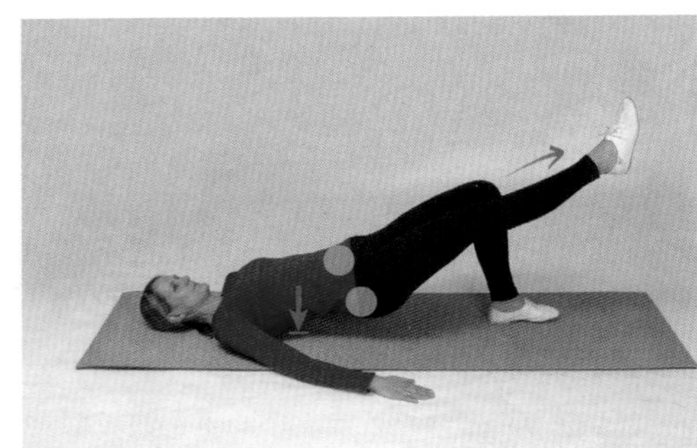

起始姿势

- 仰卧；
- 双腿弯曲；
- 双脚着地；
- 双臂伸直，在身体两侧微微外展；
- 掌心向下。

动作要领

- 收紧腹肌；
- 下背部向地面下压；
- 收紧臀肌；
- 微微上抬骨盆；
- 一条腿向前伸展；
- 保持这个姿势片刻；
- 收回前伸的腿；
- 慢慢恢复起始姿势；
- 全身放松。

重复次数

- 双腿交替练习 2 次。

! 注意事项

- 腿向前伸展，而不是向上伸展；
- 保持呼吸。

练习六

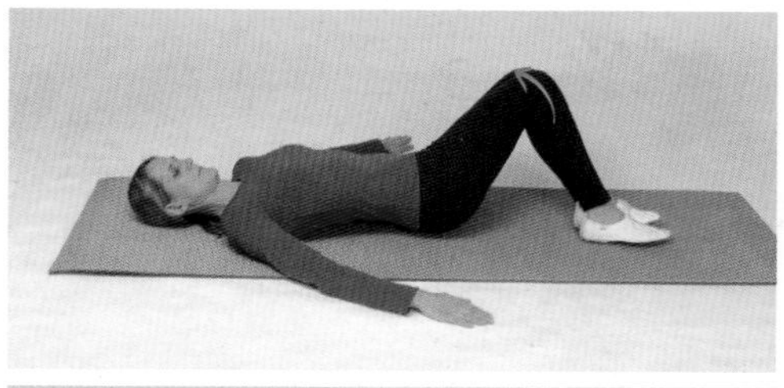

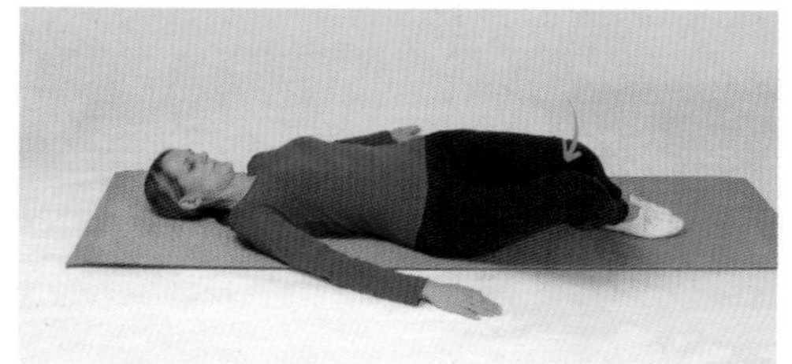

起始姿势

- 仰卧；
- 双腿弯曲；
- 双脚着地；
- 双臂伸直，在身体两侧微微外展；
- 掌心向下。

动作要领

- 将弯曲的双腿一起向身体的一侧缓缓下压，然后再一起向另一侧下压；
- 双腿尽可能下压至地面，或尽可能下压至你的极限。

重复次数

- 数次。

! 注意事项

- 肩部不要离开地面。

练习七

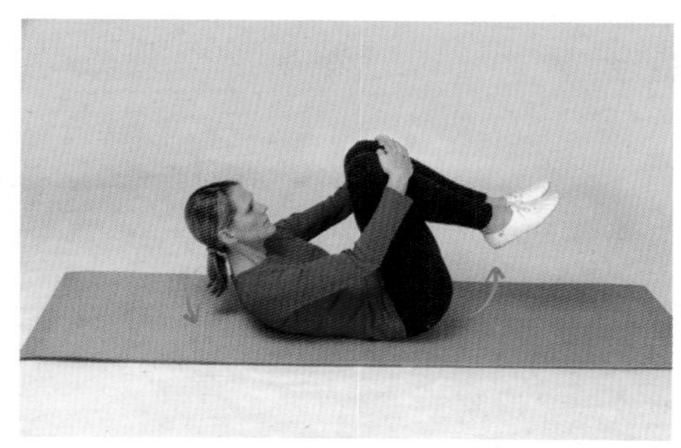

起始姿势

- 仰卧；
- 双腿弯曲；
- 双脚着地；
- 双臂平放于身体两侧。

动作要领

- 双腿朝腹部方向弯曲；
- 双手抱膝；
- 如果膝盖有疼痛感，可以把双手放在腘窝处；
- 背部贴地，身体向前、向后微微摆动。

重复次数

- 身体前后摆动数次。

! 注意事项

- 在练习时，如果有疼痛感，请立即停止练习；
- 也可以头部紧贴地面，双膝轻轻靠向腹部并保持稳定（即背部拉伸练习）。

2 第二个练习日

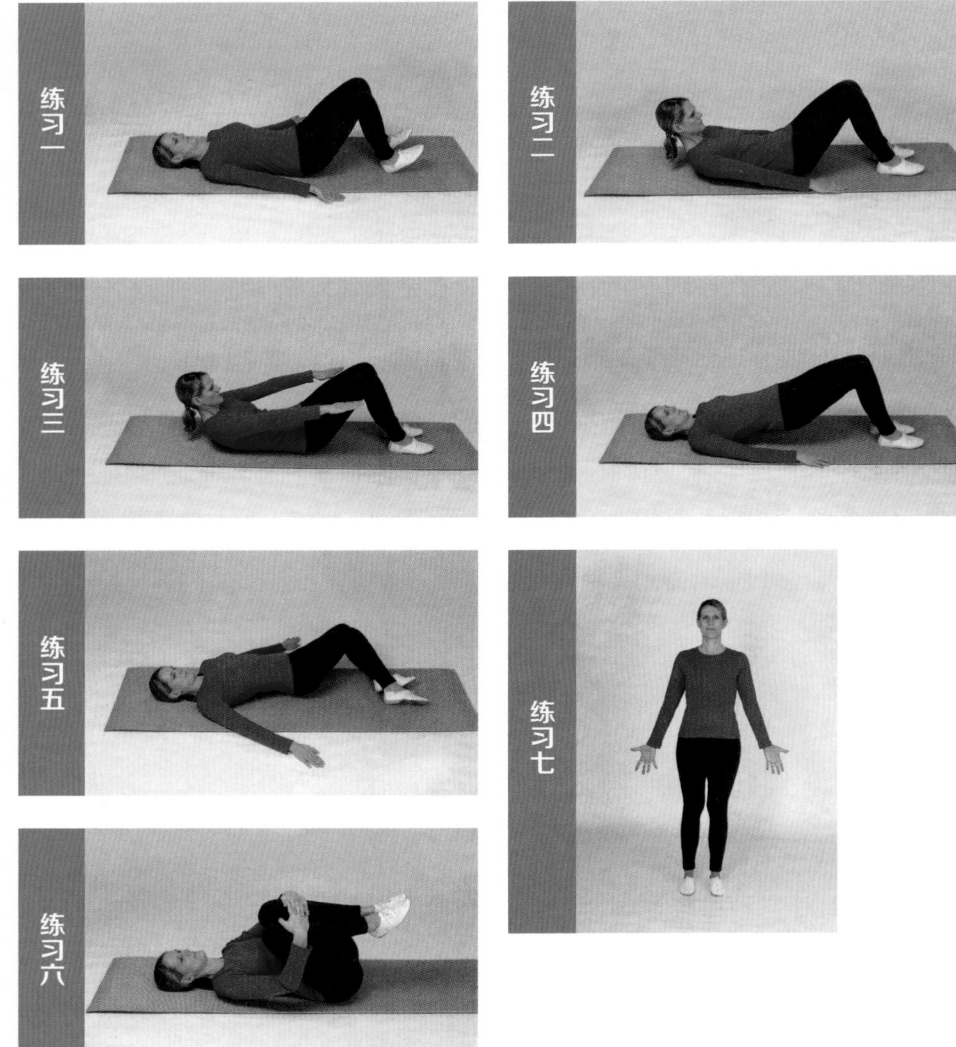

练习效果

练习	效果
一	**基础张力训练** • 强化腹肌 • 拉伸伸展和支撑脊柱的肌肉 • 缓解椎间盘压力 • 强化腿部、手臂和肩部肌肉
二	• 强化颈前肌群，以及肩部、手臂和**腹部肌肉**
三	• 强化颈前肌群，以及手臂和**腹部肌肉**
四	• 强化腹部、腿部、臀部和**盆底肌肉**
五	• 拉伸背部，尤其是下背部肌肉
六	• 放松背部肌肉和脊柱
七	• 全身张力训练 • 直立拉伸

健身小贴士：放松腹肌

侧卧，双腿朝腹部方向弯曲，保持这个姿势片刻，仔细感受腹肌放松时的状态。

健身小贴士：放松背肌和臀肌

仰卧，双手抱膝，向腹部方向拉伸，保持这个姿势片刻，感受背肌和臀肌的放松。

也可以四肢着地呈跪姿，用双膝和双手支撑身体。深吸气时，弓起背部；呼气时，背部下凹。

健身小贴士：放松臀肌

站好，一只手撑在固定平面上，或者牢牢抓住一个固定物体。接着，用另一只手将同侧的膝盖向胸部方向拉。上身保持挺直，不要向膝盖方向弯曲，支撑腿伸直，保持放松。

练习一

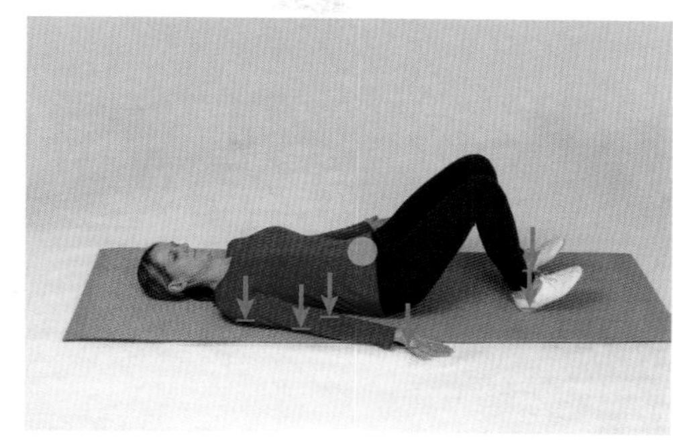

起始姿势

- 仰卧；
- 双腿弯曲；
- 脚跟着地；
- 双臂伸直，在身体两侧微微外展；
- 掌心向上。

动作要领

- 收紧腹肌；
- 下背部向地面下压；
- 脚跟向地面下压；
- 双臂和双手向地面下压；
- 保持这个姿势，从 1 数到 10；
- 全身放松，从 1 数到 5；
- 重复上述动作。

重复次数

- 3 次。

! 注意事项

- 保持呼吸。

2

练习二

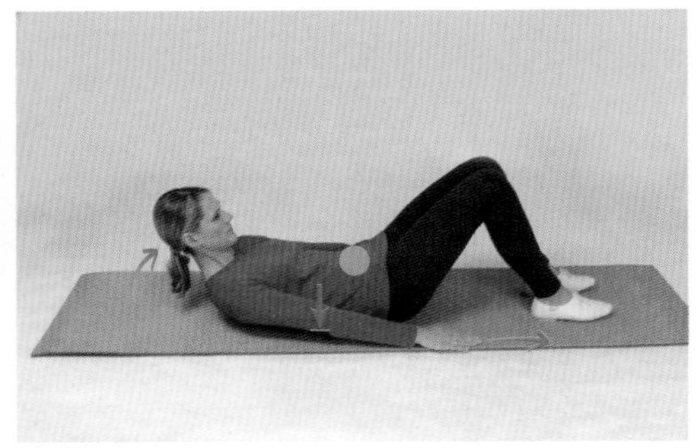

起始姿势

- 仰卧；
- 双腿弯曲；
- 双脚着地；
- 双臂伸直，平放于身体两侧；
- 掌心向下。

动作要领

- 收紧腹肌；
- 下背部向地面下压；
- 头部抬起；
- 目视双膝方向；
- 双手贴地，朝脚跟方向拉伸；
- 保持这个姿势片刻；
- 慢慢恢复起始姿势；
- 全身放松。

重复次数

- 3 次。

! 注意事项

- 不要坐起来；
- 感受腹肌的紧张。

练习三

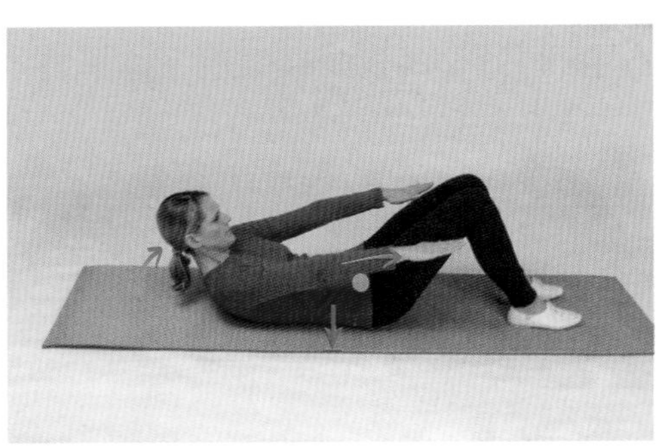

起始姿势

- 仰卧；
- 双腿弯曲；
- 双脚着地；
- 双臂伸直，平放于身体两侧；
- 掌心向下。

动作要领

- 收紧腹肌；
- 下背部向地面下压；
- 头部和上身抬起；
- 双臂抬至齐肩高度，与地面平行；
- 双臂在膝盖两侧向前伸展；
- 保持这个姿势片刻；
- 慢慢恢复起始姿势；
- 全身放松。

重复次数

- 3 次。

! 注意事项

- 不要坐起来；
- 感受腹肌的紧张。

练习四

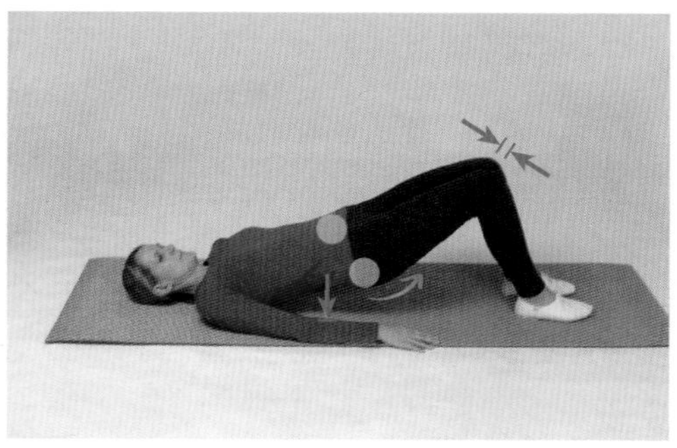

起始姿势

- 仰卧；
- 双腿弯曲；
- 双脚着地；
- 双臂伸直，平放于身体两侧；
- 掌心向下。

动作要领

- 收紧腹肌；
- 下背部向地面下压；
- 收紧臀肌；
- 抬起骨盆；
- 双膝并拢，相互按压；
- 保持这个姿势片刻；
- 慢慢恢复起始姿势；
- 全身放松。

重复次数

- 3 次。

! 注意事项

- 练习时不要挺腰；
- 保持呼吸。

练习五

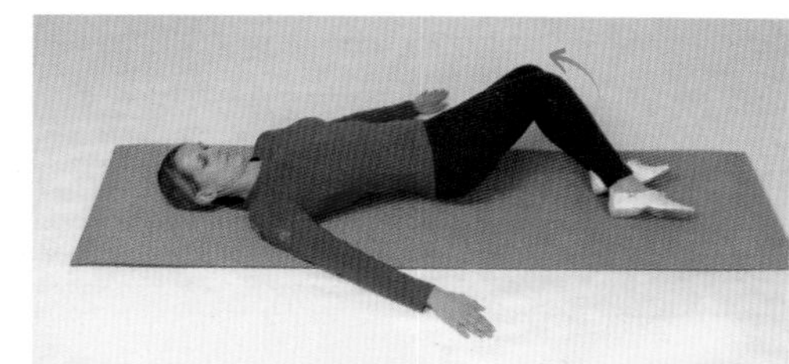

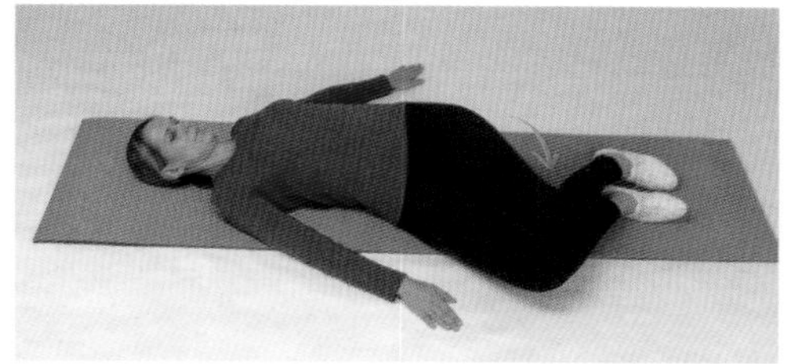

起始姿势

- 仰卧；
- 双腿弯曲；
- 双脚着地；
- 双臂伸直，在身体两侧微微外展；
- 掌心向下。

动作要领

- 将弯曲的双腿一起向身体的一侧缓缓下压，然后再一起向另一侧下压；
- 双腿尽可能下压至地面，或尽可能下压至你的极限。

重复次数

- 数次。

! 注意事项

- 肩部不要离开地面。

练习六

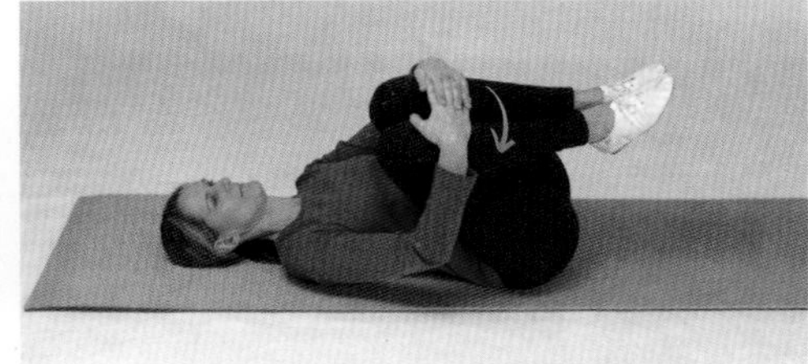

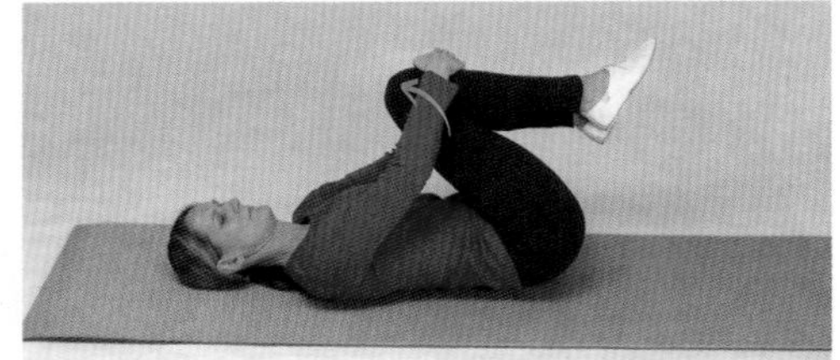

起始姿势

- 仰卧；
- 双腿弯曲；
- 双脚着地；
- 双臂平放于身体两侧。

动作要领

- 双腿朝腹部方向弯曲；
- 双手抱膝；
- 如果膝盖有疼痛感，可以把双手放在腘窝处；
- 背部贴地，身体微微向左右两侧摇晃。

重复次数

- 来回摆动几次。

! 注意事项

- 身体不要倒向一侧；
- 头部不要离开地面。

练习七

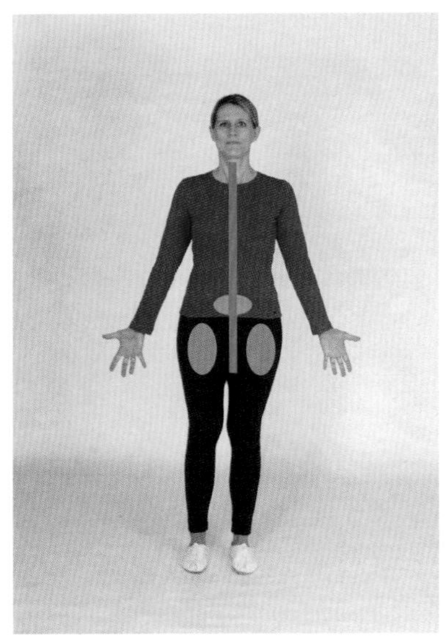

起始姿势

- 站好，保持身体稳定；
- 双脚分开，与髋同宽；
- 脚尖朝前。

动作要领

- 收紧腹肌和臀肌；
- 腿部肌肉绷紧；
- 肩部微微向后伸展；
- 挺直背部；
- 手臂外旋；
- 双臂微微外展；
- 十指张开；
- 头部和颈部尽可能往上伸展；
- 保持这个姿势，从 1 数到 10；
- 全身放松。

重复次数

- 3 次。

! 注意事项

- 头部不要后仰；
- 下巴微微朝胸部方向内收；
- 保持呼吸。

3 第三个练习日

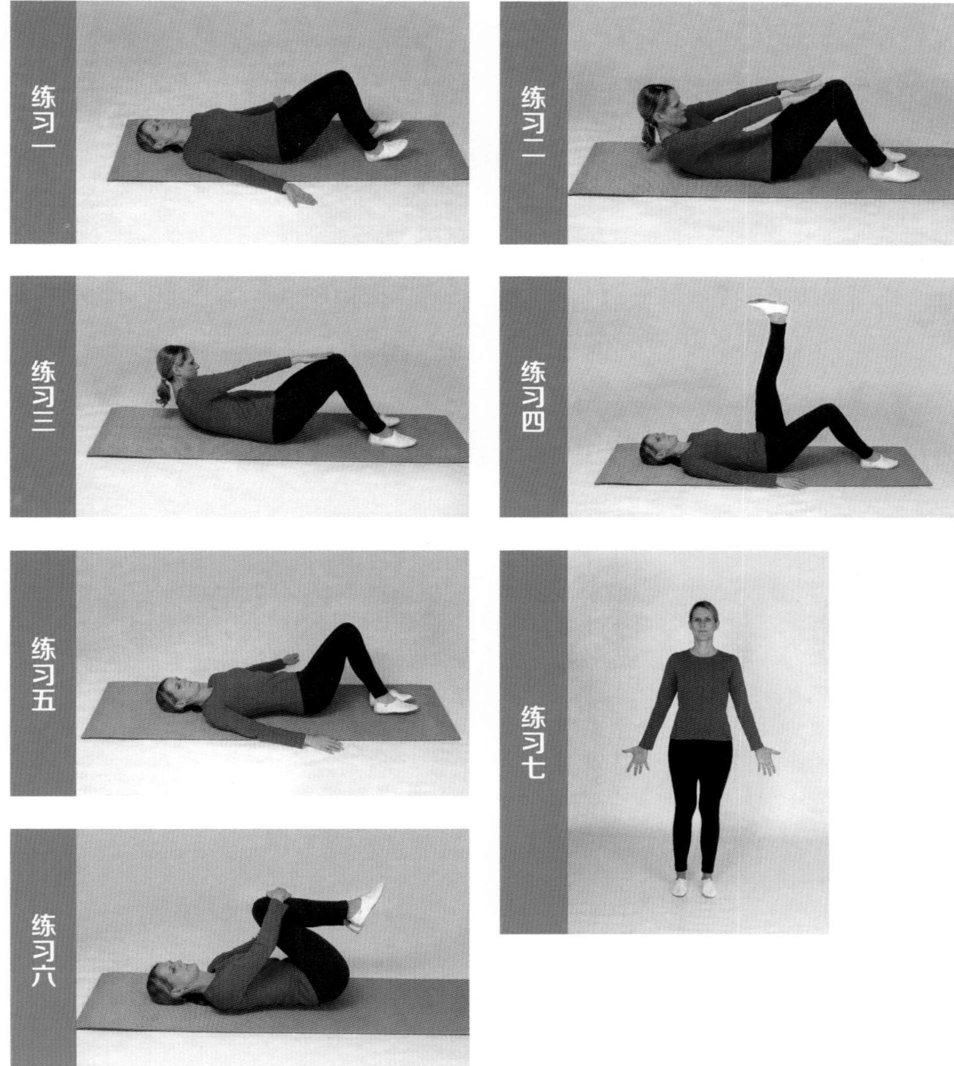

练习效果

练习	效果
一	**基础张力训练** • 强化腹肌 • 拉伸伸展和支撑脊柱的肌肉 • 缓解椎间盘压力 • 强化腿部、手臂、肩部肌肉和颈后肌群
二	• 强化颈前肌群，以及肩部、手臂和腹部肌肉
三	• 强化颈前肌群，肩部和手臂肌肉，以及腹斜肌
四	• 强化腹部和腿部肌肉
五	• 拉伸背部，尤其是下背部肌肉
六	• 放松背部肌肉和脊柱
七	• 全身张力训练 • 直立拉伸

练习七的动作原理：臀肌、腹肌和背肌的协同作用

人体保持直立姿势离不开臀肌、腹肌和背肌这 3 组肌群的协同作用。臀肌和腹肌容易疲劳，因此需要每天训练。臀肌紧张会使骨盆向后倾，并使骨盆直立起来，同时使骶骨微微向下转动，减轻脊柱前凸。锻炼下背部肌肉可以缓解脊柱前凸的问题。

腹肌和臀肌协同作用，使骨盆保持在中间位置，这样身体才能拥有稳定的重心，腿部、胸部和头部才能在直立姿势下轻松地保持身体平衡。

练习一

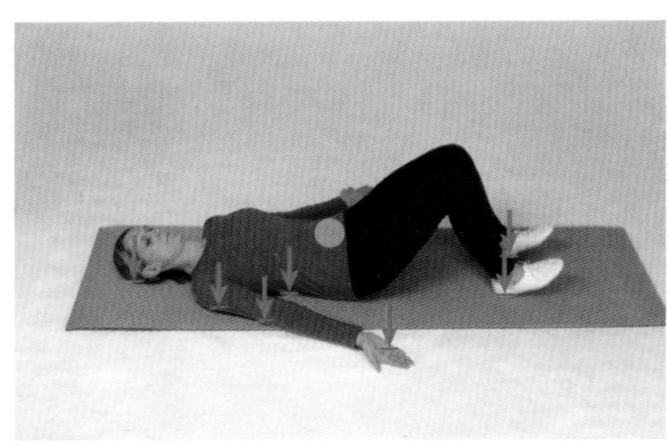

起始姿势

- 仰卧；
- 双腿弯曲；
- 脚跟着地；
- 双臂伸直，在身体两侧微微外展；
- 掌心向上。

动作要领

- 收紧腹肌；
- 下背部向地面下压；
- 脚跟向地面下压；
- 双臂和双手向地面下压；
- 头部向地面下压；
- 保持这个姿势，从 1 数到 10；
- 全身放松，从 1 数到 5；
- 重复上述动作。

重复次数

- 3 次。

! 注意事项

- 保持呼吸。

练习二

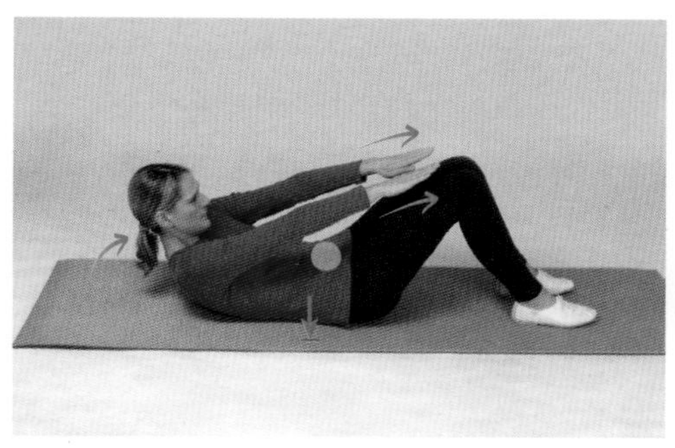

起始姿势

- 仰卧；
- 双腿弯曲；
- 双脚着地；
- 双臂伸直，平放于身体两侧；
- 掌心向下。

动作要领

- 收紧腹肌；
- 下背部向地面下压；
- 双手置于大腿上方；
- 头部和上身抬起；
- 双手朝膝盖的方向拉伸；
- 保持这个姿势片刻；
- 慢慢躺下；
- 全身放松。

重复次数

- 3 次。

! 注意事项

- 不要坐起来；
- 保持呼吸。

练习三

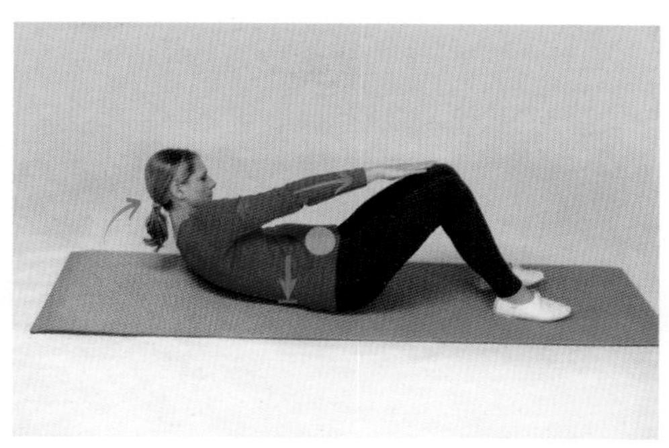

起始姿势

- 仰卧；
- 双腿弯曲；
- 双脚着地；
- 双臂伸直，平放于身体两侧；
- 掌心向下。

动作要领

- 收紧腹肌；
- 下背部向地面下压；
- 头部和上身抬起；
- 右手朝左膝方向拉伸；
- 保持这个姿势片刻；
- 慢慢躺下；
- 全身放松；
- 换一侧练习，左手朝右膝方向拉伸。

重复次数

- 左右侧交替练习 2 次。

! 注意事项

- 如果头部抬起时很吃力，可以将手置于头部下方，将头部托起。

练习四

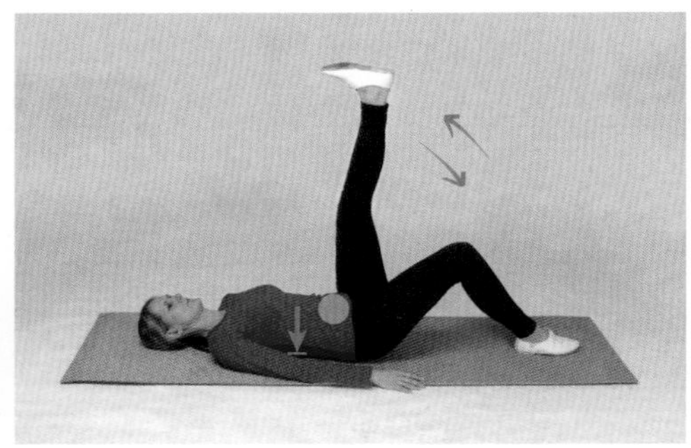

起始姿势

- 仰卧；
- 一条腿弯曲；
- 另一条腿向上伸展；
- 双臂伸直，平放于身体两侧。

动作要领

- 收紧腹肌；
- 下背部向地面下压；
- 将向上伸展的腿慢慢放回地面；
- 全身放松；
- 再次用力将伸直的腿向上抬起，再慢慢落地；
- 全身放松；
- 换另一条腿重复上述动作。

重复次数

- 双腿分别练习 2 次。

! 注意事项

- 在练习过程中，下背部紧贴地面；
- 保持呼吸。

练习五

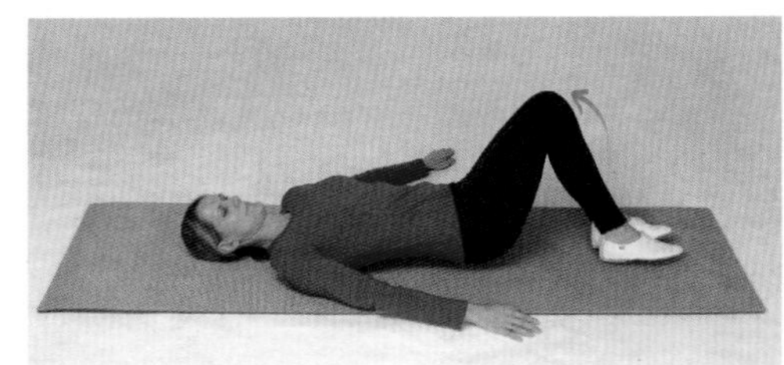

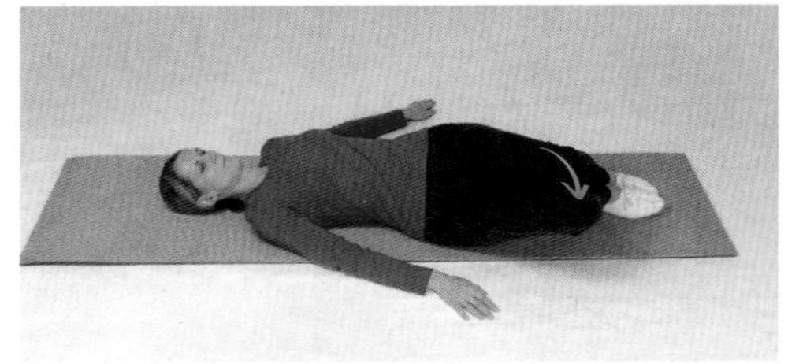

起始姿势

- 仰卧；
- 双腿弯曲；
- 双脚着地；
- 双臂伸直，平放于身体两侧。

动作要领

- 呼气，弯曲的双腿同时慢慢向身体左侧倾斜下压；
- 吸气，双腿回到中间位置；
- 呼气，弯曲的双腿同时慢慢向身体右侧倾斜下压；
- 吸气，双腿回到中间位置。

重复次数

- 数次。

! 注意事项

- 运动时注意呼吸的节奏。

练习六

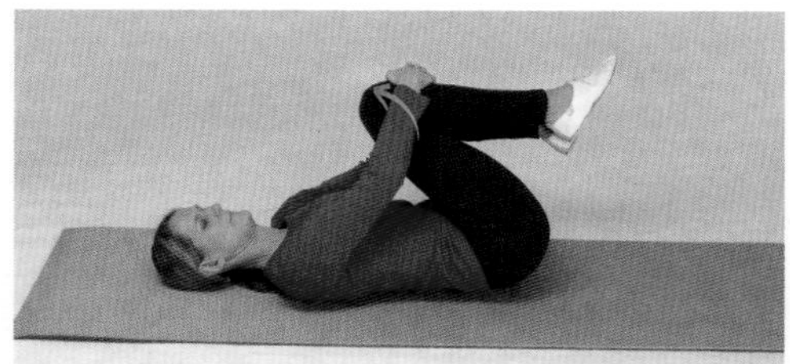

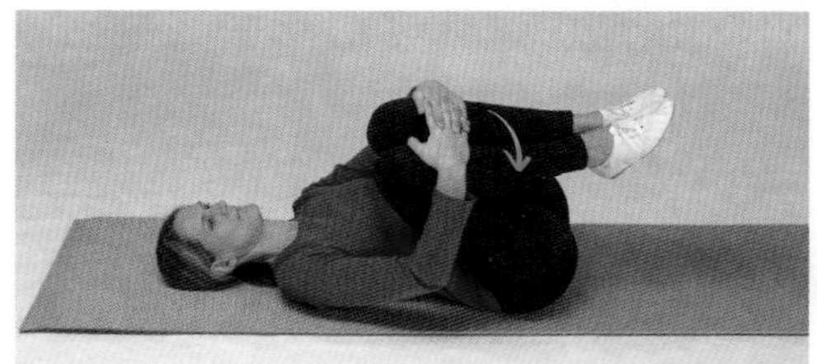

起始姿势

- 仰卧；
- 双腿弯曲；
- 双脚着地；
- 双臂平放于身体两侧。

动作要领

- 双腿朝腹部方向弯曲；
- 双手抱膝；
- 如果膝盖有疼痛感，可以把双手放在腘窝处；
- 背部贴地，身体微微向左右两侧摇晃。

重复次数

- 来回摆动几次。

! 注意事项

- 身体不要倒向一侧；
- 头部不要离开地面。

练习七

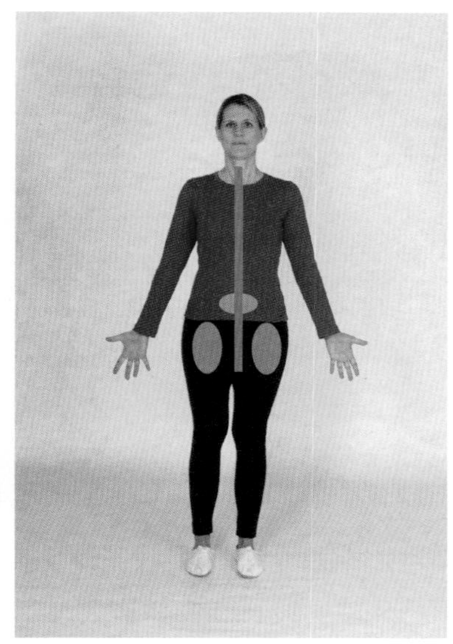

起始姿势

- 站好，保持身体稳定；
- 双脚分开，与髋同宽；
- 脚尖朝前。

动作要领

- 收紧腹肌和臀肌；
- 腿部肌肉绷紧；
- 肩部微微向后伸展；
- 挺直背部；
- 手臂外旋；
- 双臂微微外展；
- 十指张开；
- 头部和颈部尽可能向上伸展；
- 保持这个姿势，从 1 数到 10；
- 全身放松。

重复次数

- 3 次。

! 注意事项

- 头部不要后仰；
- 下巴微微朝胸部方向内收；
- 保持呼吸。

4 第四个练习日

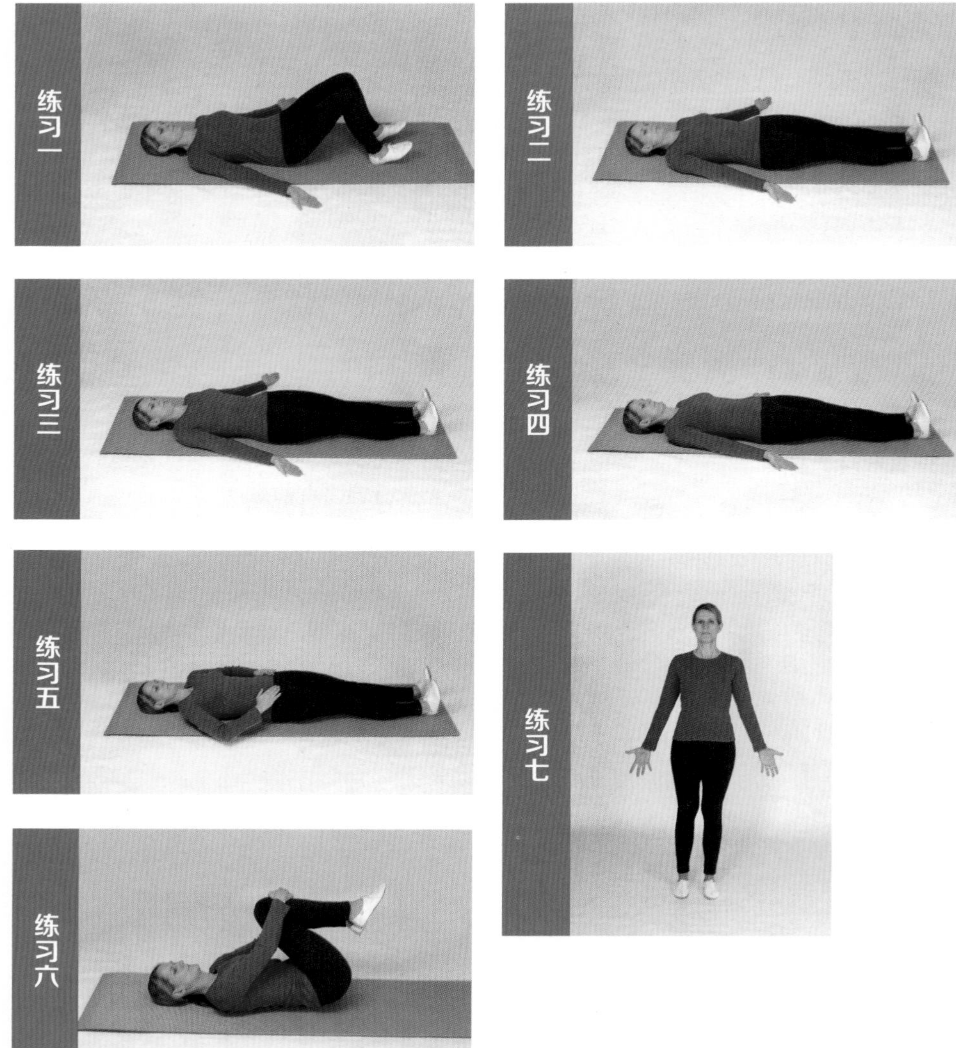

练习效果

练习	效果
一	基础张力训练 • 强化腹肌 • 拉伸伸展和支撑脊柱的肌肉 • 缓解椎间盘压力 • 强化腿部、手臂、肩部肌肉和颈后肌群
二	• 强化腿部、腹部和臀部肌肉
三	• 强化腿部、手臂、腹部、臀部肌肉和颈后肌群
四	• 强化腿部、手臂、腹部和臀部肌肉
五	• 强化腿部、手臂、腹部和臀部肌肉
六	• 放松背部肌肉和脊柱
七	• 全身张力训练 • 直立拉伸

臀肌科普小知识

臀部肌群的3块主要肌肉分别是臀大肌、臀中肌和臀小肌。

臀大肌起于髂骨翼外侧和骶骨背面，延伸至大腿外侧，起着伸展髋关节的作用；止于大腿外侧的髂胫束。髂胫束从膝关节的外侧经过，附着于胫骨，可以在大腿外侧膝关节上方的位置触摸到。髂胫束可以帮助伸展膝关节。

臀大肌能使髋关节伸展、大腿外旋，并参与伸展膝关节。

臀中肌和臀小肌起于髂骨翼外侧，止于股骨大转子。它们参与髋关节的所有运动，帮助人直立行走，还起着稳定骨盆的作用。

良性的肌肉平衡能缓解背肌压力，所以强化腹肌和臀肌至关重要。

练习一

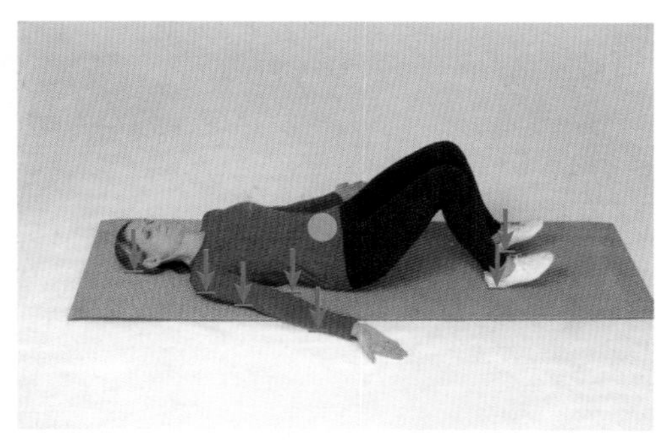

起始姿势

- 仰卧；
- 双腿弯曲；
- 脚跟着地；
- 双臂伸直，在身体两侧微微外展；
- 掌心向上。

动作要领

- 收紧腹肌；
- 下背部向地面下压；
- 脚跟向地面下压；
- 双臂和双手向地面下压；
- 头部向地面下压；
- 保持这个姿势，从1数到10；
- 全身放松，从1数到5；
- 重复上述动作。

重复次数

- 3次。

! 注意事项

- 保持呼吸。

练习二

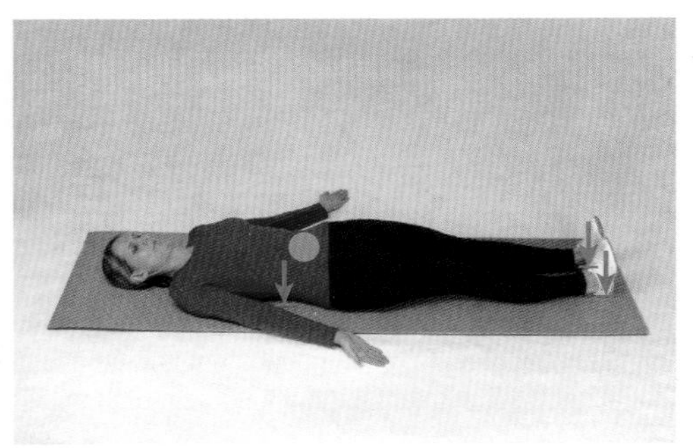

起始姿势

- 仰卧；
- 双腿伸直；
- 双臂伸直，平放于身体两侧；
- 掌心向上。

动作要领

- 收紧腹肌；
- 勾起脚背；
- 下背部向地面下压；
- 脚跟向地面下压；
- 保持这个姿势，从 1 数到 10；
- 全身放松，从 1 数到 5；
- 重复上述动作。

重复次数

- 3 次。

! 注意事项

- 当双腿伸直时，下背部不必完全紧贴地面；
- 保持呼吸。

练习三

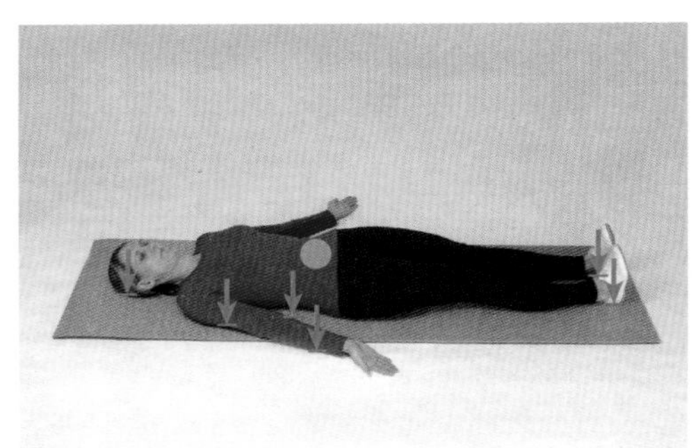

起始姿势

- 仰卧；
- 双腿伸直；
- 双臂伸直，平放于身体两侧；
- 掌心向上。

动作要领

- 收紧腹肌；
- 勾起脚背；
- 下背部向地面下压；
- 脚跟向地面下压；
- 双臂向地面下压；
- 头部向地面下压；
- 保持这个姿势，从 1 数到 10；
- 全身放松，从 1 数到 5；
- 重复上述动作。

重复次数

- 3 次。

! 注意事项

- 当双腿伸直时，下背部不必完全紧贴地面；
- 保持呼吸。

练习四

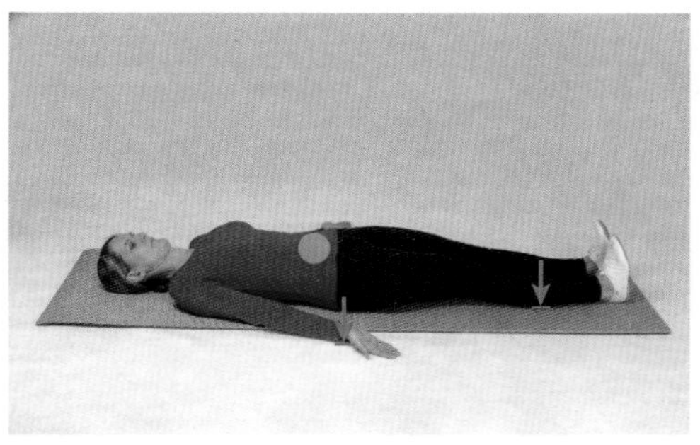

起始姿势

- 仰卧；
- 双腿伸直；
- 双臂伸直，平放于身体两侧；
- 掌心向上。

动作要领

- 收紧腹肌；
- 左侧脚背勾起；
- 左腿向地面下压；
- 右臂向地面下压；
- 保持这个姿势，从 1 数到 10；
- 全身放松，从 1 数到 5；
- 换右腿和左臂重复上述动作。

重复次数

- 身体两侧斜对角交替练习 2 次。

! 注意事项

- 保持呼吸。

练习五

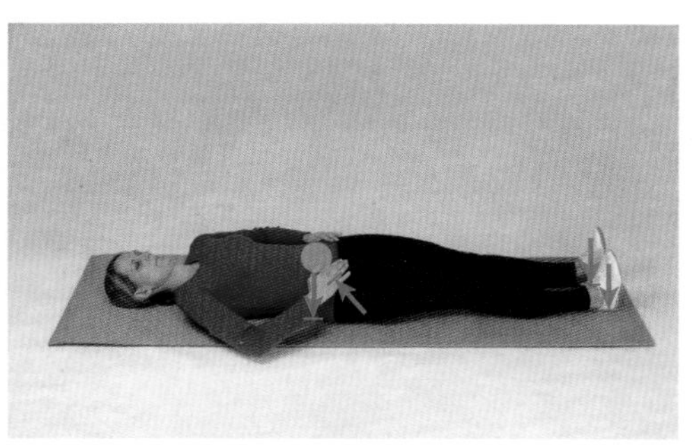

起始姿势

- 仰卧；
- 双腿伸直；
- 双手置于骨盆两侧；
- 手指指向双腿方向。

动作要领

- 收紧腹肌；
- 双肘上抬至与身体等高；
- 下背部向地面下压；
- 脚跟向地面下压；
- 双手用力按压骨盆；
- 保持这个姿势，从 1 数到 10；
- 全身放松，从 1 数到 5；
- 重复上述动作。

重复次数

- 3 次。

! 注意事项

- 保持呼吸。

练习六

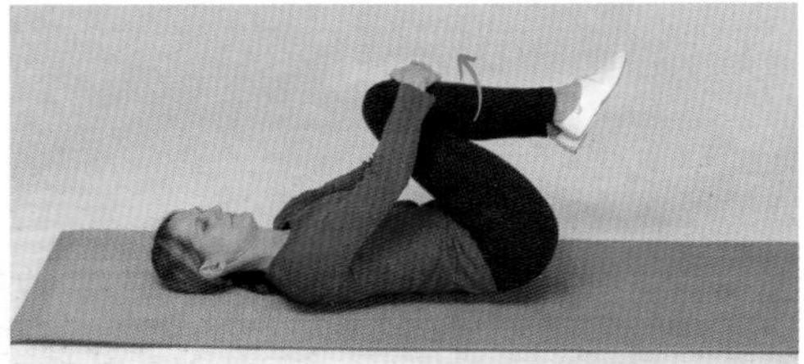

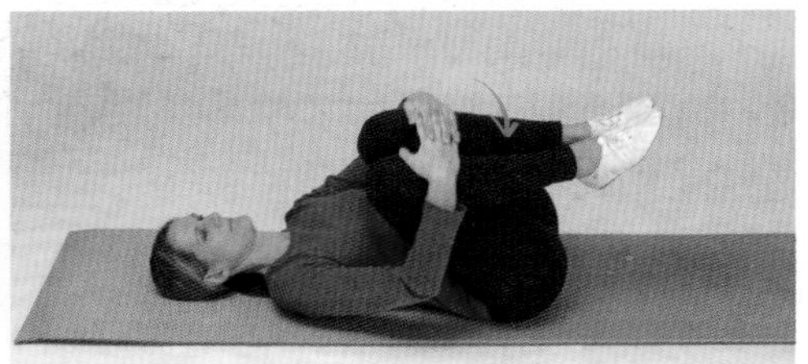

起始姿势

- 仰卧；
- 双腿弯曲；
- 双脚着地；
- 双臂平放于身体两侧。

动作要领

- 双腿朝腹部方向弯曲；
- 双手抱膝；
- 如果膝盖有疼痛感，可以把双手放在腘窝处；
- 背部贴地，身体微微向左右两侧摇晃。

重复次数

- 来回摆动几次。

! 注意事项

- 身体不要倒向一侧；
- 头部不要离开地面。

练习七

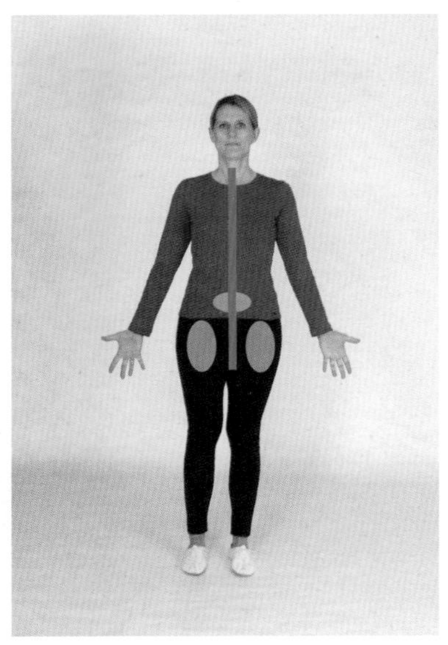

起始姿势

- 站好，保持身体稳定；
- 双脚分开，与髋同宽；
- 脚尖朝前。

动作要领

- 收紧腹肌和臀肌；
- 腿部肌肉绷紧；
- 肩部微微向后伸展；
- 挺直背部；
- 手臂外旋；
- 双臂微微外展；
- 十指张开；
- 头部和颈部尽可能向上伸展；
- 保持这个姿势，从 1 数到 10；
- 全身放松。

重复次数

- 3 次。

! 注意事项

- 头部不要后仰；
- 下巴微微朝胸部方向内收；
- 保持呼吸。

5 第五个练习日

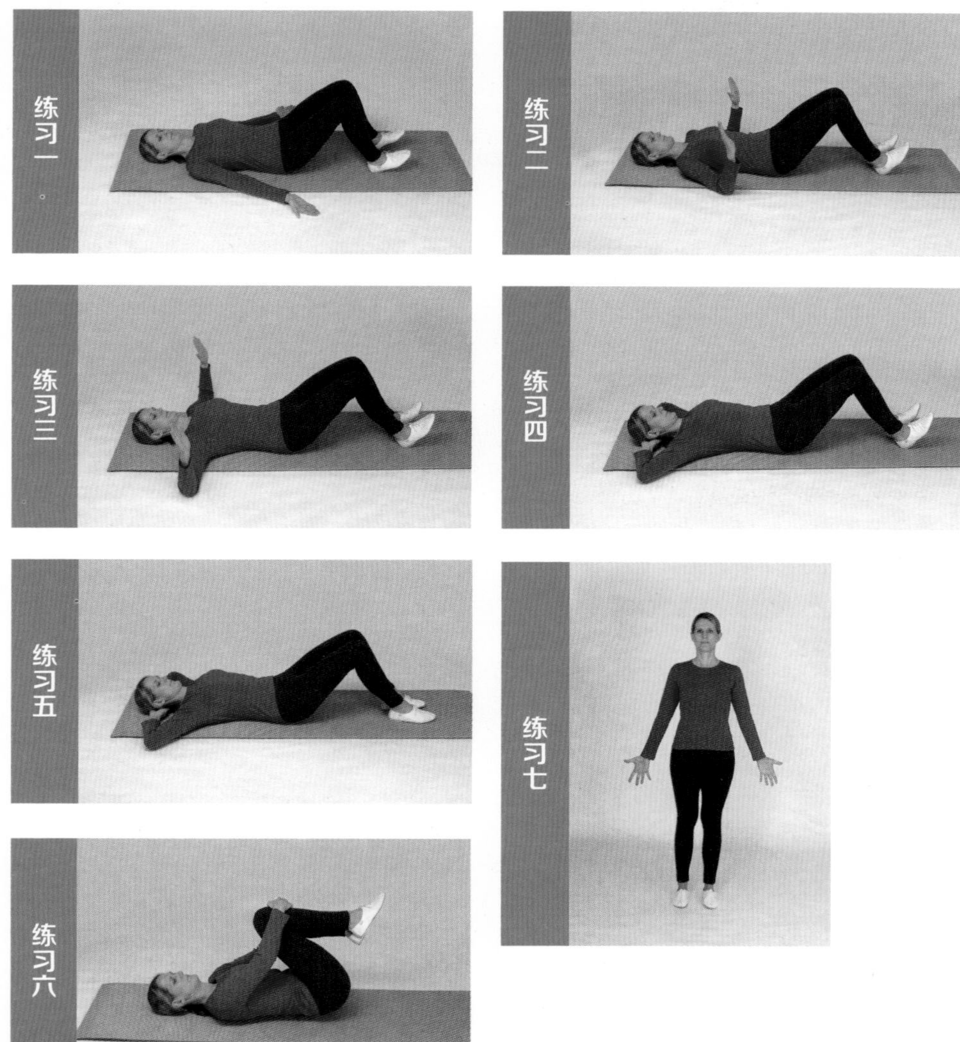

练习效果

练习	效果
一	**基础张力训练** • 强化腹肌 • 拉伸伸展和支撑脊柱的肌肉 • 缓解椎间盘压力 • 强化腿部、手臂、肩部肌肉和颈后肌群
二	• 强化肩部、手臂、腿部和**腹部肌肉**
三	• 强化手臂、腿部、**肩胛骨和腹部肌肉**
四	• 强化手臂、腿部、**肩胛骨**、臀部和**腹部肌肉**
五	• 强化手臂、**肩胛骨和腹部肌肉** • 拉伸颈后肌群
六	• 放松背部肌肉和脊柱
七	• 全身张力训练 • 直立拉伸

关于练习三的提示

菱形肌和斜方肌都属于肩胛肌肉，它们连接肩胛骨与脊柱。如果菱形肌和斜方肌肌力减弱，肩胛骨内侧缘的稳定性会下降，可能会出现翼状肩。

练习一

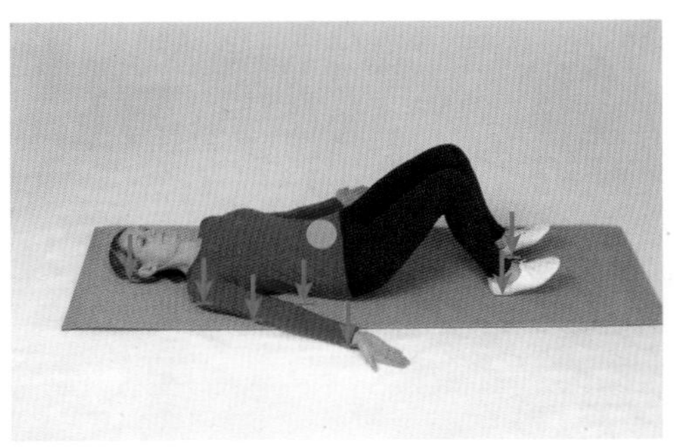

起始姿势

- 仰卧；
- 双腿弯曲；
- 脚跟着地；
- 双臂伸直，在身体两侧微微外展；
- 掌心向上。

动作要领

- 收紧腹肌；
- 下背部向地面下压；
- 脚跟向地面下压；
- 双臂和双手向地面下压；
- 头部向地面下压；
- 保持这个姿势，从 1 数到 10；
- 全身放松，从 1 数到 5；
- 重复上述动作。

重复次数

- 3 次。

! 注意事项

- 保持呼吸。

练习二

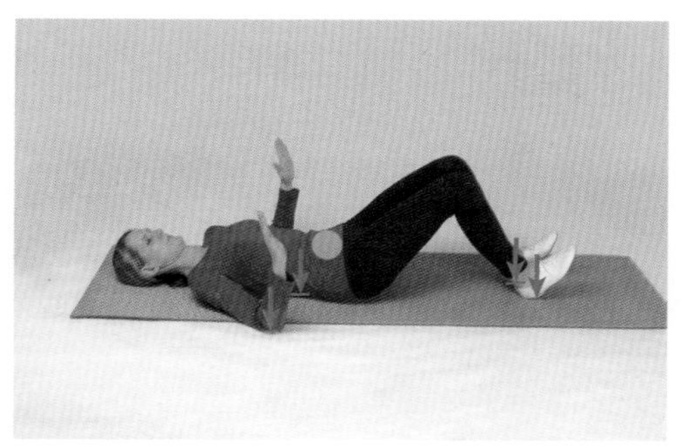

起始姿势

- 仰卧；
- 双腿弯曲；
- 脚跟着地；
- 双臂伸直，在身体两侧微微外展。

动作要领

- 收紧腹肌；
- 弯曲肘部，前臂与身体垂直；
- 下背部向地面下压；
- 脚跟向地面下压；
- 肘部向地面下压；
- 保持这个姿势，从 1 数到 10；
- 全身放松，从 1 数到 5；
- 重复上述动作。

重复次数

- 3 次。

! 注意事项

- 双手放松，不要握拳；
- 保持呼吸；
- 保持肌肉紧张。

练习三

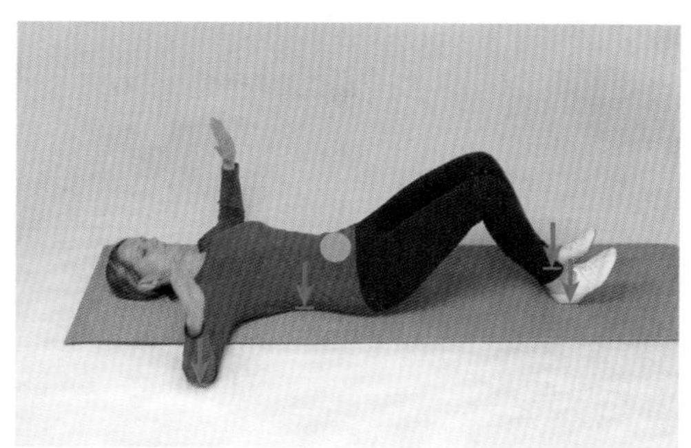

起始姿势

- 仰卧；
- 双腿弯曲；
- 脚跟着地；
- 双臂外展至齐肩高度。

动作要领

- 收紧腹肌；
- 弯曲肘部，前臂与身体垂直；
- 下背部向地面下压；
- 脚跟向地面下压；
- 肘部向地面下压；
- 保持这个姿势，从 1 数到 10；
- 全身放松，从 1 数到 5；
- 重复上述动作。

重复次数

- 3 次。

! 注意事项

- 双手放松，不要握拳；
- 保持呼吸；
- 保持肌肉紧张。

练习四

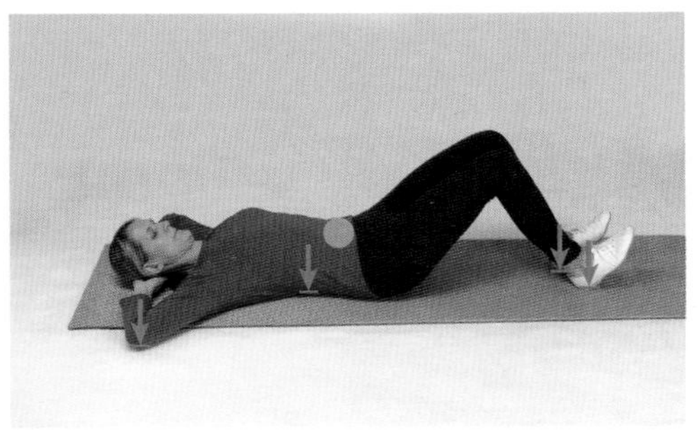

起始姿势

- 仰卧；
- 双腿弯曲；
- 脚跟着地；
- 双手抱头。

动作要领

- 收紧腹肌；
- 下背部向地面下压；
- 脚跟向地面下压；
- 肘部向地面下压；
- 保持这个姿势，从 1 数到 10；
- 全身放松，从 1 数到 5；
- 重复上述动作。

重复次数

- 3 次。

! 注意事项

- 如果肘部无法触地，慢慢拉伸双臂，使双臂尽可能伸展到极限；
- 保持呼吸；
- 保持肌肉紧张。

练习五

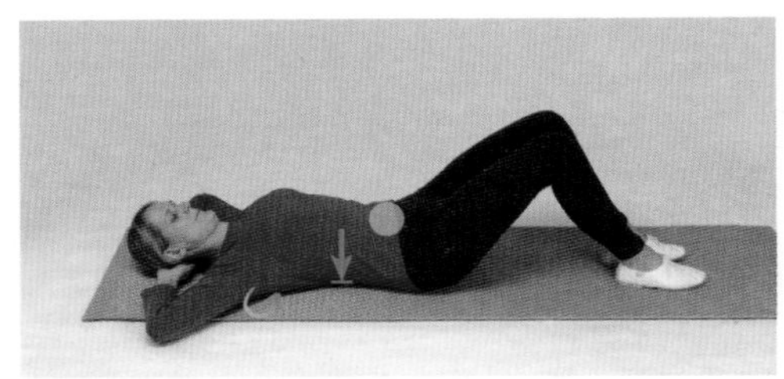

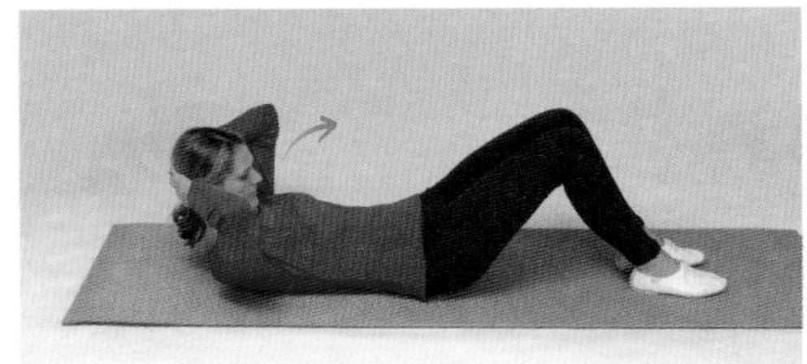

起始姿势

- 仰卧；
- 双腿弯曲；
- 双脚着地；
- 双手抱头。

动作要领

- 使两侧肩胛骨慢慢向脊柱靠拢，感受脊柱逐渐“悬空”；
- 收紧腹肌；
- 下背部向地面下压；
- 保持这个姿势片刻；
- 全身放松；
- 双手将头部抬起，朝胸部方向拉伸；
- 轻轻拉伸颈后肌群；
- 头部慢慢放回地面；
- 全身放松。

重复次数

- 3 次。

! 注意事项

- 双手支撑头部的重量；
- 拉伸时注意用力适中，避免拉伤肌肉；
- 保持呼吸。

练习六

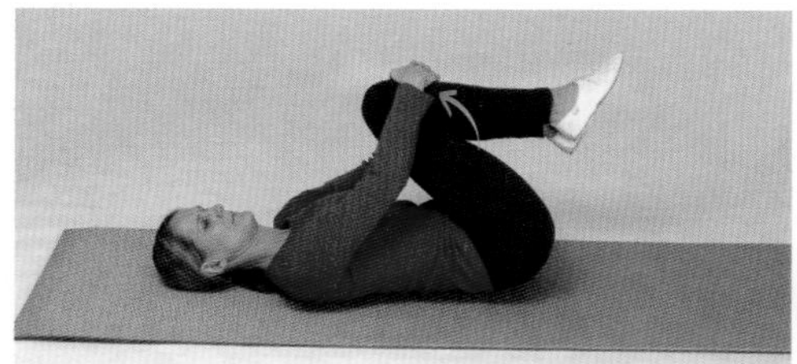

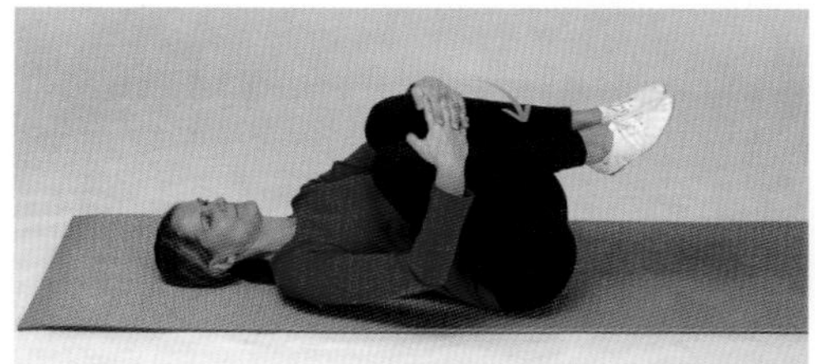

起始姿势

- 仰卧；
- 双腿弯曲；
- 双脚着地；
- 双臂平放于身体两侧。

动作要领

- 双腿朝腹部方向弯曲；
- 双手抱膝；
- 如果膝盖有疼痛感，可以把双手放在腘窝处；
- 背部贴地，身体微微向左右两侧摇晃。

重复次数

- 来回摆动几次。

! 注意事项

- 身体不要倒向一侧；
- 头部不要离开地面。

练习七

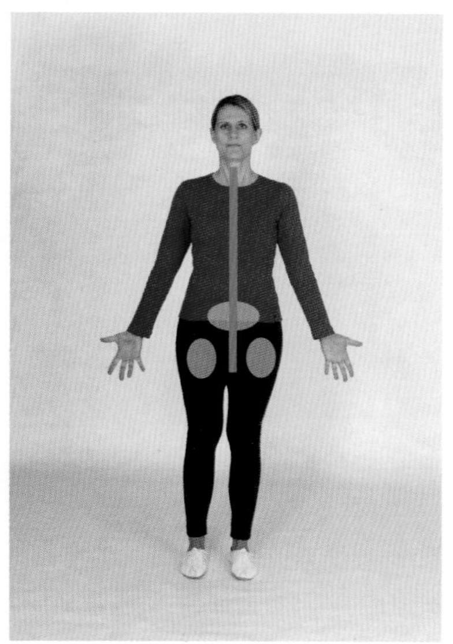

起始姿势

- 站好，保持身体稳定；
- 双脚分开，与髋同宽；
- 脚尖朝前。

动作要领

- 收紧腹肌和臀肌；
- 腿部肌肉绷紧；
- 肩部微微向后伸展；
- 挺直背部；
- 手臂外旋；
- 双臂微微外展；
- 十指张开；
- 头部和颈部尽可能向上伸展；
- 保持这个姿势，从 1 数到 10；
- 全身放松。

重复次数

- 3 次。

! 注意事项

- 头部不要后仰；
- 下巴微微朝胸部方向内收；
- 保持呼吸。

6 第六个练习日

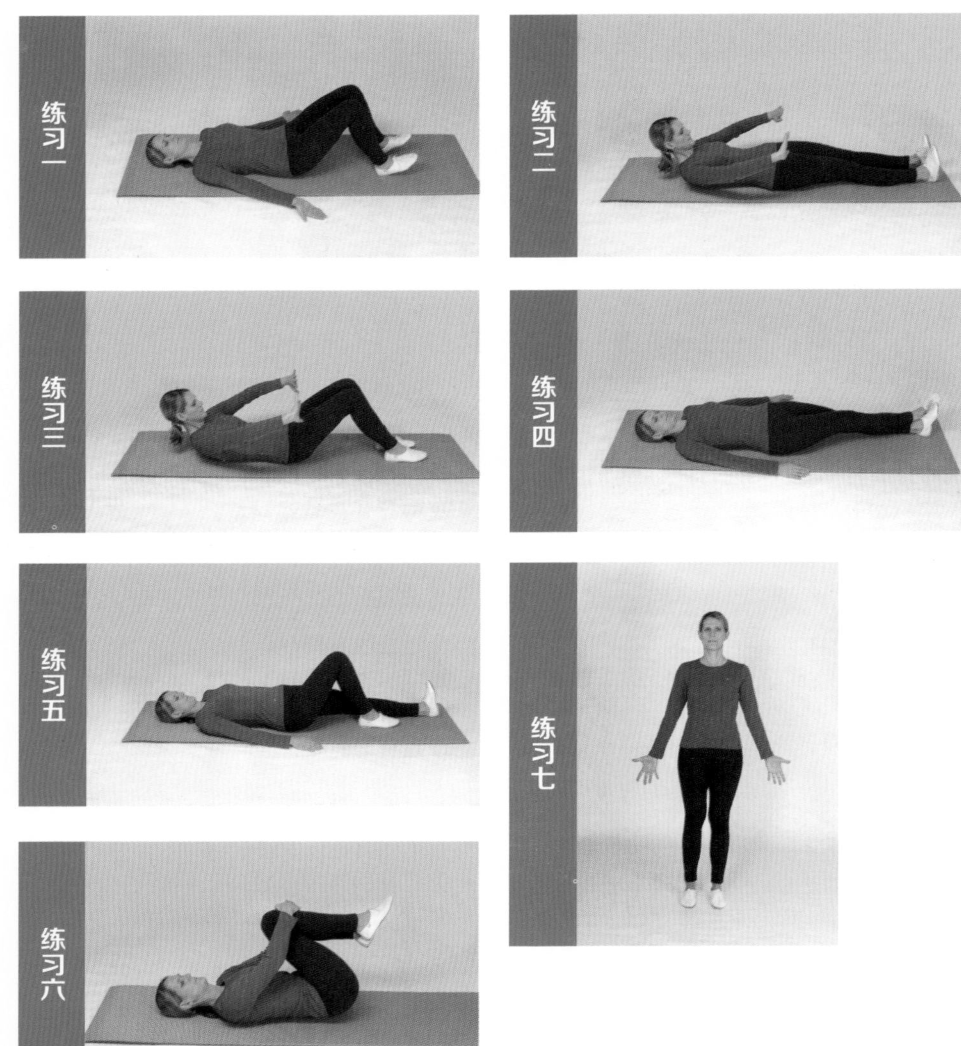

练习效果

练习	效果
一	基础张力训练 • 强化腹肌 • 拉伸伸展和支撑脊柱的肌肉 • 缓解椎间盘压力 • 强化腿部、手臂、肩部肌肉和颈后肌群
二	• 强化颈前肌群，以及肩部、手臂、腿部和腹部肌肉
三	• 强化颈前肌群，以及肩部、手臂和腹部肌肉
四	• 强化腿部、臀部和盆底肌肉
五	• 拉伸背部，尤其是下背部肌肉，拉伸腿部肌肉
六	• 放松背部肌肉和脊柱
七	• 全身张力训练 • 直立拉伸

练习一

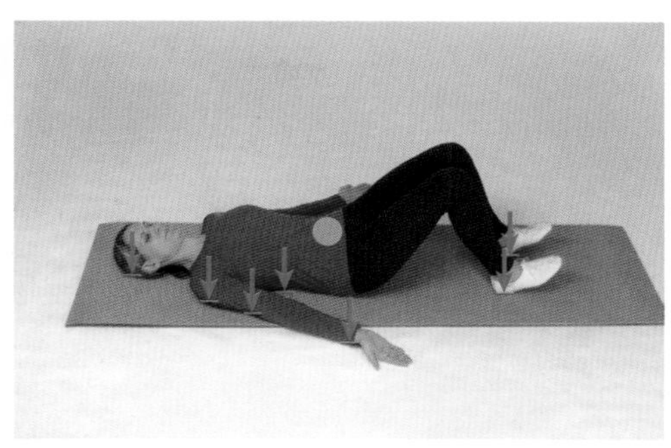

起始姿势

- 仰卧；
- 双腿弯曲；
- 脚跟着地；
- 双臂伸直，在身体两侧微微外展；
- 掌心向上。

动作要领

- 收紧腹肌；
- 下背部向地面下压；
- 脚跟向地面下压；
- 双臂和双手向地面下压；
- 头部向地面下压；
- 保持这个姿势，从 1 数到 10；
- 全身放松，从 1 数到 5；
- 重复上述动作。

重复次数

- 3 次。

! 注意事项

- 保持呼吸。

练习二

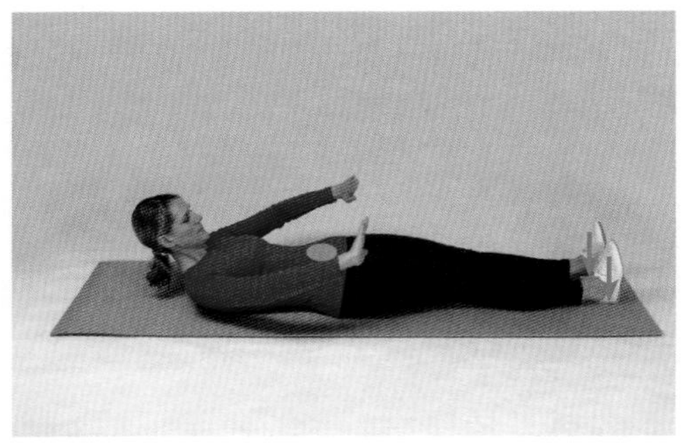

起始姿势

- 仰卧；
- 双腿伸直；
- 双臂伸直，平放于身体两侧。

动作要领

- 收紧腹肌；
- 伸腕，掌心朝前，手指指向身体中轴；
- 勾起脚背；
- 脚跟向地面下压；
- 抬起头部，目视双脚；
- 双臂上抬至与身体等高，并向前拉伸；
- 保持这个姿势，从 1 数到 10；
- 全身放松，从 1 数到 5；
- 重复上述动作。

重复次数

- 3 次。

! 注意事项

- 不要坐起来；
- 感受腹肌的紧张。

练习三

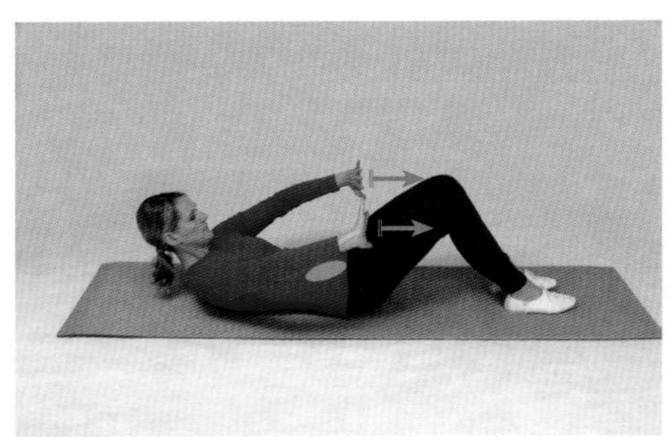

起始姿势

- 仰卧；
- 双腿微微弯曲；
- 双脚着地；
- 双臂伸直，平放于身体两侧。

动作要领

- 收紧腹肌；
- 伸腕，掌心朝前，手指指向身体中轴；
- 十指张开；
- 肘部向外，保持弯曲的姿势；
- 抬起头部；
- 目视双膝方向；
- 双臂上抬至与身体等高；
- 手掌在腿部两侧向前推；
- 保持这个姿势片刻；
- 全身放松；
- 头部和双臂慢慢回到原位。

重复次数

- 3 次。

! 注意事项

- 双臂不要晃动；
- 用力适度，想象一下，自己正用双手按压墙面；
- 保持呼吸。

练习四

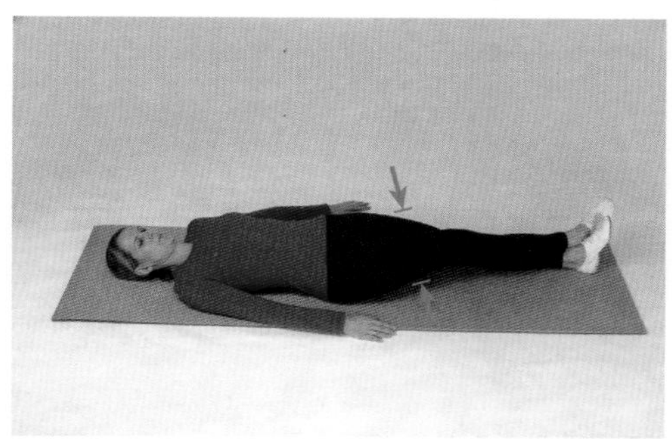

起始姿势

- 仰卧；
- 双腿伸直；
- 双臂伸直，平放于身体两侧。

动作要领

- 将一条腿放在另一条腿上；
- 上面的腿用力压下面的腿；
- 下面的腿给上面的腿一个反作用力；
- 保持这个姿势片刻；
- 全身放松。

重复次数

- 双腿交替练习 2 次。

! 注意事项

- 保持呼吸。

练习五

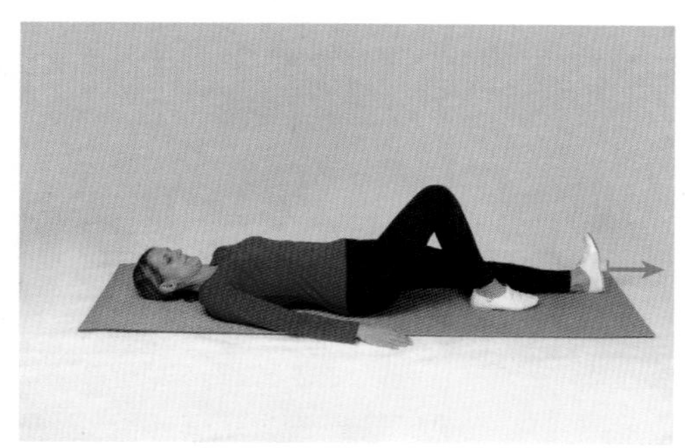

起始姿势

- 仰卧；
- 右腿弯曲，脚着地；
- 左腿伸直；
- 双臂伸直，平放于身体两侧。

动作要领

拉伸练习

- 伸直的腿勾起脚背；
- 吸气，伸直的腿脚跟贴地，并向前拉伸；
- 呼气，拉伸的腿回到原位；
- 换另一条腿重复上述动作。

重复次数

- 双腿交替练习 2 次。

! 注意事项

- 向前拉伸时腿不能离地；
- 运动时注意呼吸的节奏。

练习六

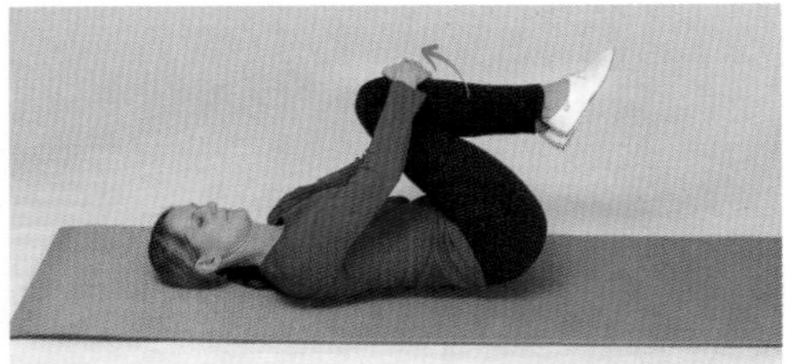

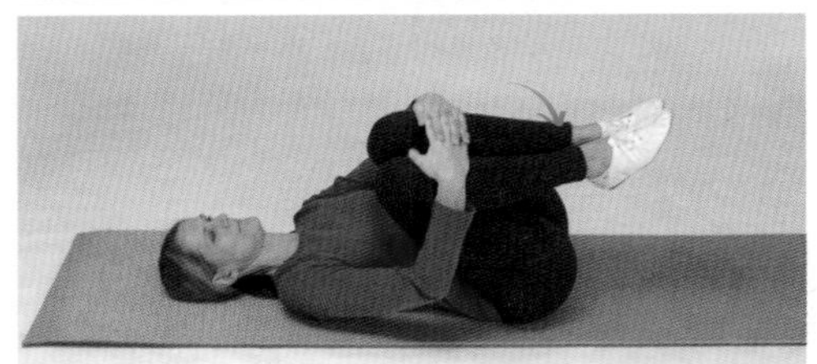

起始姿势

- 仰卧；
- 双腿弯曲；
- 双脚着地；
- 双臂平放于身体两侧。

动作要领

- 双腿朝腹部方向弯曲；
- 双手抱膝；
- 如果膝盖有疼痛感，可以把双手放在腘窝处；
- 背部贴地，身体微微向左右两侧摇晃。

重复次数

- 来回摆动几次。

! 注意事项

- 身体不要倒向一侧；
- 头部不要离开地面。

练习七

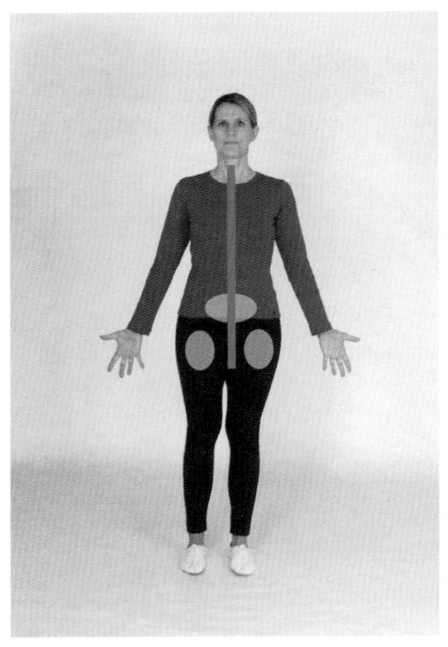

起始姿势

- 站好，保持身体稳定；
- 双脚分开，与髋同宽；
- 脚尖朝前。

动作要领

- 收紧腹肌和臀肌；
- 腿部肌肉绷紧；
- 肩部微微向后伸展；
- 挺直背部；
- 手臂外旋；
- 双臂微微外展；
- 十指张开；
- 头部和颈部尽可能向上伸展；
- 保持这个姿势，从 1 数到 10；
- 全身放松。

重复次数

- 3 次。

! 注意事项

- 头部不要后仰；
- 下巴微微朝胸部方向内收；
- 保持呼吸。

7 第七个练习日

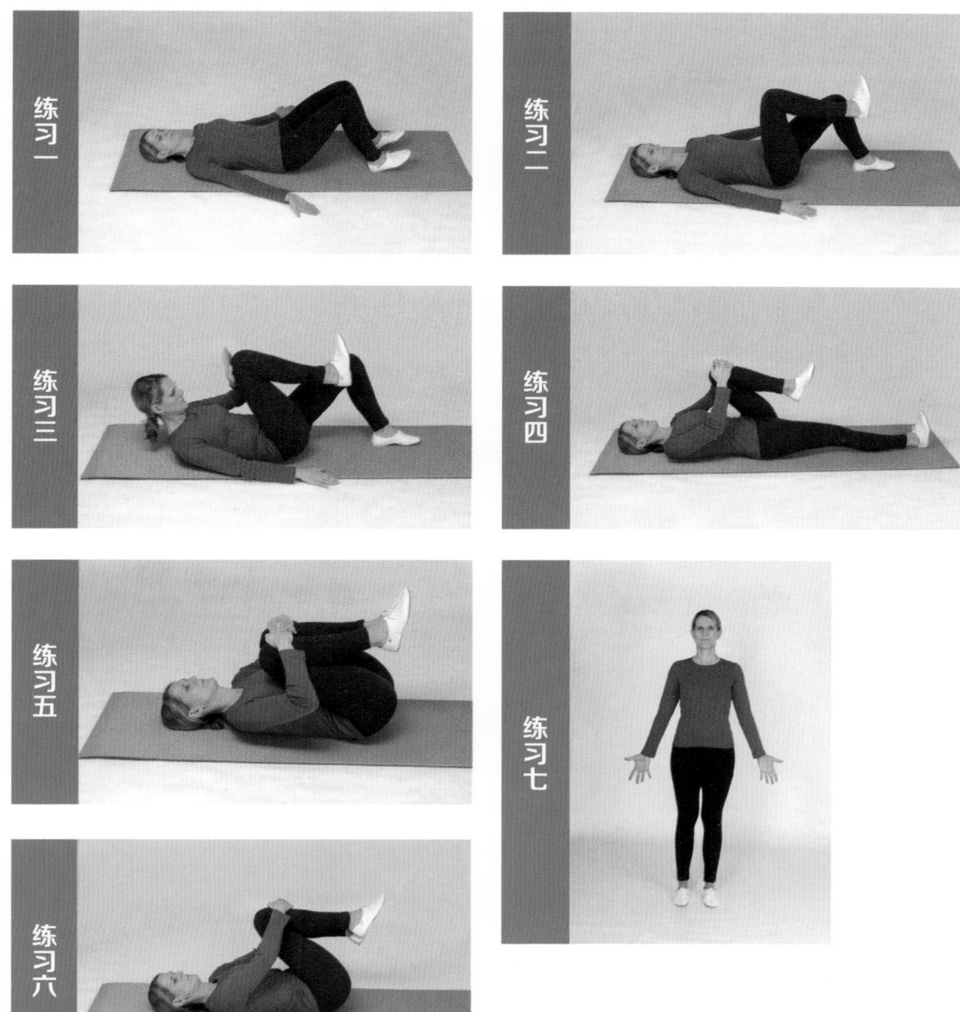

练习效果

练习	效果
一	**基础张力训练** • 强化腹肌 • 拉伸伸展和支撑脊柱的肌肉 • 缓解椎间盘压力 • 强化腿部、手臂、肩部肌肉和颈后肌群
二	• 强化腿部、臀部和腹部肌肉 • 拉伸伸展和支撑脊柱的肌肉
三	• 强化颈前肌群，以及手臂、腿部和腹部肌肉 • 拉伸伸展和支撑脊柱的肌肉
四	• 强化手臂、腿部、腹部和臀部肌肉 • 拉伸伸展和支撑脊柱的肌肉
五	• 拉伸背部（尤其是下背部）和臀部肌肉
六	• 放松背部肌肉和脊柱
七	• 全身张力训练 • 直立拉伸

练习一

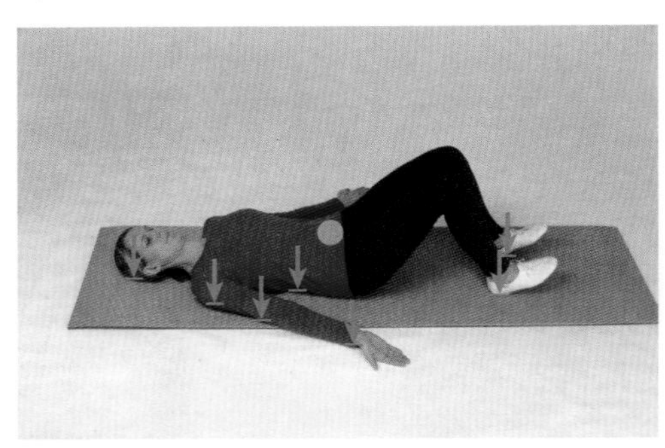

起始姿势

- 仰卧；
- 双腿弯曲；
- 脚跟着地；
- 双臂伸直，在身体两侧微微外展；
- 掌心向上。

动作要领

- 收紧腹肌；
- 下背部向地面下压；
- 脚跟向地面下压；
- 双臂和双手向地面下压；
- 头部向地面下压；
- 保持这个姿势，从 1 数到 10；
- 全身放松，从 1 数到 5；
- 重复上述动作。

重复次数

- 3 次。

! 注意事项

- 保持呼吸。

练习二

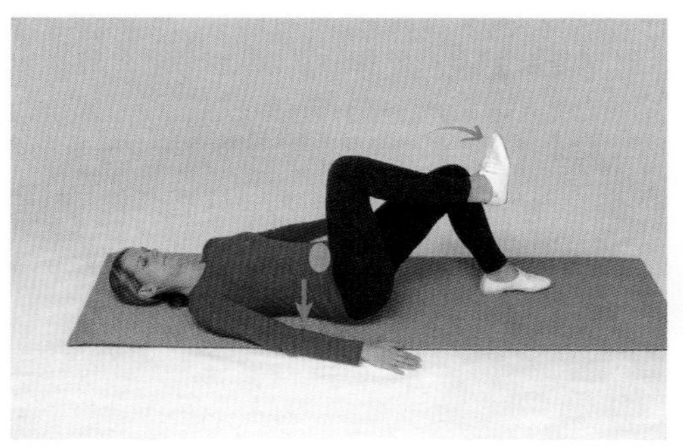

起始姿势

- 仰卧；
- 双腿微微弯曲；
- 双脚着地；
- 双臂伸直，平放于身体两侧。

动作要领

- 右腿朝腹部方向弯曲；
- 收紧腹肌；
- 下背部向地面下压；
- 右腿慢慢放下，回到起始姿势。

重复次数

- 双腿交替练习 2 次。

! 注意事项

- 腰骶部紧贴地面；
- 保持呼吸。

练习三

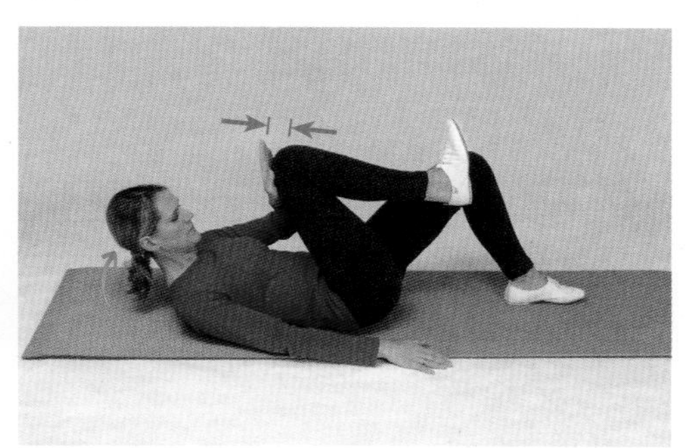

起始姿势

- 仰卧；
- 双腿微微弯曲；
- 双脚着地；
- 双臂伸直，平放于身体两侧。

动作要领

- 右腿朝腹部方向弯曲；
- 抬起头部；
- 左手放在右侧大腿上；
- 左手和右腿互相对抗；
- 保持这个姿势片刻；
- 全身放松；
- 头部慢慢放回地面；
- 右腿慢慢回到起始姿势。

重复次数

- 双腿交替练习 2 次。

! 注意事项

- 一定要保持呼吸；
- 如果头部抬起时很吃力，可以用右手将头部托起。

练习四

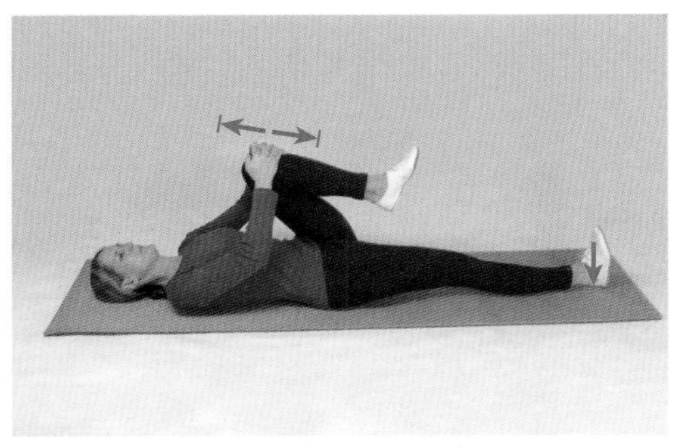

起始姿势

- 仰卧；
- 双腿伸直；
- 双臂伸直，平放于身体两侧。

动作要领

- 勾起右侧脚背；
- 右侧脚跟向地面下压；
- 左腿朝腹部方向弯曲；
- 双手抱住左膝；
- 左腿抵抗双手的阻力，尽力拉伸；
- 保持这个姿势片刻；
- 全身放松；
- 左腿伸直，放回地面。

重复次数

- 双腿交替练习 2 次。

! 注意事项

- 保持呼吸；
- 头部不要离开地面。

练习五

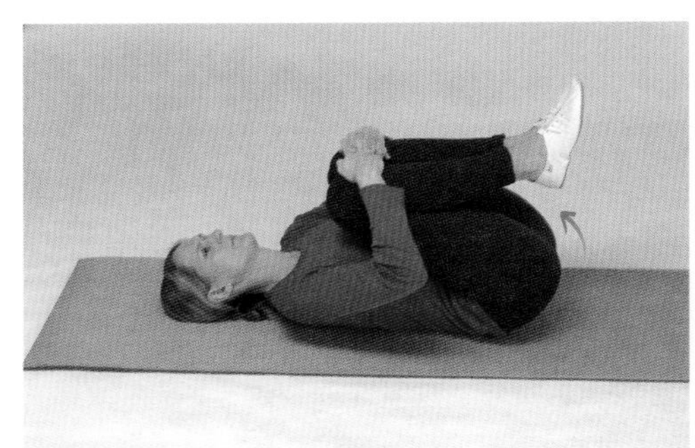

起始姿势

- 仰卧；
- 双腿弯曲；
- 双脚着地；
- 双臂伸直，平放于身体两侧。

动作要领

拉伸练习

- 双腿朝腹部方向弯曲；
- 双手抱膝；
- 呼气，双手将双膝朝胸部方向拉；
- 保持这个姿势片刻；
- 保持呼吸；
- 全身放松，松开双手，腹部发力，使双腿相继回到原位。

重复次数

- 3 次。

! 注意事项

- 如果膝盖有疼痛感，可以把双手放在腘窝处。

练习六

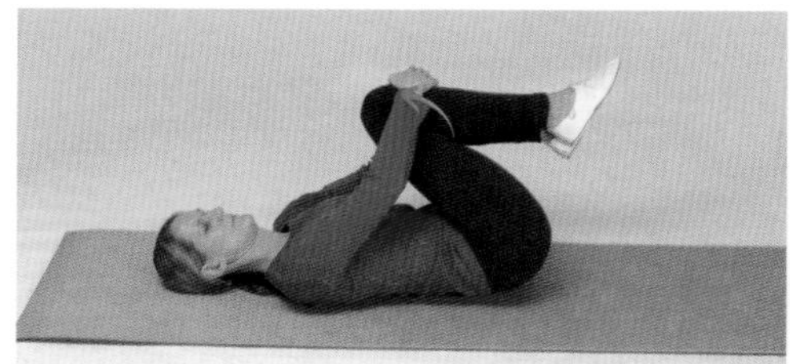

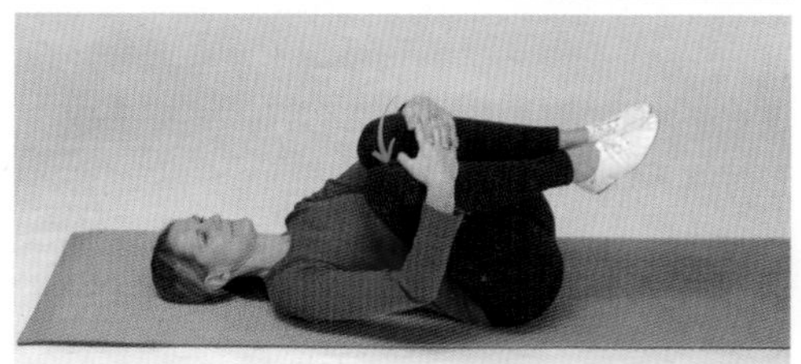

起始姿势

- 仰卧；
- 双腿弯曲；
- 双脚着地；
- 双臂平放于身体两侧。

动作要领

- 双腿朝腹部方向弯曲；
- 双手抱膝；
- 如果膝盖有疼痛感，可以把双手放在腘窝处；
- 背部贴地，身体微微向左右两侧摇晃。

重复次数

- 来回摆动几次。

! 注意事项

- 身体不要倒向一侧；
- 头部不要离开地面。

练习七

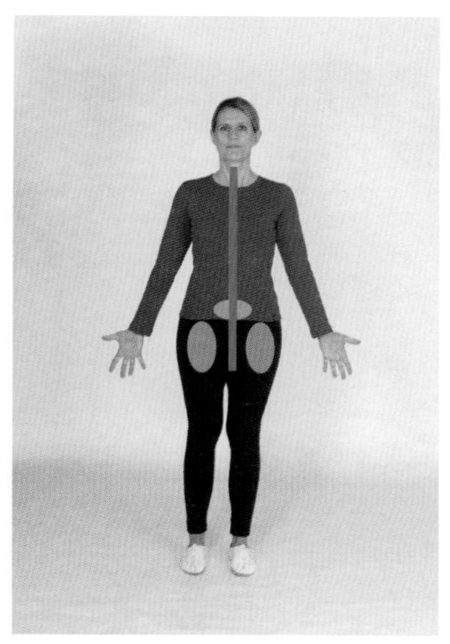

起始姿势

- 站好，保持身体稳定；
- 双脚分开，与髋同宽；
- 脚尖朝前。

动作要领

- 收紧腹肌和臀肌；
- 腿部肌肉绷紧；
- 肩部微微向后伸展；
- 挺直背部；
- 手臂外旋；
- 双臂微微外展；
- 十指张开；
- 头部和颈部尽可能向上伸展；
- 保持这个姿势，从 1 数到 10；
- 全身放松。

重复次数

- 3 次。

! 注意事项

- 头部不要后仰；
- 下巴微微朝胸部方向内收；
- 保持呼吸。

8 第八个练习日

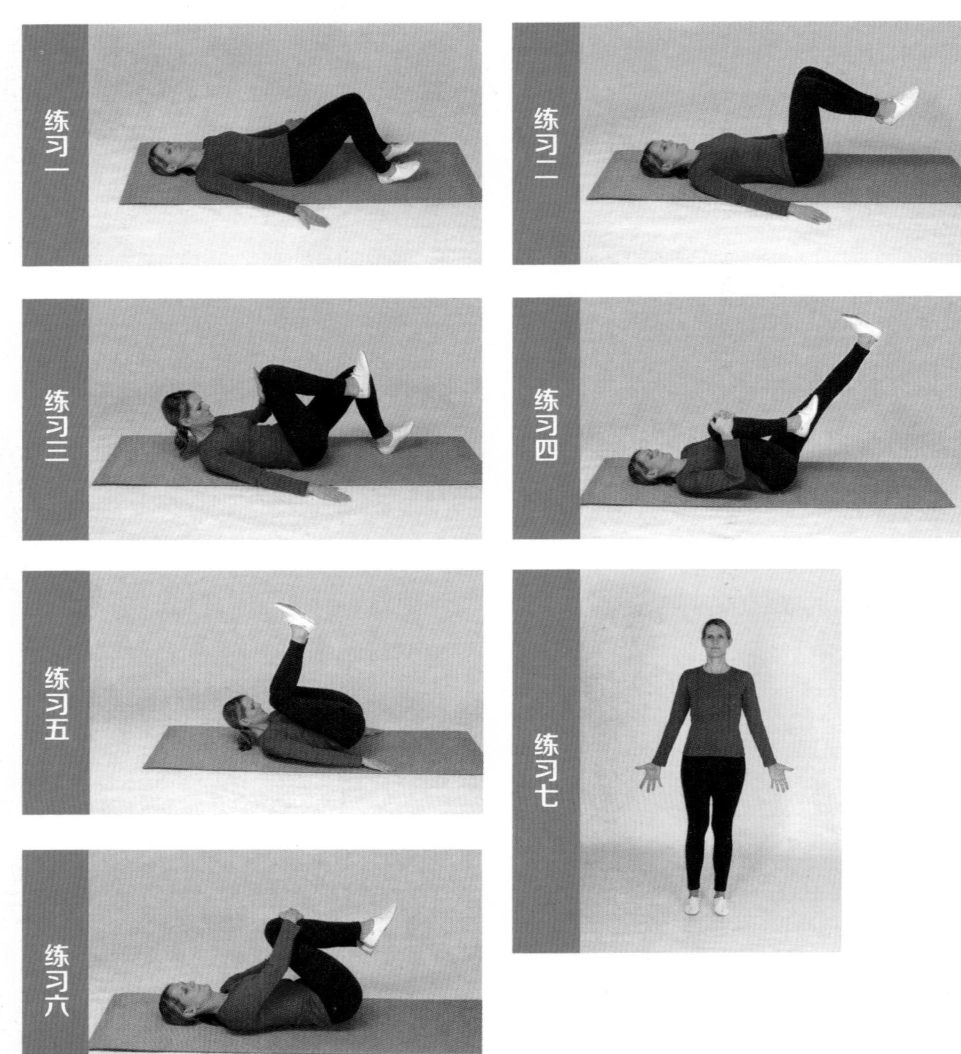

练习效果

练习	效果
一	**基础张力训练** • 强化腹肌 • 拉伸伸展和支撑脊柱的肌肉 • 缓解椎间盘压力 • 强化腿部、手臂、肩部肌肉和颈后肌群
二	• 强化腿部和腹部肌肉 • 拉伸伸展和支撑脊柱的肌肉
三	• 强化颈前肌群，以及手臂、腿部和腹部肌肉 • 拉伸伸展和支撑脊柱的肌肉
四	• 强化腿部、腹部和臀部肌肉 • 拉伸伸展和支撑脊柱的肌肉
五	• 强化颈前肌群，以及手臂和腹部肌肉 • 拉伸背部，尤其是下背部肌肉
六	• 放松背部肌肉和脊柱
七	• 全身张力训练 • 直立拉伸

练习一

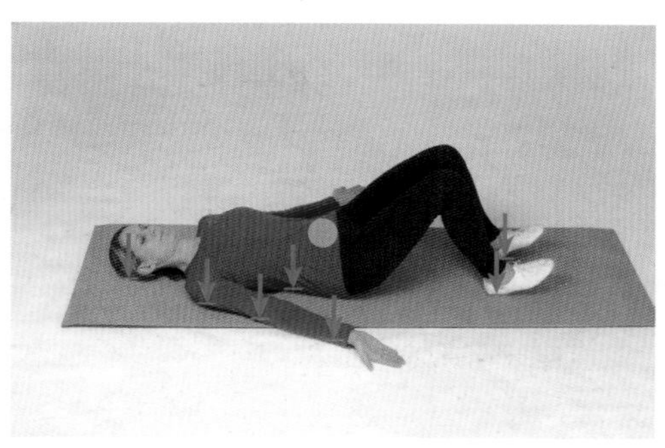

起始姿势

- 仰卧；
- 双腿弯曲；
- 脚跟着地；
- 双臂伸直，在身体两侧微微外展；
- 掌心向上。

动作要领

- 收紧腹肌；
- 下背部向地面下压；
- 脚跟向地面下压；
- 双臂和双手向地面下压；
- 头部向地面下压；
- 保持这个姿势，从 1 数到 10；
- 全身放松，从 1 数到 5；
- 重复上述动作。

重复次数

- 3 次。

! 注意事项

- 保持呼吸。

练习二

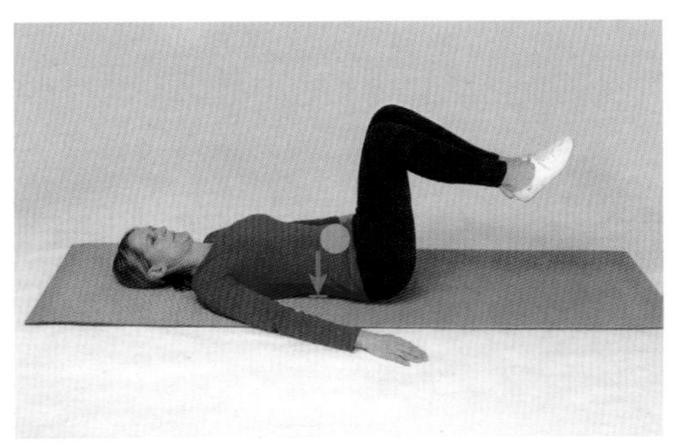

起始姿势

- 仰卧；
- 双腿微微弯曲；
- 双脚着地；
- 双臂伸直，平放于身体两侧。

动作要领

- 双腿朝腹部方向弯曲；
- 收紧腹肌；
- 下背部向地面下压；
- 双腿慢慢放下，回到起始姿势；
- 如果双腿同时放下会使下背部离地，可以先放下一条腿，再放下另一条腿。

重复次数

- 3 次。

! 注意事项

- 练习时，下背部不要离开地面；
- 保持呼吸。

练习三

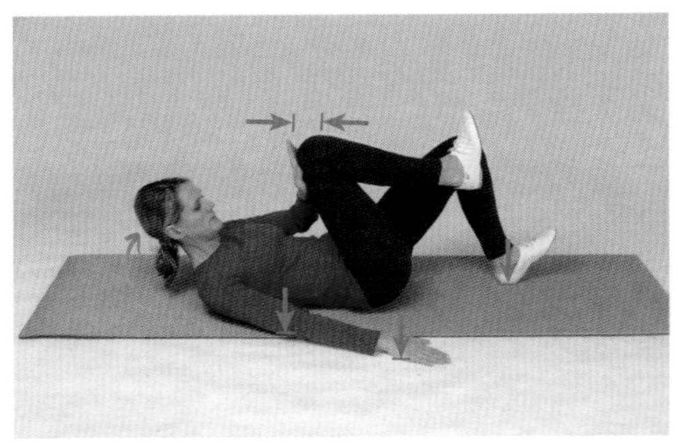

起始姿势

- 仰卧；
- 双腿微微弯曲；
- 脚跟着地；
- 双臂伸直，平放于身体两侧。

动作要领

- 左侧脚背勾起，脚跟贴地；
- 抬起头部；
- 右腿朝腹部方向弯曲；
- 左手放在右侧大腿上；
- 左手和右腿互相对抗；
- 左脚跟和右臂同时向地面下压；
- 保持这个姿势片刻；
- 全身放松；
- 头部慢慢放回地面；
- 右腿慢慢回到起始姿势。

重复次数

- 双腿交替练习 2 次。

! 注意事项

- 保持呼吸。

练习四

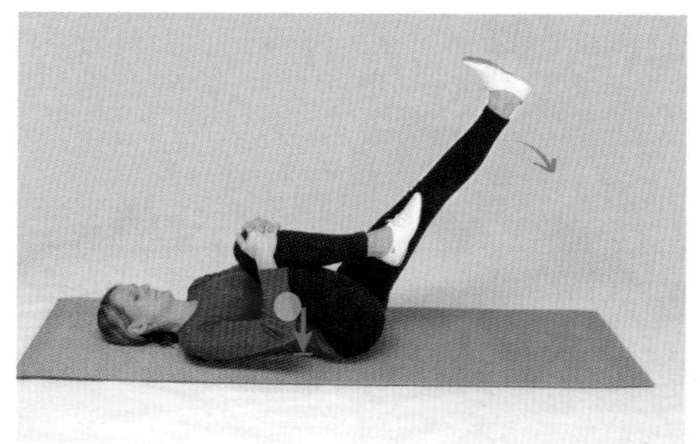

起始姿势

- 仰卧；
- 双腿微微弯曲；
- 双脚着地；
- 双臂伸直，平放于身体两侧。

动作要领

- 右腿朝腹部方向弯曲；
- 双手抱住右膝；
- 如果膝盖有疼痛感，可以双手放在腘窝处；
- 左腿向上伸直；
- 下背部向地面下压；
- 左腿慢慢放回地面，全身放松；
- 稍稍用力，再次将左腿向上伸直。

重复次数

- 双腿交替练习 2 次。

! 注意事项

- 练习时，下背部不要离开地面；
- 保持呼吸。

练习五

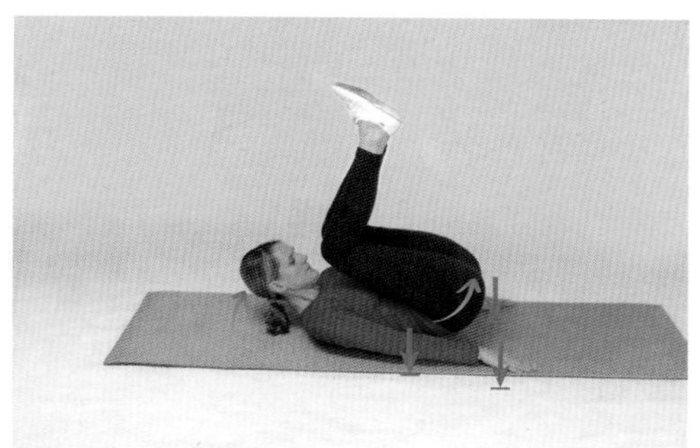

起始姿势

- 仰卧；
- 双腿微微弯曲；
- 双脚着地；
- 双臂伸直，平放于身体两侧；
- 掌心向下。

动作要领

拉伸练习

- 双腿朝腹部方向弯曲；
- 双臂撑地；
- 臀部微微上翻，不要用力；
- 头部朝膝盖方向抬起；
- 臀部和双腿慢慢回到原位；
- 头部回到原位；
- 全身放松。

重复次数

- 3 次。

! 注意事项

- 保持呼吸；
- 双臂支撑身体时，不要用力过猛。

练习六

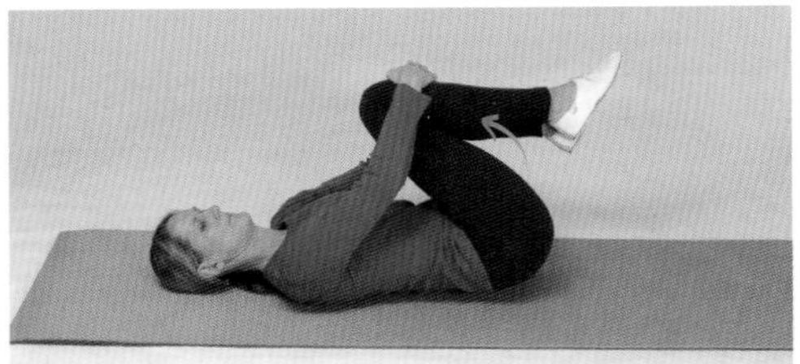

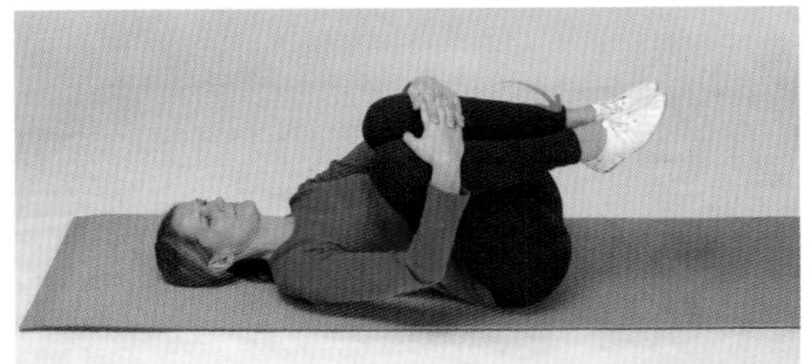

起始姿势

- 仰卧；
- 双腿弯曲；
- 双脚着地；
- 双臂平放于身体两侧。

动作要领

- 双腿朝腹部方向弯曲；
- 双手抱膝；
- 如果膝盖有疼痛感，可以把双手放在腘窝处；
- 背部贴地，身体微微向左右两侧摇晃。

重复次数

- 来回摆动几次。

! 注意事项

- 身体不要倒向一侧；
- 头部不要离开地面。

练习七

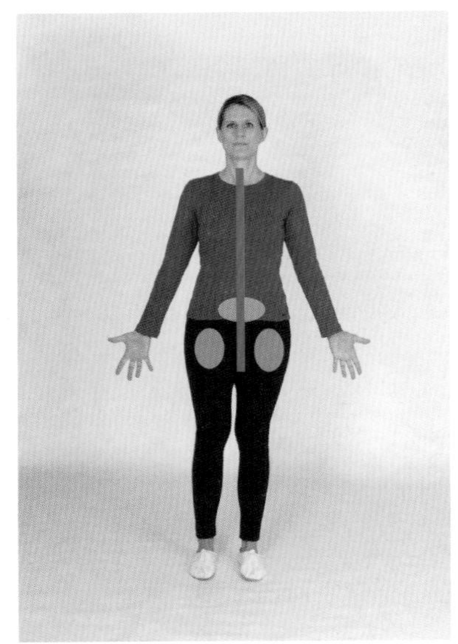

起始姿势

- 站好，保持身体稳定；
- 双脚分开，与髋同宽；
- 脚尖朝前。

动作要领

- 收紧腹肌和臀肌；
- 腿部肌肉绷紧；
- 肩部微微向后伸展；
- 挺直背部；
- 手臂外旋；
- 双臂微微外展；
- 十指张开；
- 头部和颈部尽可能向上伸展；
- 保持这个姿势，从 1 数到 10；
- 全身放松。

重复次数

- 3 次。

! 注意事项

- 头部不要后仰；
- 下巴微微朝胸部方向内收；
- 保持呼吸。

9 第九个练习日

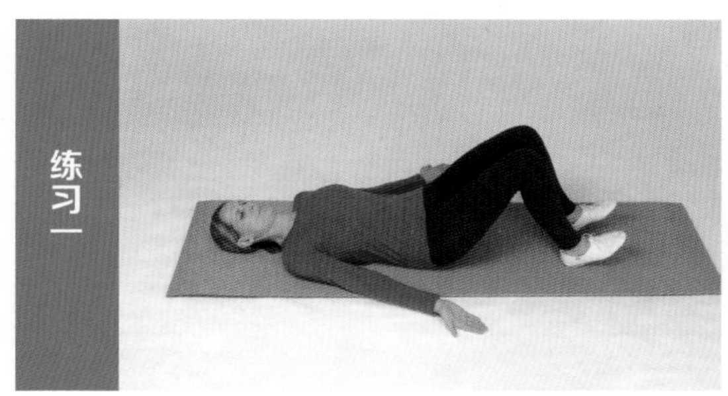
练习一

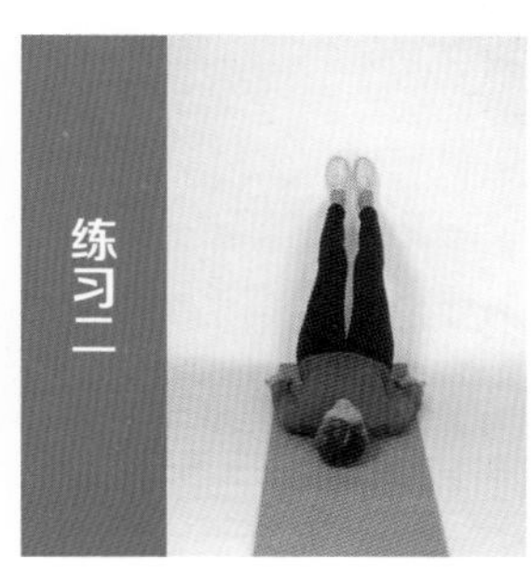
练习二

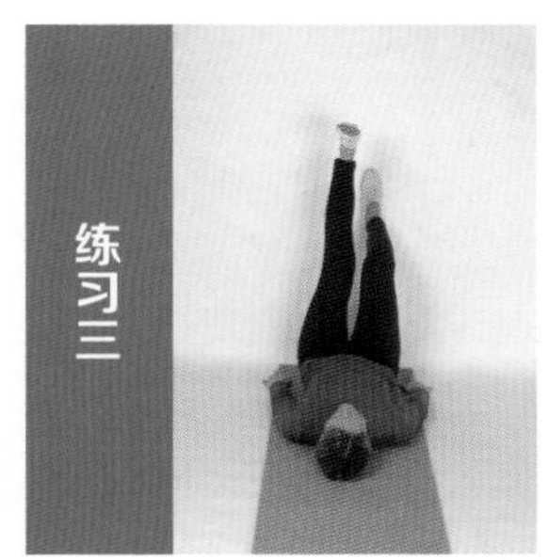
练习三

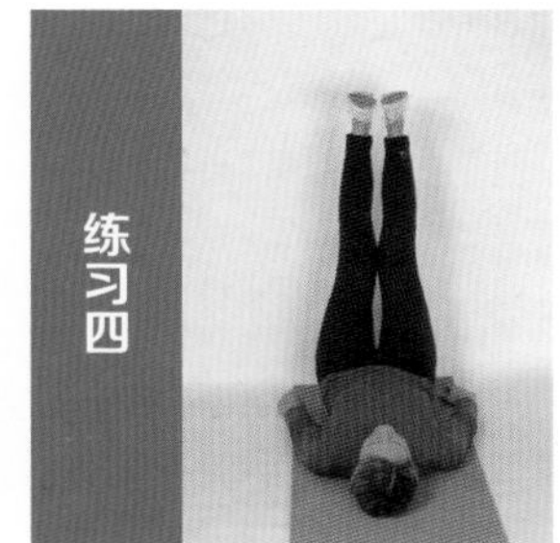
练习四

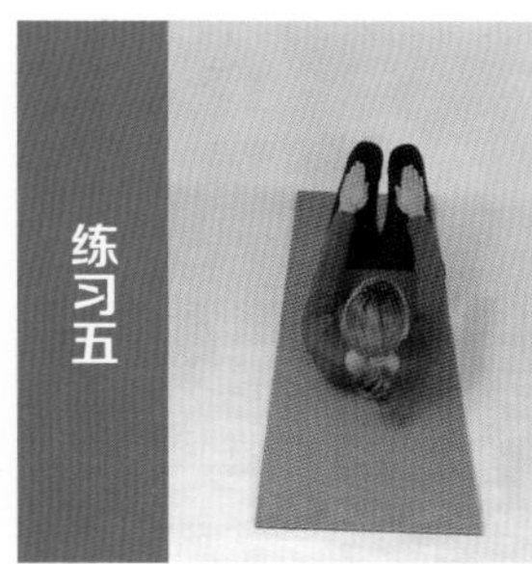
练习五

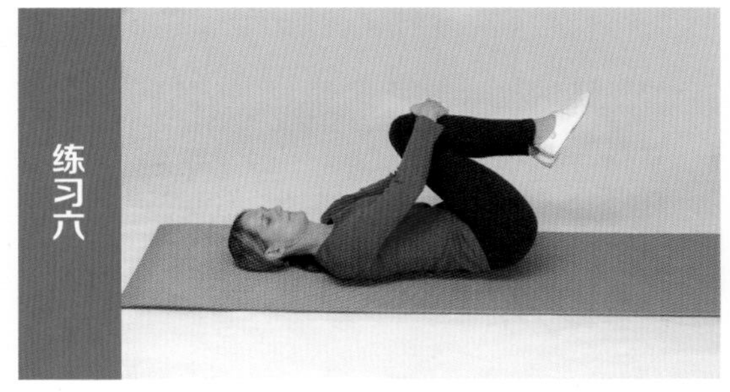
练习六

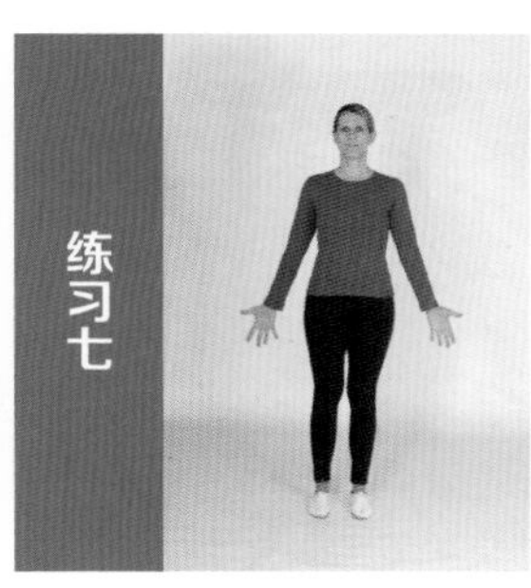
练习七

练习效果

练习	效果
一	**基础张力训练** • 强化腹肌 • 拉伸伸展和支撑脊柱的肌肉 • 缓解椎间盘压力 • 强化腿部、手臂、肩部肌肉和颈后肌群
二	• 强化腹部、胸部和肩部肌肉
三	• 强化腿部和腹部肌肉 • 拉伸背部，尤其是下背部肌肉
四	• 强化腿部和腹部肌肉 • 拉伸背部，尤其是下背部肌肉
五	• 强化颈前肌群，以及肩部、手臂和腹部肌肉
六	• 放松背部肌肉和脊柱
七	• 全身张力训练 • 直立拉伸

关于练习二、练习三和练习四的提示

双腿向上伸可以缓解下肢静脉的压力。

练习一

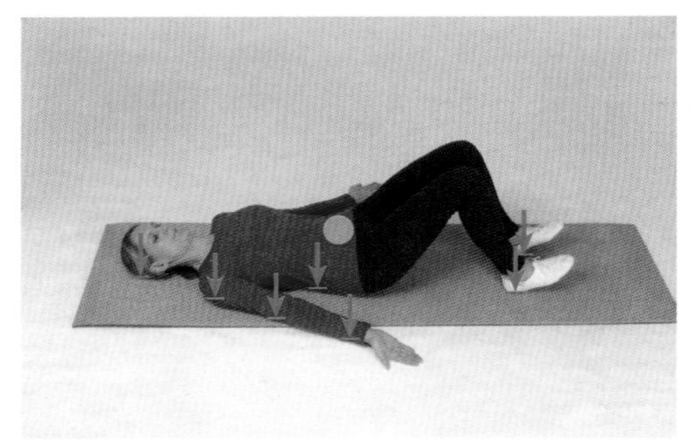

起始姿势

- 仰卧；
- 双腿弯曲；
- 脚跟着地；
- 双臂伸直，在身体两侧微微外展；
- 掌心向上。

动作要领

- 收紧腹肌；
- 下背部向地面下压；
- 脚跟向地面下压；
- 双臂和双手向地面下压；
- 头部向地面下压；
- 保持这个姿势，从 1 数到 10；
- 全身放松，从 1 数到 5；
- 重复上述动作。

重复次数

- 3 次。

! 注意事项

- 保持呼吸。

练习二

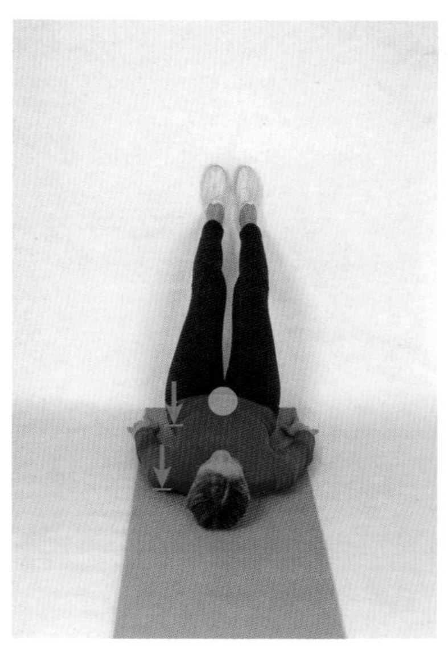

起始姿势

- 仰卧；
- 双腿向上伸，双脚靠在墙上；
- 双膝微屈；
- 双臂伸直，平放于身体两侧。

动作要领

- 呼气，整个背部紧贴地面，并向地面方向下压；
- 保持这个姿势片刻，同时保持呼吸；
- 吸气，全身放松。

重复次数

- 3 次。

! 注意事项

- 练习的过程中不要屏住呼吸，要始终保持呼吸。

练习三

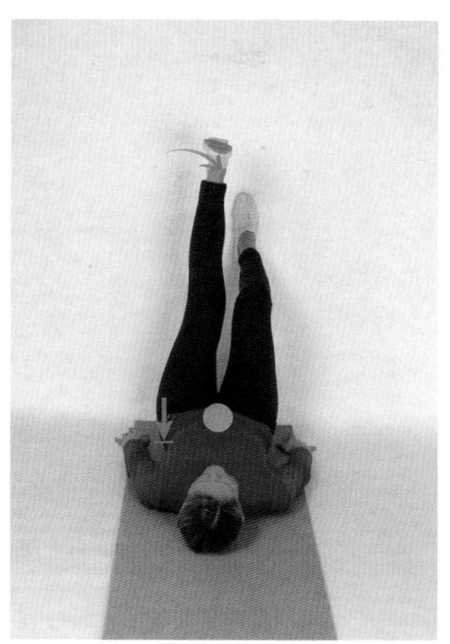

起始姿势

- 仰卧；
- 双腿向上伸，双脚靠在墙上；
- 双膝微屈；
- 双臂伸直，平放于身体两侧。

动作要领

- 收紧腹肌；
- 下背部向地面下压；
- 一条腿抬离墙面；
- 下背部不要离开地面；
- 慢慢将腿靠回墙上，从 1 数到 4。

重复次数

- 双腿交替练习 4 次。

! 注意事项

- 数数时速度要慢；
- 下背部始终不要离开地面；
- 保持呼吸。

练习四

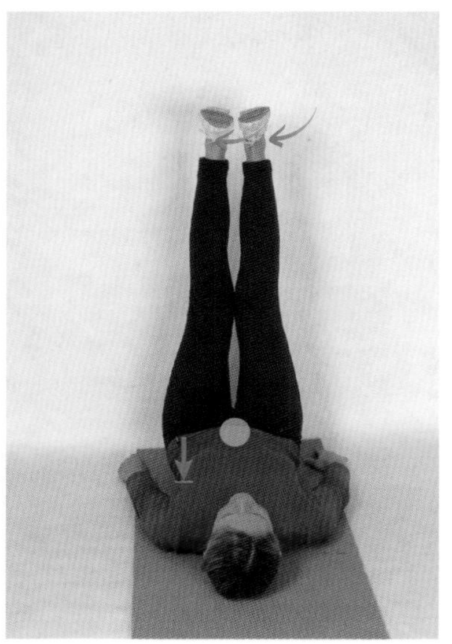

起始姿势

- 仰卧；
- 双腿向上伸，双脚靠在墙上；
- 双膝微屈；
- 双臂伸直，平放于身体两侧。

动作要领

- 收紧腹肌；
- 下背部向地面下压；
- 双腿抬离墙面；
- 下背部不要离开地面；
- 慢慢将腿靠回墙上，从 1 数到 4。

重复次数

- 3 次。

! 注意事项

- 数数时速度要慢；
- 下背部始终不要离开地面；
- 保持呼吸。

练习五

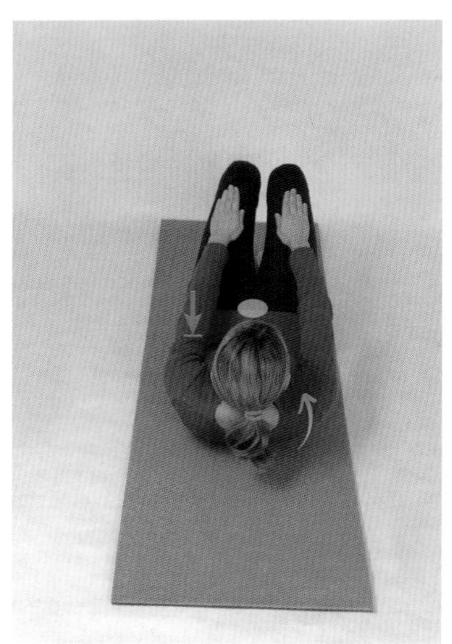

起始姿势

- 双腿从墙上放下；
- 仰卧；
- 双腿微微弯曲；
- 双脚着地；
- 双臂伸直，平放于身体两侧。

动作要领

- 收紧腹肌；
- 下背部向地面下压；
- 头部和上身抬起；
- 双手伸向膝盖；
- 保持这个姿势片刻；
- 慢慢恢复起始姿势；
- 全身放松。

重复次数

- 3 次。

! 注意事项

- 上身抬起时动作要慢；
- 保持呼吸。

练习六

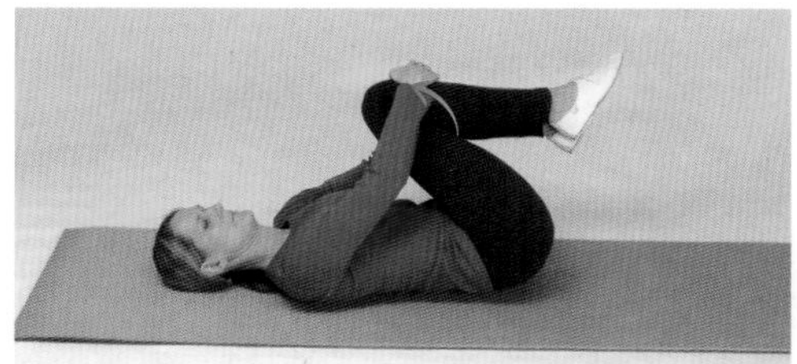

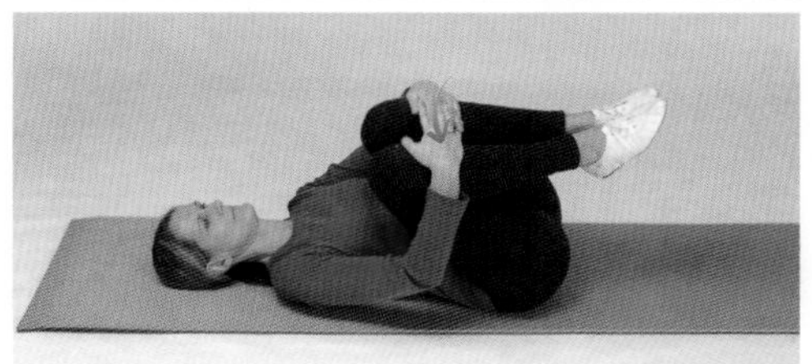

起始姿势

- 仰卧；
- 双腿弯曲；
- 双脚着地；
- 双臂平放于身体两侧。

动作要领

- 双腿朝腹部方向弯曲；
- 双手抱膝；
- 如果膝盖有疼痛感，可以把双手放在腘窝处；
- 背部贴地，身体微微向左右两侧摇晃。

重复次数

- 来回摆动几次。

! 注意事项

- 身体不要倒向一侧；
- 头部不要离开地面。

练习七

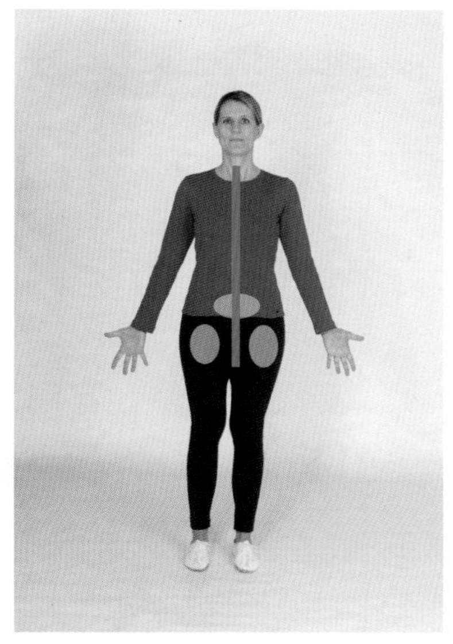

起始姿势

- 站好，保持身体稳定；
- 双脚分开，与髋同宽；
- 脚尖朝前。

动作要领

- 收紧腹肌和臀肌；
- 腿部肌肉绷紧；
- 肩部微微向后伸展；
- 挺直背部；
- 手臂外旋；
- 双臂微微外展；
- 十指张开；
- 头部和颈部尽可能向上伸展；
- 保持这个姿势，从 1 数到 10；
- 全身放松。

重复次数

- 3 次。

! 注意事项

- 头部不要后仰；
- 下巴微微朝胸部方向内收；
- 保持呼吸。

10 第十个练习日

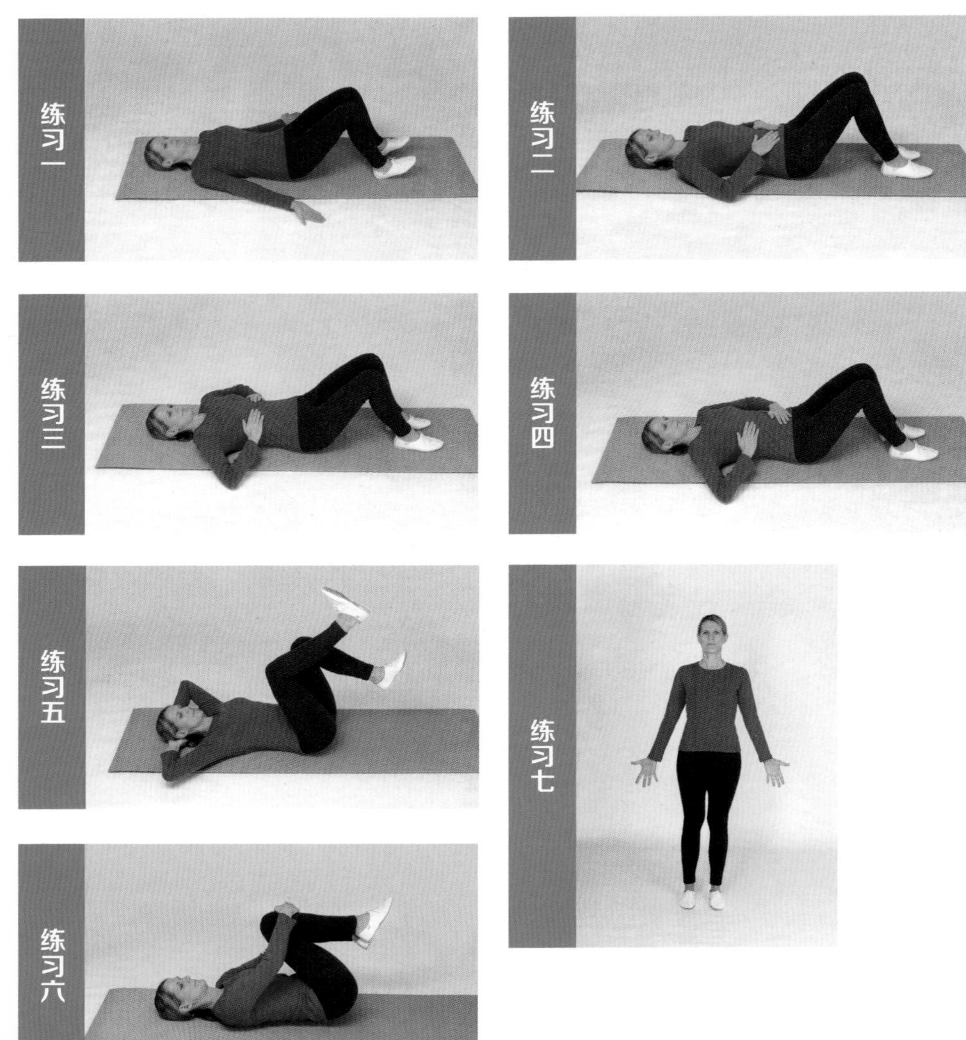

练习效果

<table>
<tr><th>练习</th><th>效果</th></tr>
<tr><td>一</td><td>基础张力训练
• 强化腹肌
• 拉伸伸展和支撑脊柱的肌肉
• 缓解椎间盘压力
• 强化腿部、手臂、肩部肌肉和颈后肌群</td></tr>
<tr><td>二</td><td rowspan="3">• 学会关注呼吸，感受呼吸的节奏，用手触摸，体会呼吸运动给身体带来的变化
• 有意识地呼吸能够放松心情、缓解紧张、消除压力，让你重新找回内心的平衡，身心得到完全的释放</td></tr>
<tr><td>三</td></tr>
<tr><td>四</td></tr>
<tr><td>五</td><td>• 空中蹬自行车的同时保持正常呼吸</td></tr>
<tr><td>六</td><td>• 放松背部肌肉和脊柱</td></tr>
<tr><td>七</td><td>• 全身张力训练
• 直立拉伸</td></tr>
</table>

实用的建议：日常呼吸练习

每天走路时进行数次呼吸练习，每次约 1 分钟：走 2 步吸一口气，走 4 步呼一口气（强化练习：走 3 步吸一口气，走 6 步呼一口气）。

每天上楼梯时进行呼吸练习：登 2 级台阶吸一口气，登 4 级台阶呼一口气。

练习一

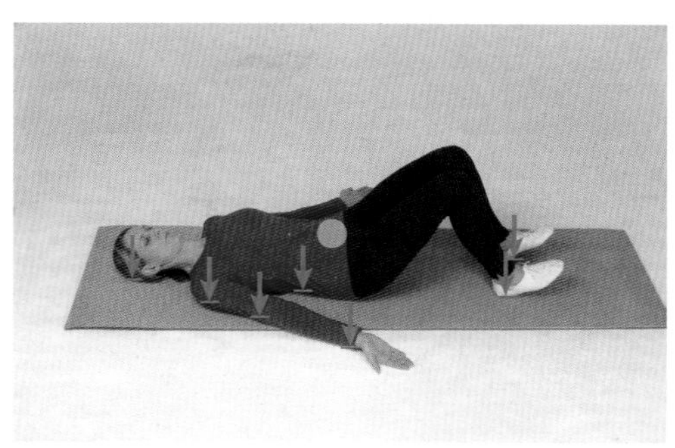

起始姿势

- 仰卧；
- 双腿弯曲；
- 脚跟着地；
- 双臂伸直，在身体两侧微微外展；
- 掌心向上。

动作要领

- 收紧腹肌；
- 下背部向地面下压；
- 脚跟向地面下压；
- 双臂和双手向地面下压；
- 头部向地面下压；
- 保持这个姿势，从 1 数到 10；
- 全身放松，从 1 数到 5；
- 重复上述动作。

重复次数

- 3 次。

! 注意事项

- 保持呼吸。

练习二

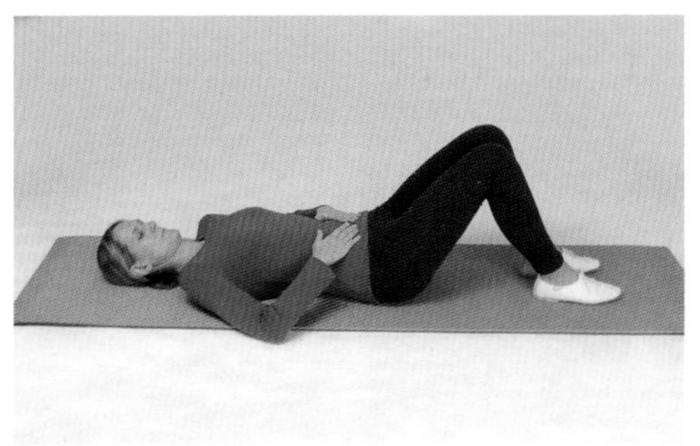

起始姿势

- 仰卧；
- 双腿微微弯曲；
- 双脚着地；
- 双臂伸直，平放于身体两侧。

动作要领

腹式呼吸

- 双手轻轻放在腹部；
- 深吸气；
- 感受腹部隆起；
- 缓缓呼气；
- 感受腹部下陷；
- 做 4 次深呼吸；
- 恢复正常呼吸，双腿微微向身体两侧来回摆动。

重复次数

- 3 次。

! 注意事项

- 双手不要用力按压腹部；
- 通过鼻子吸气；
- 通过鼻子呼气。

练习三

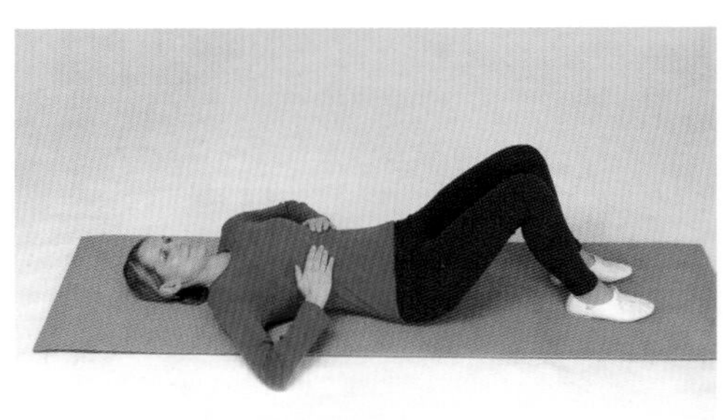

起始姿势

- 仰卧；
- 双腿微微弯曲；
- 双脚着地；
- 双臂伸直，平放于身体两侧。

动作要领

胸式呼吸

- 双手轻轻放在肋骨旁，深吸一口气，将气体吸入胸部；
- 感受肋骨向外和向上扩；
- 缓缓呼气；
- 感受肋骨向后和向下沉；
- 做 4 次深呼吸；
- 恢复正常呼吸，双腿微微向身体两侧来回摆动。

重复次数

- 3 次。

! 注意事项

- 双手不要用力按压胸部；
- 通过鼻子吸气；
- 通过鼻子呼气。

练习四

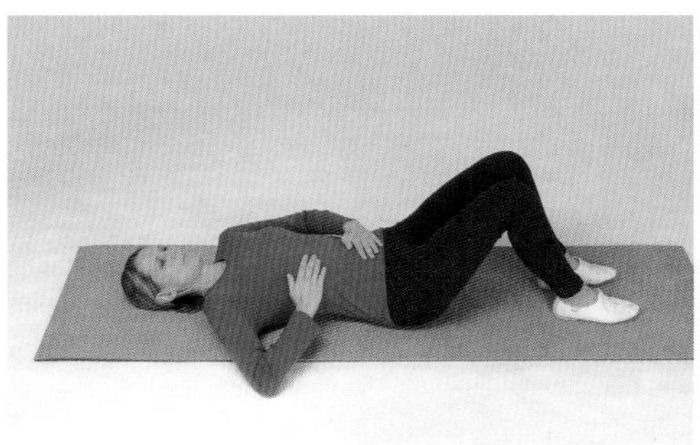

起始姿势

- 仰卧；
- 双腿微微弯曲；
- 双脚着地；
- 双臂伸直，平放于身体两侧。

动作要领

腹式呼吸和胸式呼吸

- 一只手放在腹部，另一只手放在肋骨旁；
- 将气体吸入腹部；
- 感受腹部隆起；
- 再将气体吸入胸部；
- 感受肋骨向外和向上扩；
- 缓缓呼气；
- 感受腹部下陷，再感受肋骨向后和向下沉；
- 做 4 次深呼吸；
- 恢复正常呼吸，双腿微微向身体两侧来回摆动。

重复次数

- 3 次。

! 注意事项

- 双手不要用力按压腹部和胸部；
- 通过鼻子吸气；
- 通过鼻子呼气。

练习五

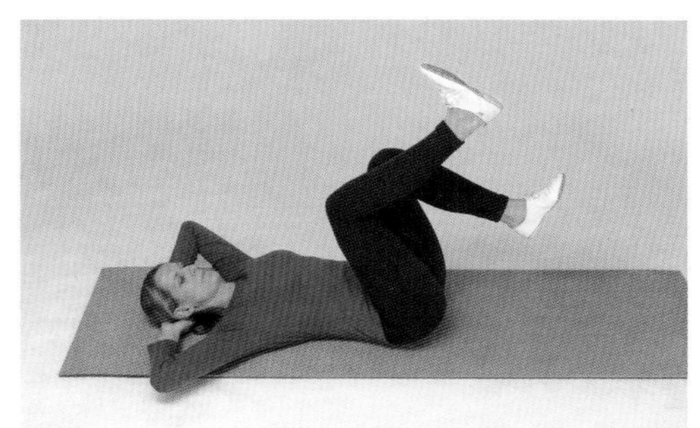

起始姿势

- 仰卧；
- 双腿微微弯曲；
- 双脚着地；
- 双臂伸直，平放于身体两侧。

动作要领

- 双手抱头；
- 双腿向上伸直；
- 双腿在空中做蹬自行车的动作；
- 运动几分钟；
- 休息片刻。

重复次数

- 3 次。

! 注意事项

- 让双腿像蹬自行车一样活动起来；
- 保持呼吸。

练习六

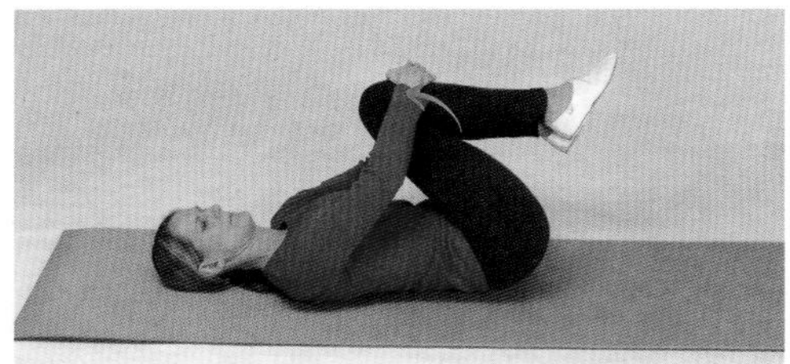

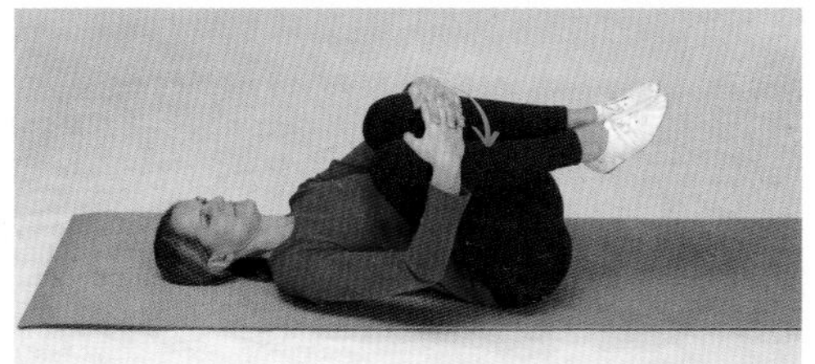

起始姿势

- 仰卧；
- 双腿弯曲；
- 双脚着地；
- 双臂平放于身体两侧。

动作要领

- 双腿朝腹部方向弯曲；
- 双手抱膝；
- 如果膝盖有疼痛感，可以把双手放在腘窝处；
- 背部贴地，身体微微向左右两侧摇晃。

重复次数

- 来回摆动几次。

! 注意事项

- 身体不要倒向一侧；
- 头部不要离开地面。

练习七

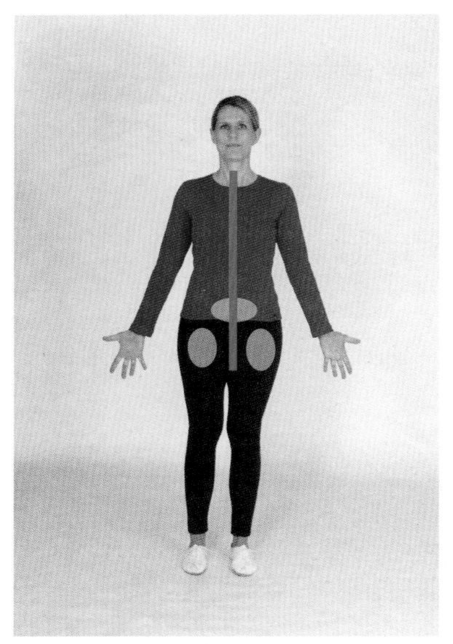

起始姿势

- 站好，保持身体稳定；
- 双脚分开，与髋同宽；
- 脚尖朝前。

动作要领

- 收紧腹肌和臀肌；
- 腿部肌肉绷紧；
- 肩部微微向后伸展；
- 挺直背部；
- 手臂外旋；
- 双臂微微外展；
- 十指张开；
- 头部和颈部尽可能向上伸展；
- 保持这个姿势，从 1 数到 10；
- 全身放松。

重复次数

- 3 次。

! 注意事项

- 头部不要后仰；
- 下巴微微朝胸部方向内收；
- 保持呼吸。

11 第十一个练习日

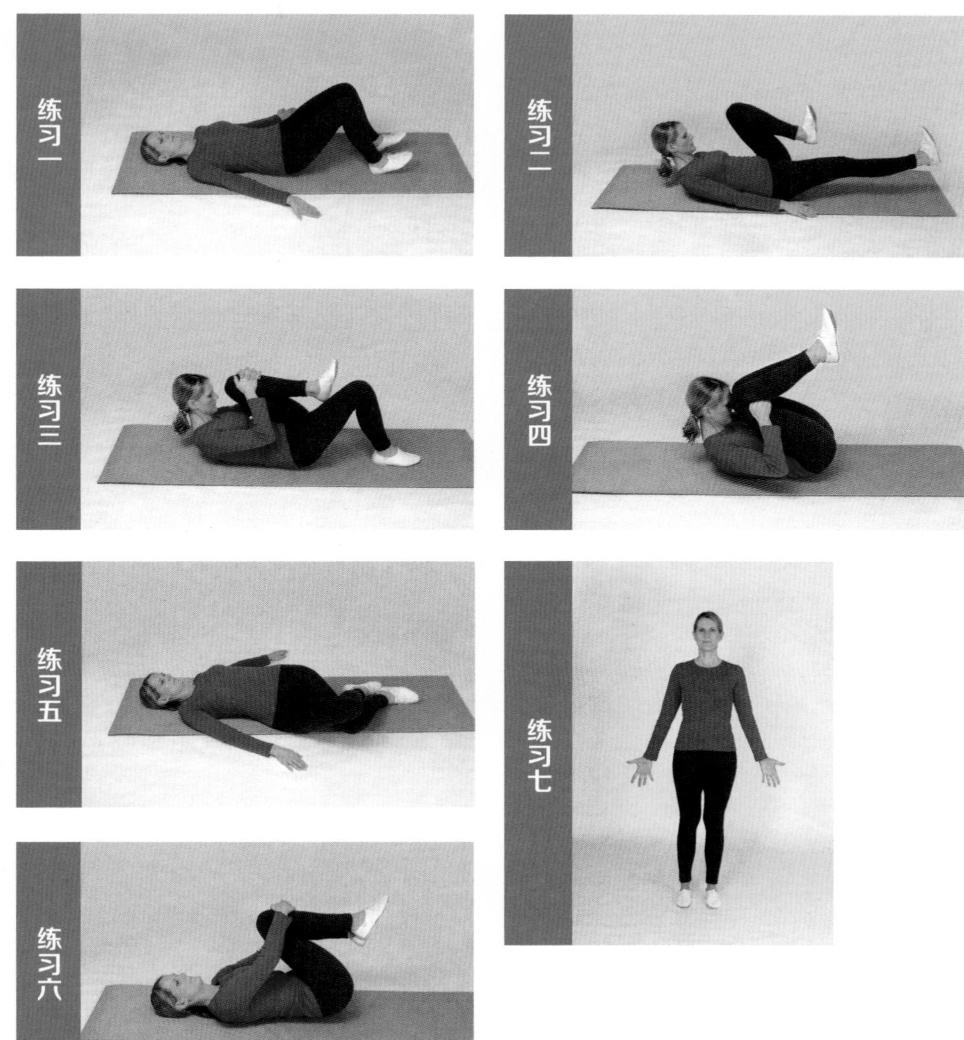

练习效果

练习	效果
一	基础张力训练 • 强化腹肌 • 拉伸伸展和支撑脊柱的肌肉 • 缓解椎间盘压力 • 强化腿部、手臂、肩部肌肉和颈后肌群
二	• 强化颈前肌群，以及腿部和腹部肌肉
三	• 强化颈前肌群，以及腿部和腹部肌肉 • 拉伸伸展和支撑脊柱的肌肉
四	• 强化颈前肌群，以及腿部和腹部肌肉 • 拉伸伸展和支撑脊柱的肌肉
五	• 拉伸从髋部外侧延伸到膝盖处的髂胫束 • 拉伸臀中肌和臀小肌 • 通过扭转提高下背部脊柱的灵活度
六	• 放松背部肌肉和脊柱
七	• 全身张力训练 • 直立拉伸

关于练习五的提示

慢跑时，髂胫束（参见第四个练习日“臀肌科普小知识”）会紧张，姿势不当就容易损伤膝盖，造成我们常说的“跑步膝”[1]。

如果臀中肌和臀小肌无力，走路时身体就会摇摇晃晃的。

练习一

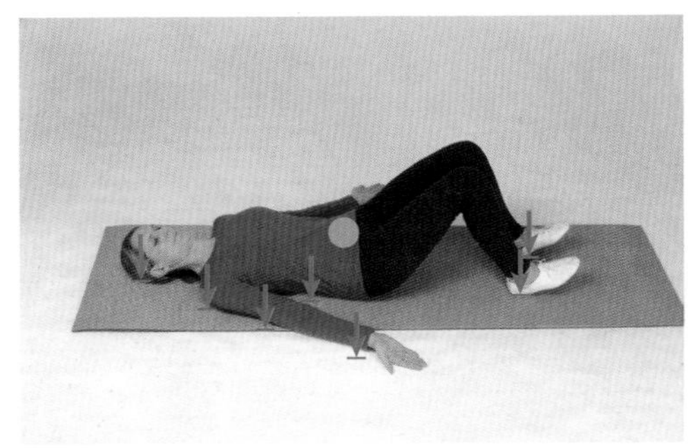

起始姿势

- 仰卧；
- 双腿弯曲；
- 脚跟着地；
- 双臂伸直，在身体两侧微微外展；
- 掌心向上。

动作要领

- 收紧腹肌；
- 下背部向地面下压；
- 脚跟向地面下压；
- 双臂和双手向地面下压；
- 头部向地面下压；
- 保持这个姿势，从 1 数到 10；
- 全身放松，从 1 数到 5；
- 重复上述动作。

重复次数

- 3 次。

! 注意事项

- 保持呼吸。

[1] 跑步膝：跑步膝在医学上叫髂胫束综合征，主要由大腿外侧的髂胫束受损引起。患者在活动膝关节时，膝关节外侧肿胀、疼痛；临床上，膝关节外侧有触痛，可伴发炎、肿胀，并有紧绷感。

练习二

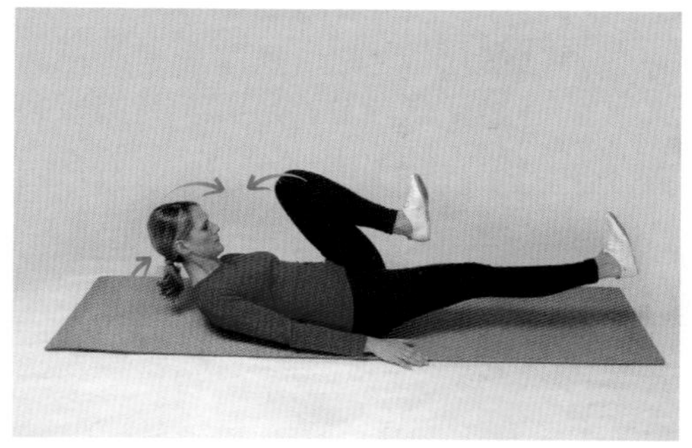

起始姿势

- 仰卧；
- 双腿弯曲；
- 双脚着地；
- 双臂伸直，平放于身体两侧。

动作要领

- 左腿朝腹部方向弯曲；
- 右腿前伸，但不要贴地；
- 抬起头部；
- 头和左膝尽可能相互靠近；
- 双脚勾起脚背；
- 左腿慢慢伸直，但不要贴地，右腿朝腹部方向弯曲；
- 上身和头部慢慢放回地面；
- 收紧腹肌，下背部向地面下压；
- 放下双腿；
- 全身放松。

重复次数

- 双腿交替练习 2 次。

! 注意事项

- 保持呼吸。

练习三

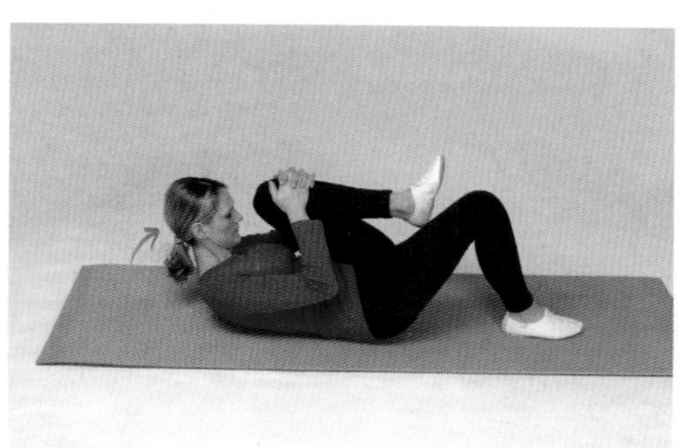

起始姿势

- 仰卧；
- 双腿弯曲；
- 双脚着地；
- 双臂伸直，平放于身体两侧。

动作要领

- 左腿朝腹部方向弯曲；
- 双手抱住左膝；
- 头部慢慢向膝盖方向弯曲；
- 上身和头部回到原位；
- 收紧腹肌，下背部向地面下压；
- 左腿回到起始姿势；
- 全身放松。

重复次数

- 双腿交替练习 2 次。

! 注意事项

- 保持呼吸。

练习四

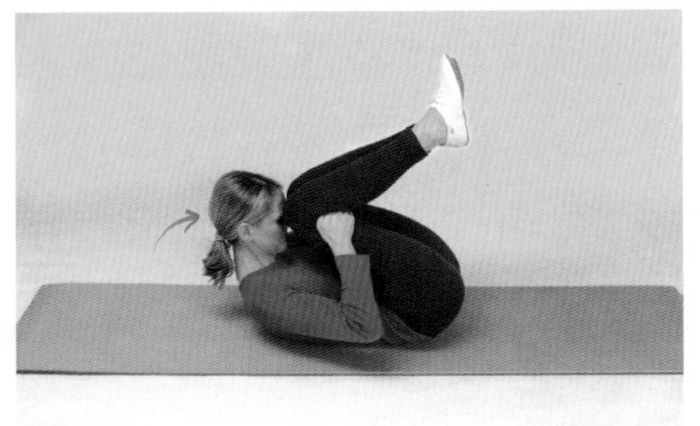

起始姿势

- 仰卧；
- 双腿弯曲；
- 双脚着地；
- 双臂伸直，平放于身体两侧。

动作要领

- 双腿朝腹部方向弯曲；
- 双手置于腘窝处，抱住双腿；
- 头部抬起，与膝盖相触；
- 保持这个姿势片刻；
- 保持呼吸；
- 上身和头部回到原位；
- 收紧腹肌；
- 下背部向地面下压；
- 双腿同时或相继回到起始姿势；
- 全身放松。

重复次数

- 3 次。

! 注意事项

- 保持呼吸。

练习五

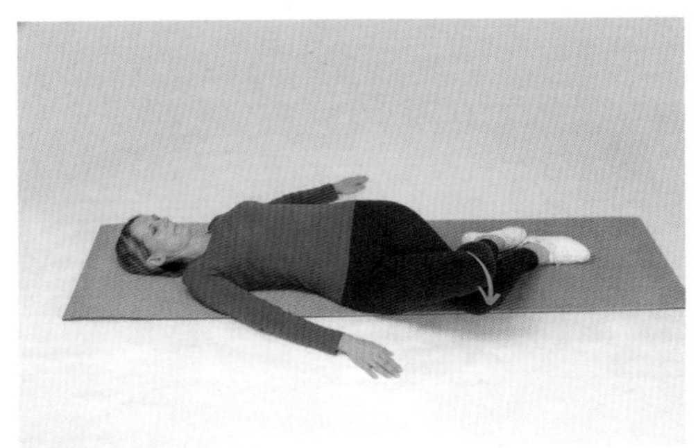

起始姿势

- 仰卧；
- 双腿弯曲；
- 双脚着地；
- 双臂伸直，平放于身体两侧。

动作要领

拉伸练习

- 右腿架到左腿上；
- 双腿同时向身体右侧下压；
- 保持这个姿势片刻；
- 双腿回到正中位置。

重复次数

- 左右两侧交替练习 2 次。

! 注意事项

- 双膝向一侧下压时不要用力过度；
- 肩部不要离开地面。

练习六

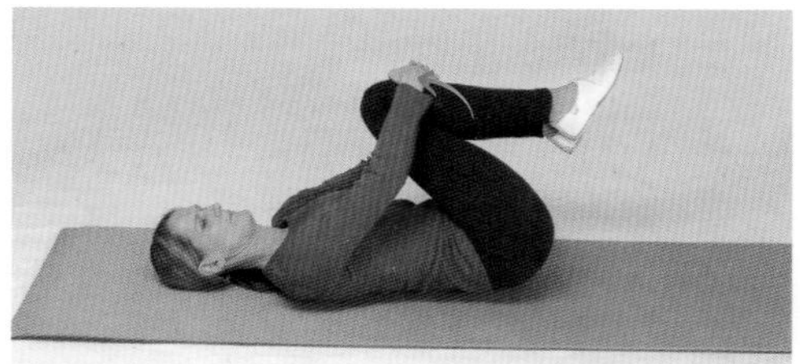

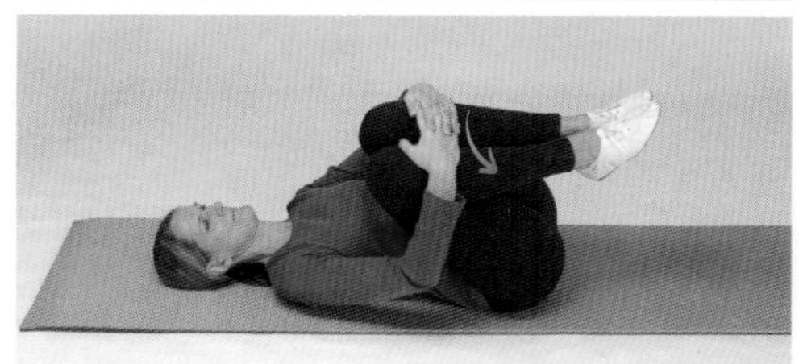

起始姿势

- 仰卧；
- 双腿弯曲；
- 双脚着地；
- 双臂平放于身体两侧。

动作要领

- 双腿朝腹部方向弯曲；
- 双手抱膝；
- 如果膝盖有疼痛感，可以把双手放在腘窝处；
- 背部贴地，身体微微向左右两侧摇晃。

重复次数

- 来回摆动几次。

! 注意事项

- 身体不要倒向一侧；
- 头部不要离开地面。

练习七

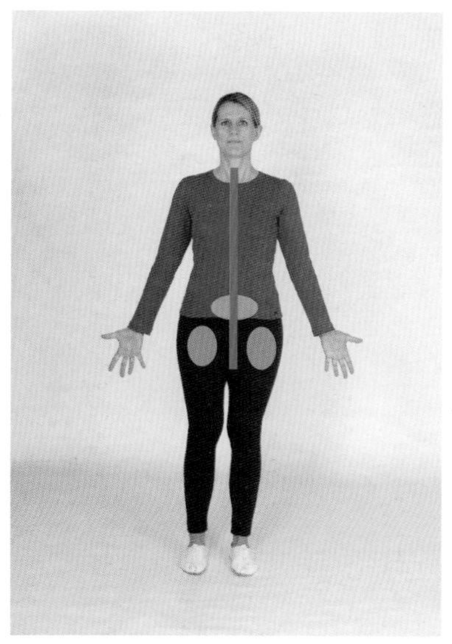

起始姿势

- 站好，保持身体稳定；
- 双脚分开，与髋同宽；
- 脚尖朝前。

动作要领

- 收紧腹肌和臀肌；
- 腿部肌肉绷紧；
- 肩部微微向后伸展；
- 挺直背部；
- 手臂外旋；
- 双臂微微外展；
- 十指张开；
- 头部和颈部尽可能向上伸展；
- 保持这个姿势，从 1 数到 10；
- 全身放松。

重复次数

- 3 次。

! 注意事项

- 头部不要后仰；
- 下巴微微朝胸部方向内收；
- 保持呼吸。

12 第十二个练习日

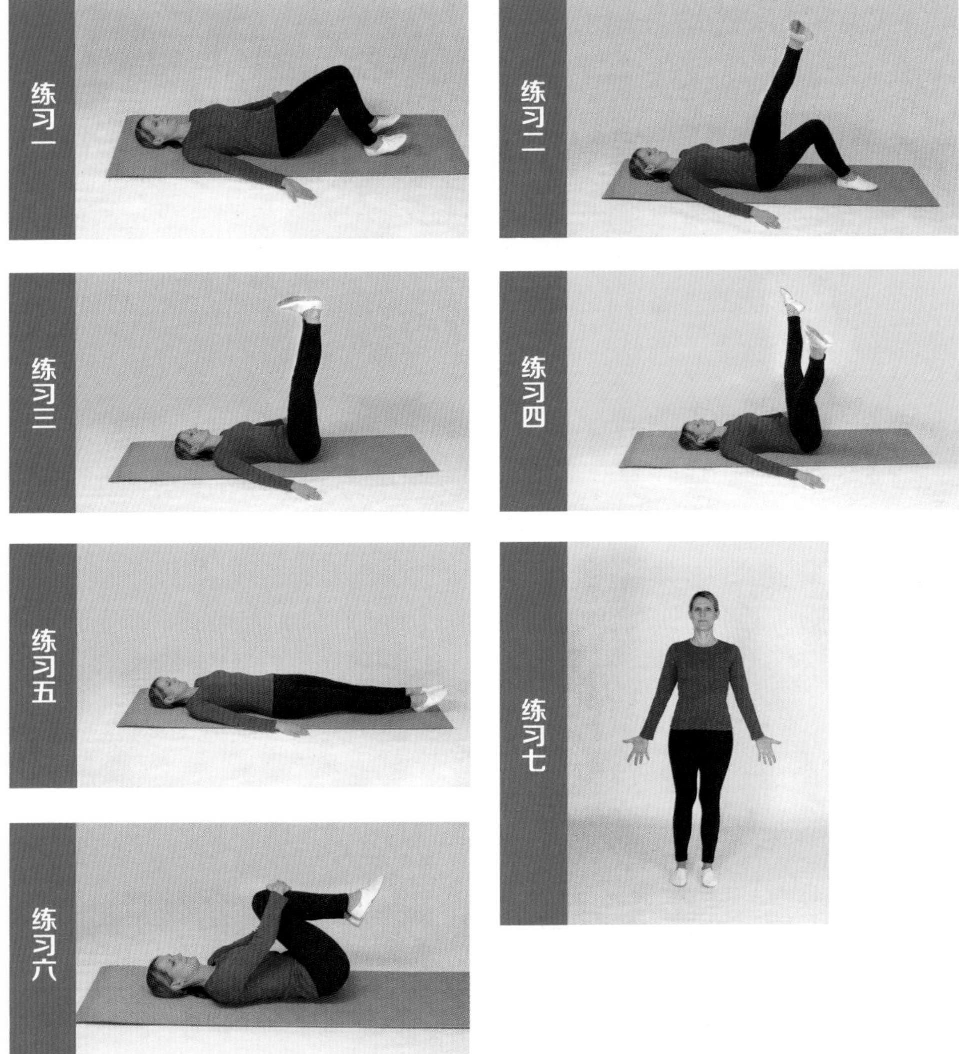

练习效果

练习	效果
一	基础张力训练 • 强化腹肌 • 拉伸伸展和支撑脊柱的肌肉 • 缓解椎间盘压力 • 强化腿部、手臂、肩部肌肉和颈后肌群
二	• 强化腿部肌肉 • 激活踝关节 • 通过收缩和舒张腿部肌肉来锻炼静脉瓣
三	• 强化腿部肌肉 • 激活踝关节 • 增强静脉瓣功能 • 拉伸腿后侧肌群
四	• 强化腹肌、髋肌、臀肌和大腿肌（外展肌、内收肌）
五	• 拉伸和放松全身肌肉
六	• 放松背部肌肉和脊柱
七	• 全身张力训练 • 直立拉伸

关于练习二和练习三的提示

良好的体态始于足部。

也可以采用坐姿，在屈膝或伸膝的状态下完成这些练习。

关于练习四的提示

内收肌帮助双腿并拢，外展肌帮助双腿分开，从在人体中所处的位置来看，它们都属于大腿肌。

内收肌起于耻骨（骨盆区），止于股骨背面。双腿并拢时，可以感觉到大腿内侧肌肉的紧张。

外展肌起于髂骨翼外侧，止于股骨大转子。双腿分开时，可以感觉到大腿外侧上方肌肉的紧张。

练习一

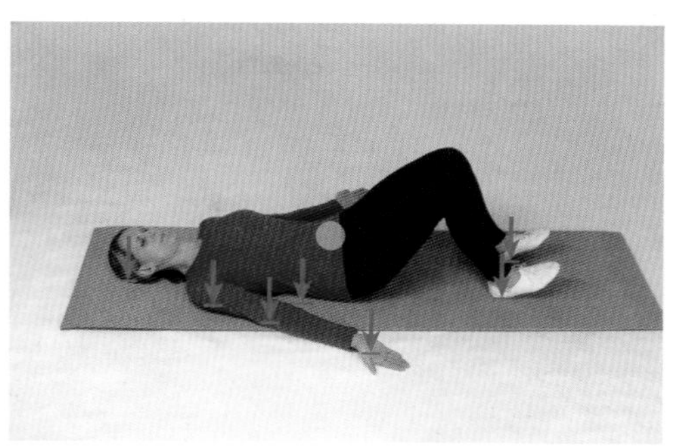

起始姿势

- 仰卧；
- 双腿弯曲；
- 脚跟着地；
- 双臂伸直，在身体两侧微微外展；
- 掌心向上。

动作要领

- 收紧腹肌；
- 下背部向地面下压；
- 脚跟向地面下压；
- 双臂和双手向地面下压；
- 头部向地面下压；
- 保持这个姿势，从 1 数到 10；
- 全身放松，从 1 数到 5；
- 重复上述动作。

重复次数

- 3 次。

! 注意事项

- 保持呼吸。

练习二

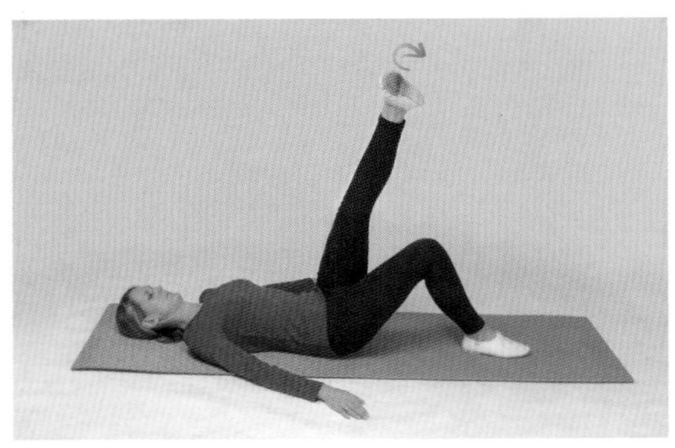

起始姿势

- 仰卧；
- 双腿弯曲；
- 双脚着地；
- 双臂伸直，平放于身体两侧。

动作要领

- 一条腿向上伸直；
- 踝关节分别顺时针和逆时针进行画圈练习；
- 换另一条腿重复上述动作。

重复次数

- 单脚练习数次；
- 双脚交替练习 2 次。

! 注意事项

- 骨盆紧贴地面，不要向上翻。

练习三

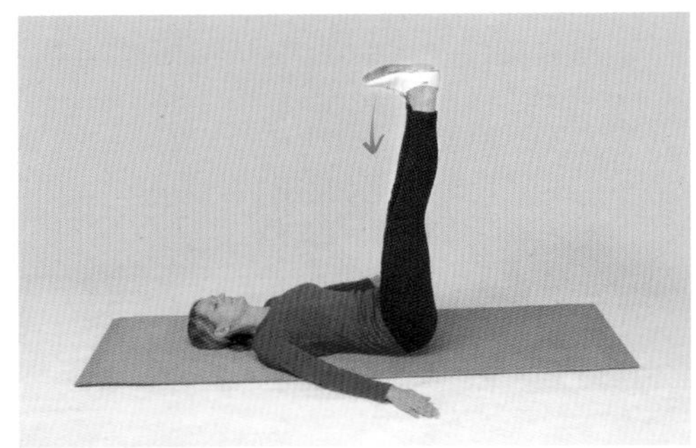

起始姿势

- 仰卧；
- 双腿弯曲；
- 双脚着地；
- 双臂伸直，平放于身体两侧。

动作要领

- 双腿向上伸直；
- 脚背勾起再绷直，重复数次；
- 双腿弯曲，腹部发力，使双腿回到原位。

重复次数

- 3 次。

! 注意事项

- 保持膝盖伸直；
- 骨盆不要离开地面。

练习四

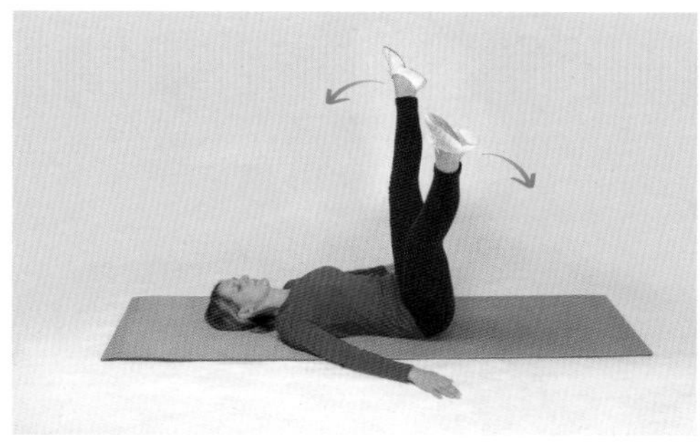

起始姿势

- 仰卧；
- 双腿弯曲；
- 双脚着地；
- 双臂伸直，平放于身体两侧。

动作要领

- 双腿向上伸直；
- 双腿微微分开，再并拢；
- 重复 5 ~ 10 次；
- 双腿弯曲，腹部发力，使双腿回到原位。

重复次数

- 3 次。

! 注意事项

- 保持膝盖伸直；
- 骨盆紧贴地面。

练习五

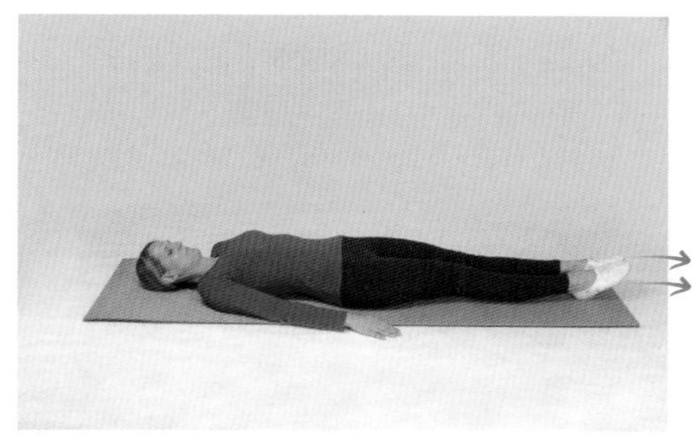

起始姿势

- 仰卧；
- 双腿伸直；
- 双臂伸直，平放于身体两侧。

动作要领

拉伸练习

- 吸气，脚背绷直，脚尖向下压；
- 呼气，全身放松。

重复次数

- 数次。

! 注意事项

- 下背部不必用力向地面下压；
- 在练习过程中保持挺腰的姿势。

练习六

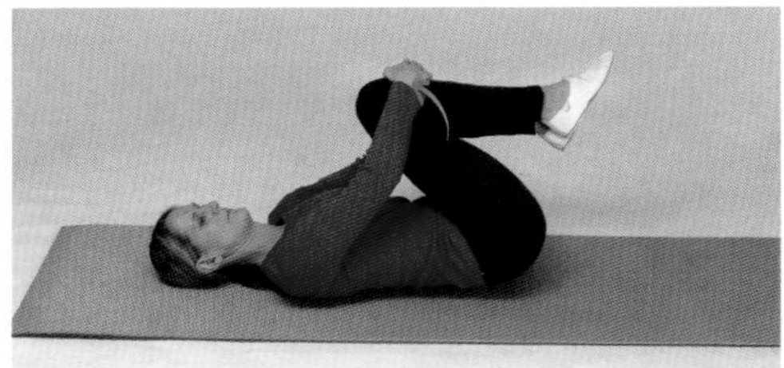

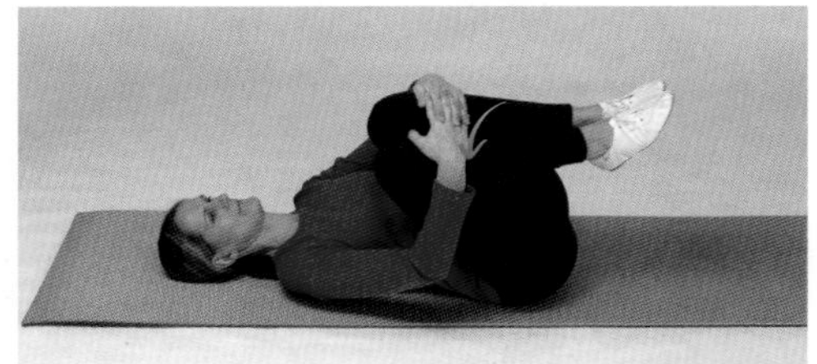

起始姿势

- 仰卧；
- 双腿弯曲；
- 双脚着地；
- 双臂平放于身体两侧。

动作要领

- 双腿朝腹部方向弯曲；
- 双手抱膝；
- 如果膝盖有疼痛感，可以把双手放在腘窝处；
- 背部贴地，身体微微向左右两侧摇晃。

重复次数

- 来回摆动几次。

! 注意事项

- 身体不要倒向一侧；
- 头部不要离开地面。

练习七

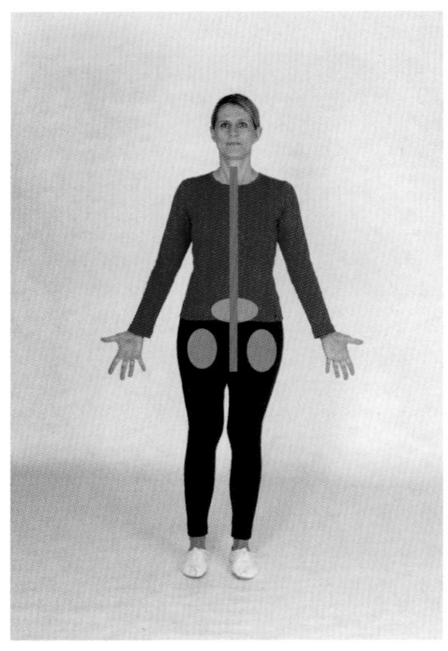

起始姿势

- 站好，保持身体稳定；
- 双脚分开，与髋同宽；
- 脚尖朝前。

动作要领

- 收紧腹肌和臀肌；
- 腿部肌肉绷紧；
- 肩部微微向后伸展；
- 挺直背部；
- 手臂外旋；
- 双臂微微外展；
- 十指张开；
- 头部和颈部尽可能向上伸展；
- 保持这个姿势，从 1 数到 10；
- 全身放松。

重复次数

- 3 次。

! 注意事项

- 头部不要后仰；
- 下巴微微朝胸部方向内收；
- 保持呼吸。

13 第十三个练习日

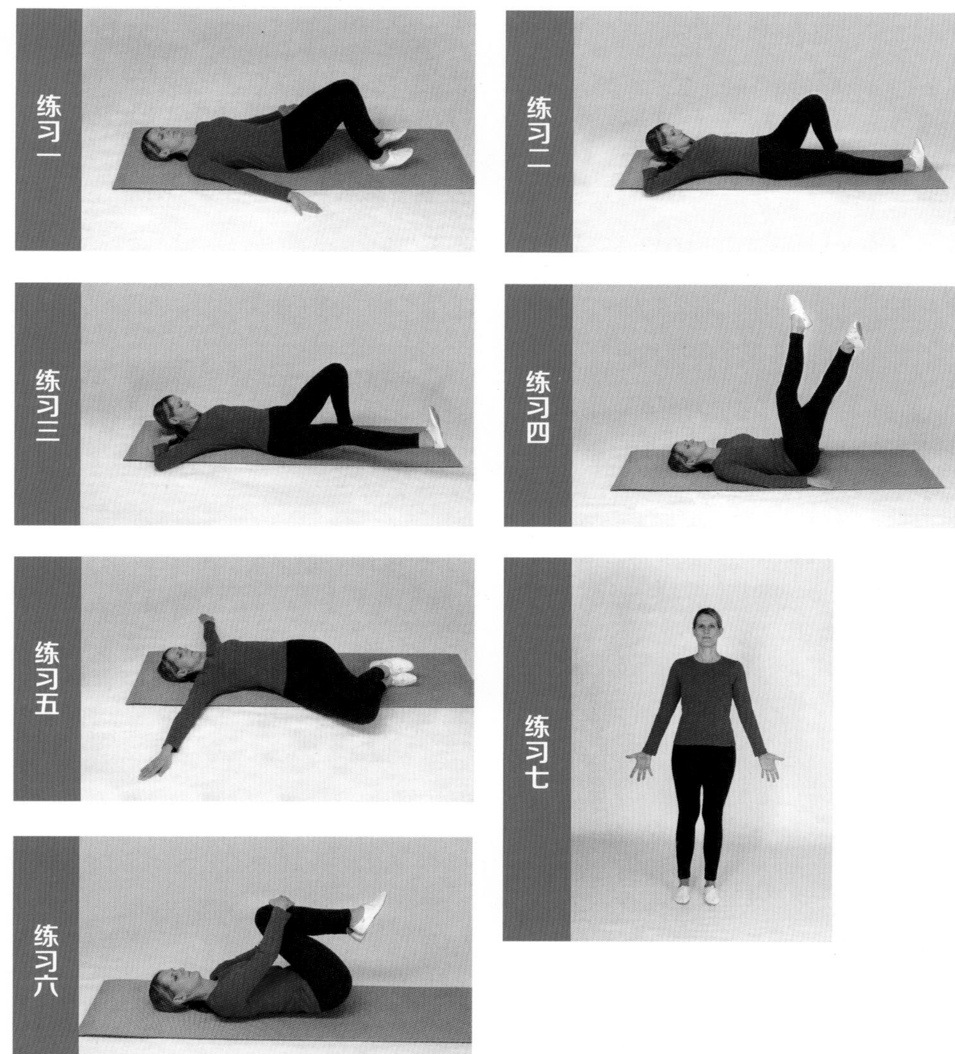

练习效果

练习	效果
一	基础张力训练 • 强化腹肌 • 拉伸伸展和支撑脊柱的肌肉 • 缓解椎间盘压力 • 强化腿部、手臂、肩部肌肉和颈后肌群
二	• 强化颈前肌群，以及腹部和腿部肌肉 • 拉伸胸部和肩部肌肉
三	• 强化颈前肌群，以及腹肌、髋肌、臀肌、大腿肌 • 拉伸胸部和肩部肌肉
四	• 强化腹肌、髋肌、臀肌和大腿肌
五	• 强化手臂和腿部肌肉 • 拉伸外展肌，通过扭转提高下背部脊柱的灵活度
六	• 放松背部肌肉和脊柱
七	• 全身张力训练 • 直立拉伸

关于练习四的提示

仰卧时，不要将伸直的双腿同时放回地面或同时抬离地面。放下或抬起腿时，腹部发力，使下背部紧贴地面。可以先抬起或放下一条腿，再抬起或放下另一条腿。

练习一

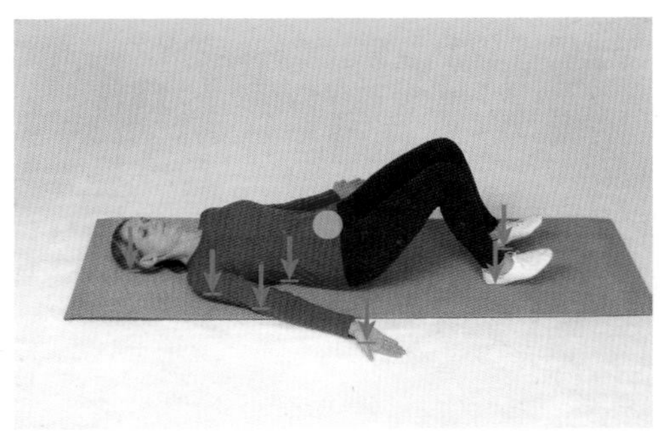

起始姿势

- 仰卧；
- 双腿弯曲；
- 脚跟着地；
- 双臂伸直，在身体两侧微微外展；
- 掌心向上。

动作要领

- 收紧腹肌；
- 下背部向地面下压；
- 脚跟向地面下压；
- 双臂和双手向地面下压；
- 头部向地面下压；
- 保持这个姿势，从 1 数到 10；
- 全身放松，从 1 数到 5；
- 重复上述动作。

重复次数

- 3 次。

! 注意事项

- 保持呼吸。

练习二

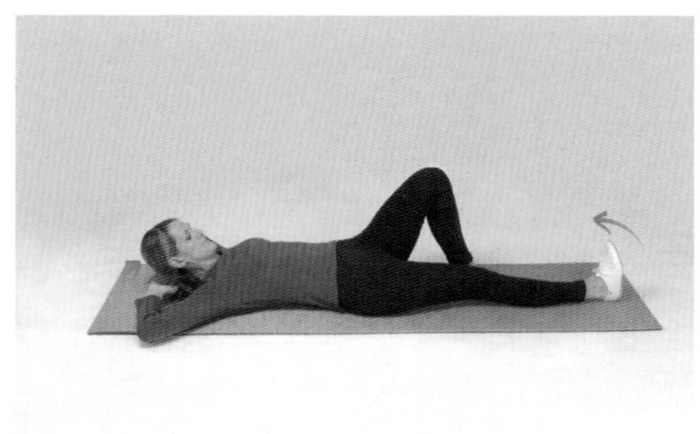

起始姿势

- 仰卧；
- 一条腿弯曲；
- 另一条腿伸直；
- 双手抱头。

动作要领

- 伸直的腿勾起脚背；
- 头部抬起，双手不要离地；
- 目视脚尖；
- 头部慢慢回到原位；
- 全身放松。

重复次数

- 双腿交替练习 3 次。

! 注意事项

- 保持呼吸。

练习三

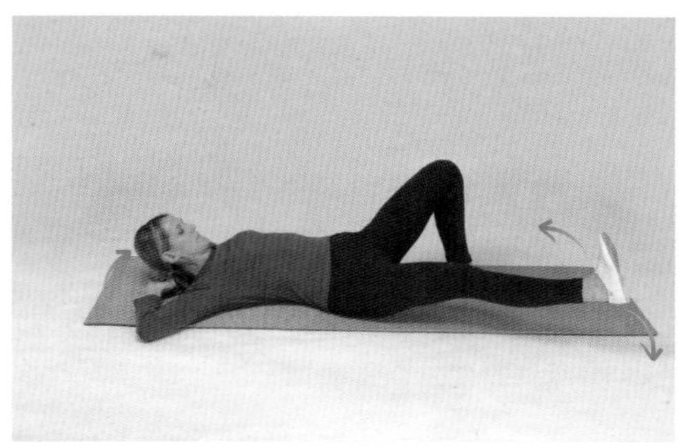

起始姿势

- 仰卧；
- 一条腿弯曲；
- 另一条腿伸直；
- 双手抱头。

动作要领

- 伸直的腿勾起脚背；
- 伸直的腿抬离地面；
- 头部抬起，双手不要离地；
- 伸直的腿外展，目光始终注视脚尖；
- 伸直的腿内收并落回地面；
- 头部回到原位；
- 全身放松。

重复次数

- 双腿交替练习 2 次。

! 注意事项

- 练习时伸直的腿不要外旋；
- 膝盖始终朝上。

练习四

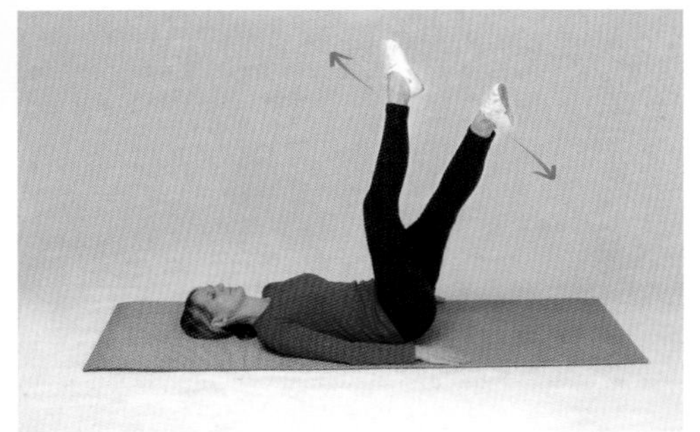

起始姿势

- 仰卧；
- 双腿弯曲；
- 双脚着地；
- 双臂伸直，平放于身体两侧。

动作要领

- 双腿向上伸直；
- 双腿微微分开，再合拢，当双腿合拢时，上下交叠呈剪刀状；
- 重复 5 ~ 10 次；
- 双腿弯曲，腹部发力，使双腿回到原位。

重复次数

- 3 次。

! 注意事项

- 膝盖尽可能伸直；
- 骨盆不要离开地面。

练习五

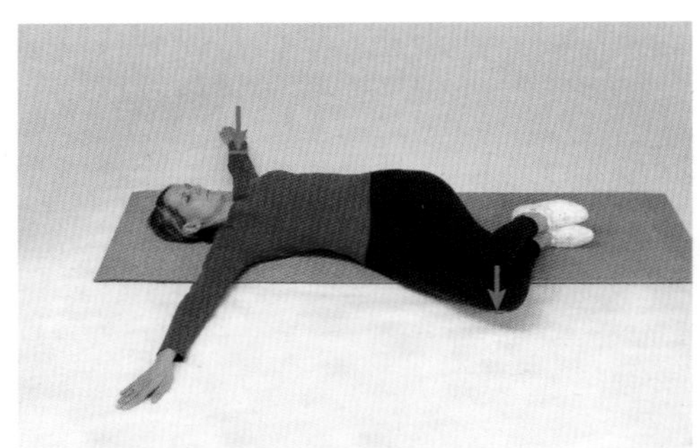

起始姿势

- 仰卧；
- 双腿弯曲；
- 双脚着地；
- 双臂外展至齐肩高度。

动作要领

- 双腿同时向身体右侧下压，双膝并拢；
- 双膝尽可能压向地面；
- 左臂向地面下压；
- 保持这个姿势片刻；
- 全身放松。

重复次数

- 左右两侧交替练习 2 次。

! 注意事项

- 肩部不要离开地面；
- 保持呼吸。

练习六

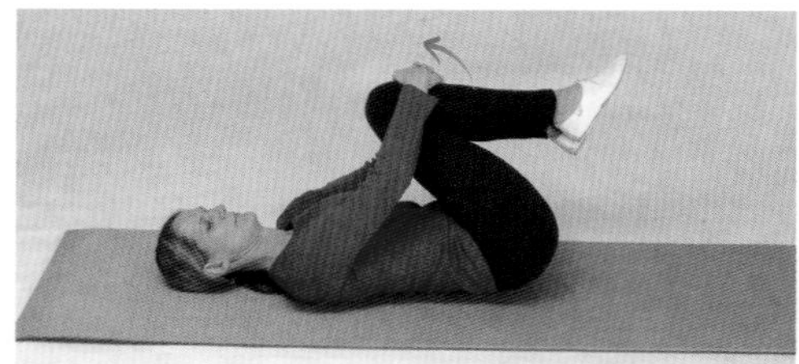

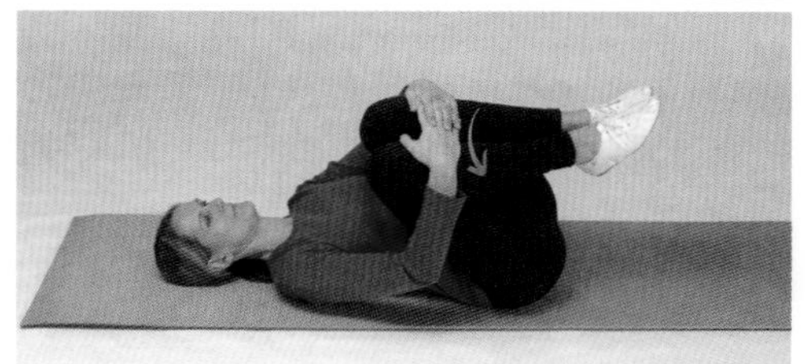

起始姿势

- 仰卧；
- 双腿弯曲；
- 双脚着地；
- 双臂平放于身体两侧。

动作要领

- 双腿朝腹部方向弯曲；
- 双手抱膝；
- 如果膝盖有疼痛感，可以把双手放在腘窝处；
- 背部贴地，身体微微向左右两侧摇晃。

重复次数

- 来回摆动几次。

! 注意事项

- 身体不要倒向一侧；
- 头部不要离开地面。

练习七

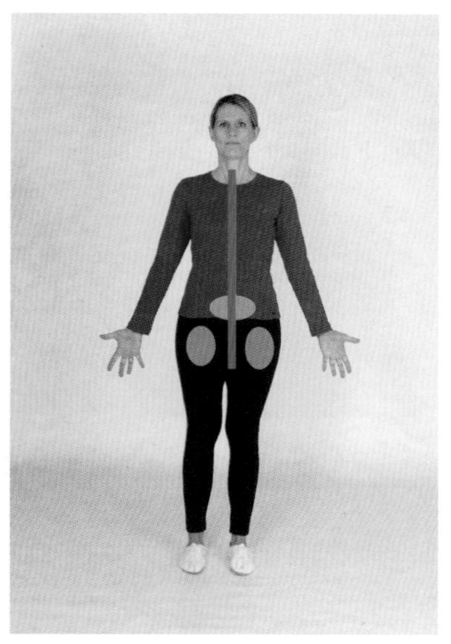

起始姿势

- 站好，保持身体稳定；
- 双脚分开，与髋同宽；
- 脚尖朝前。

动作要领

- 收紧腹肌和臀肌；
- 腿部肌肉绷紧；
- 肩部微微向后伸展；
- 挺直背部；
- 手臂外旋；
- 双臂微微外展；
- 十指张开；
- 头部和颈部尽可能向上伸展；
- 保持这个姿势，从 1 数到 10；
- 全身放松。

重复次数

- 3 次。

! 注意事项

- 头部不要后仰；
- 下巴微微朝胸部方向内收；
- 保持呼吸。

14 第十四个练习日

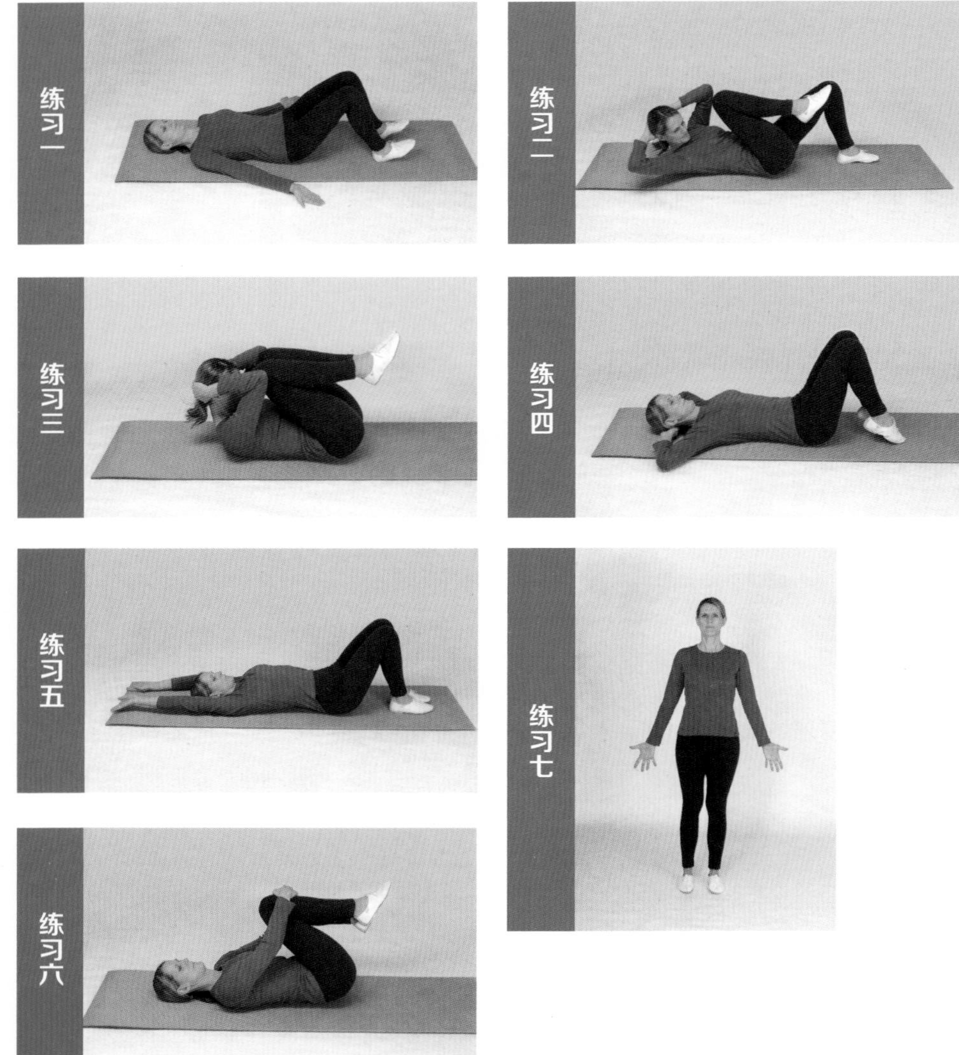

练习效果

练习	效果
一	**基础张力训练** • 强化腹肌 • 拉伸伸展和支撑脊柱的肌肉 • 缓解椎间盘压力 • 强化腿部、手臂、肩部肌肉和颈后肌群
二	• 强化胸肌和腹斜肌
三	• 强化胸部和腹部肌肉 • 拉伸颈后肌群、伸展和支撑脊柱的肌肉
四	• 强化腿部和腹部肌肉 • 拉伸手臂、胸部、背部（尤其是下背部）肌肉
五	• 拉伸手臂、肩部、胸部、腹部和背部肌肉
六	• 放松背部肌肉和脊柱
七	• 全身张力训练 • 直立拉伸

练习一

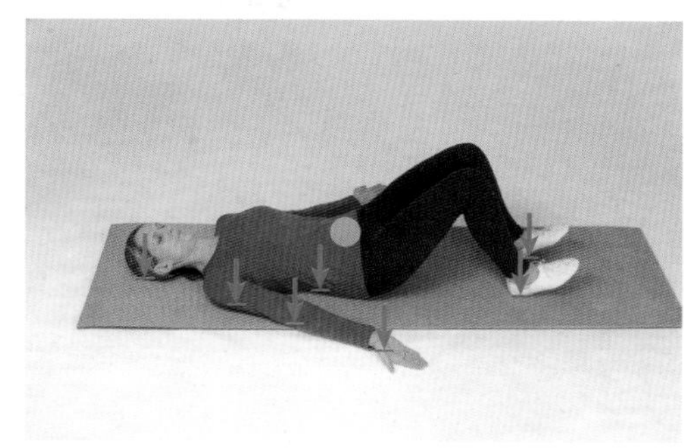

起始姿势

- 仰卧；
- 双腿弯曲；
- 脚跟着地；
- 双臂伸直，在身体两侧微微外展；
- 掌心向上。

动作要领

- 收紧腹肌；
- 下背部向地面下压；
- 脚跟向地面下压；
- 双臂和双手向地面下压；
- 头部向地面下压；
- 保持这个姿势，从 1 数到 10；
- 全身放松，从 1 数到 5；
- 重复上述动作。

重复次数

- 3 次。

! 注意事项

- 保持呼吸。

练习二

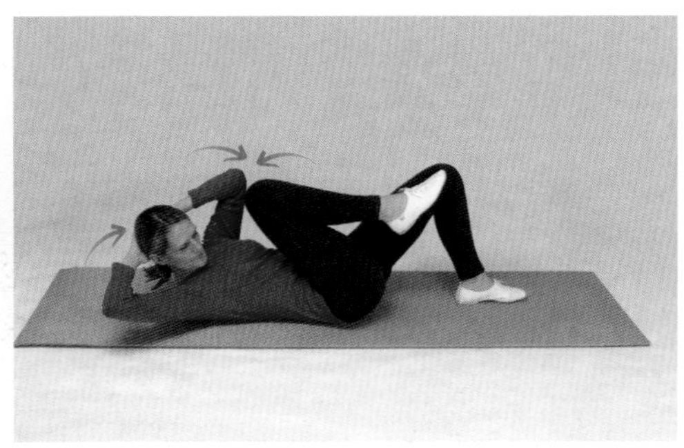

起始姿势

- 仰卧；
- 双腿弯曲；
- 双脚着地；
- 双手抱头。

动作要领

- 右腿朝腹部方向弯曲；
- 左肘靠向右膝；
- 头部和上身抬起；
- 头部和上身慢慢回到原位；
- 腹部发力，慢慢放下右腿。

重复次数

- 左右两侧交替练习 2 次。

! 注意事项

- 起身时呼气；
- 躺下时吸气。

练习三

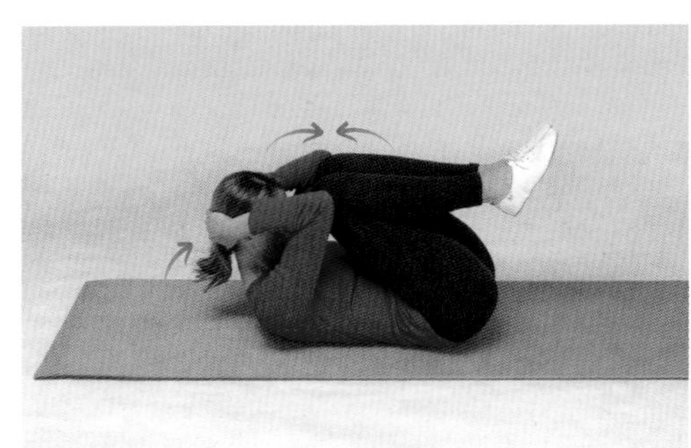

起始姿势

- 仰卧；
- 双腿弯曲；
- 双脚着地；
- 双手抱头。

动作要领

- 双腿朝腹部方向弯曲；
- 双肘靠向双膝；
- 双肘慢慢回到原位；
- 腹部发力，使双腿同时或相继回到起始姿势。

重复次数

- 3 次。

! 注意事项

- 起身时呼气；
- 躺下时吸气。

练习四

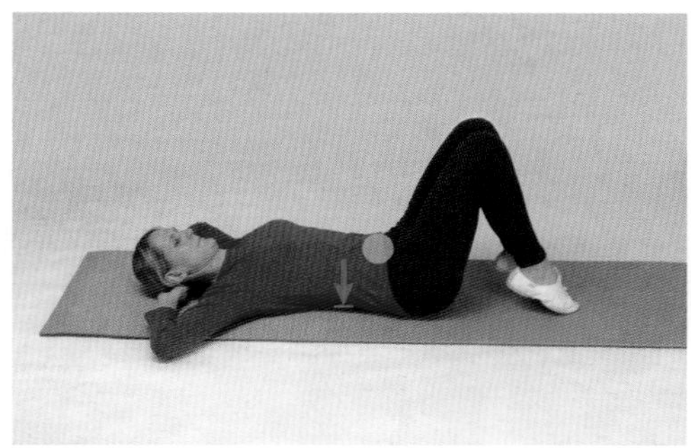

起始姿势

- 仰卧；
- 双腿弯曲；
- 双脚着地；
- 双手抱头。

动作要领

- 抬起双脚的脚跟；
- 慢慢地用双脚的脚尖点地；
- 放下脚跟，抬起脚尖；
- 慢慢地用双脚的脚跟点地；
- 脚尖和脚跟交替重复上述动作。

重复次数

- 数次。

! 注意事项

- 下背部不要离开地面；
- 保持呼吸。

练习五

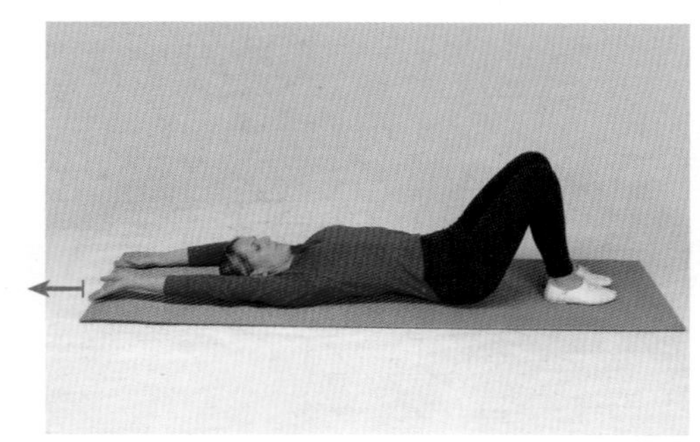

起始姿势

- 仰卧；
- 双腿弯曲；
- 双脚着地；
- 双臂伸直，举过头顶并紧贴地面。

动作要领

拉伸练习

- 吸气，一只手臂向上拉伸；
- 呼气，拉伸的手臂回到原位。

重复次数

- 双臂交替练习 2 次。

! 注意事项

- 拉伸时注意用力适中，避免拉伤肌肉。

练习六

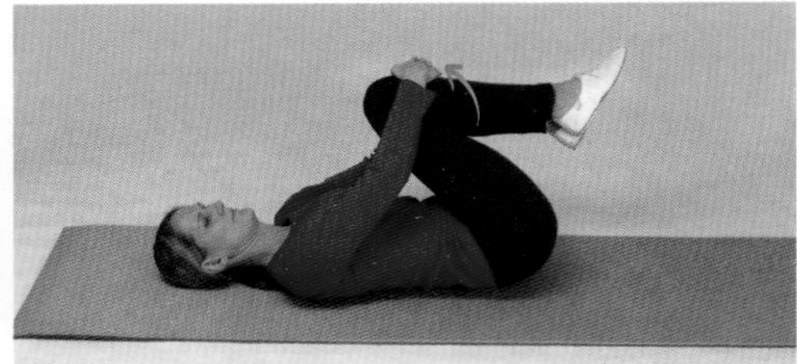

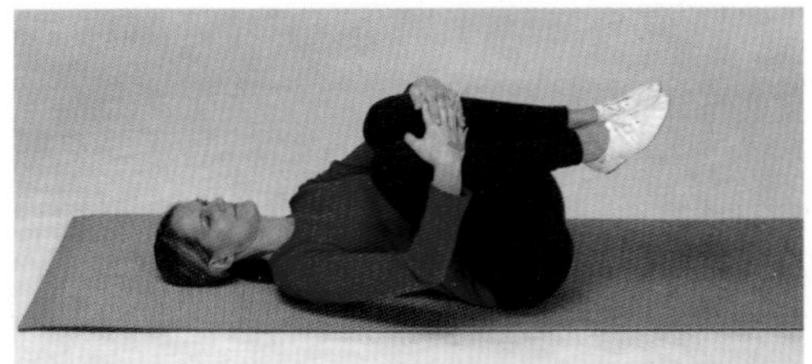

起始姿势

- 仰卧；
- 双腿弯曲；
- 双脚着地；
- 双臂平放于身体两侧。

动作要领

- 双腿朝腹部方向弯曲；
- 双手抱膝；
- 如果膝盖有疼痛感，可以把双手放在腘窝处；
- 背部贴地，身体微微向左右两侧摇晃。

重复次数

- 来回摆动几次。

! 注意事项

- 身体不要倒向一侧；
- 头部不要离开地面。

练习七

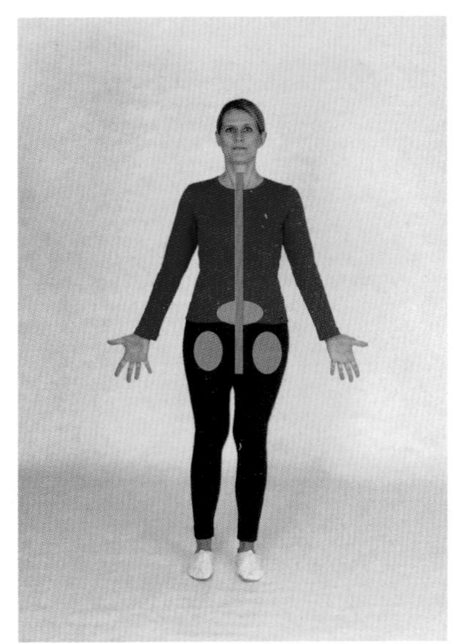

起始姿势

- 站好，保持身体稳定；
- 双脚分开，与髋同宽；
- 脚尖朝前。

动作要领

- 收紧腹肌和臀肌；
- 腿部肌肉绷紧；
- 肩部微微向后伸展；
- 挺直背部；
- 手臂外旋；
- 双臂微微外展；
- 十指张开；
- 头部和颈部尽可能向上伸展；
- 保持这个姿势，从 1 数到 10；
- 全身放松。

重复次数

- 3 次。

! 注意事项

- 头部不要后仰；
- 下巴微微朝胸部方向内收；
- 保持呼吸。

15 第十五个练习日

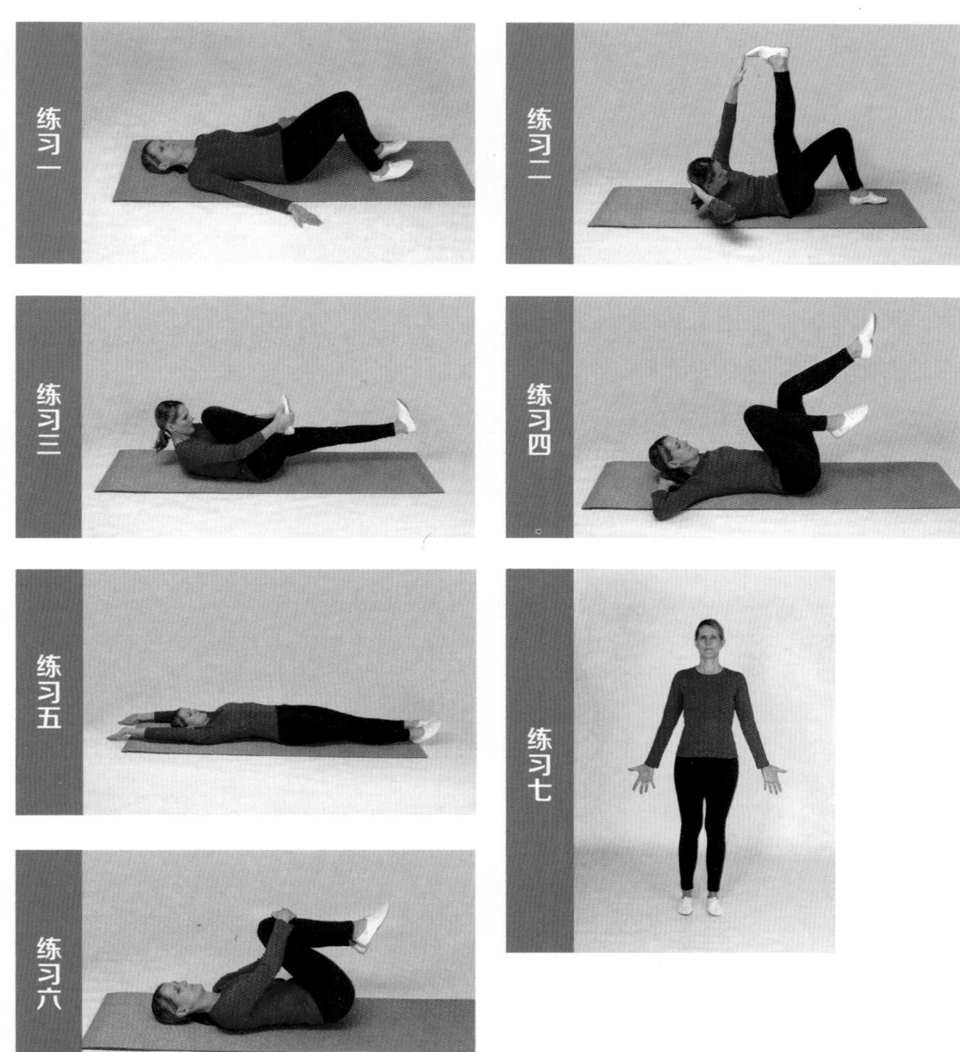

练习效果

练习	效果
一	**基础张力训练** • 强化腹肌 • 拉伸伸展和支撑脊柱的肌肉 • 缓解椎间盘压力 • 强化腿部、手臂、肩部肌肉和颈后肌群
二	• 强化手臂、胸部肌肉和腹斜肌 • 拉伸颈后肌群 • 拉伸腿后侧肌群
三	• 强化颈前肌群，以及髋部、腿部、腹部和臀部肌肉
四	• 强化颈前肌群，以及髋部、腿部和腹部肌肉 • 拉伸胸部、手臂和背部肌肉
五	• 拉伸和放松全身肌肉
六	• 放松背部肌肉和脊柱
七	• 全身张力训练 • 直立拉伸

关于练习二的提示

腘绳肌（大腿后侧肌群）起着伸髋和屈膝的作用。屈膝时，它能让小腿向内、向外活动。

肌肉缩短会限制髋部的活动，比如行走时，骨盆没法和躯干一起向前摆动。此时，背部需要通过前屈腰椎区（脊柱前凸）来保持身体平衡。这就是背痛的原因。

练习一

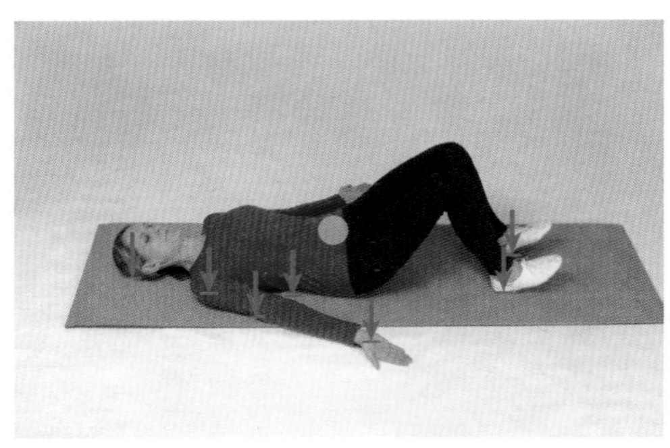

起始姿势

- 仰卧；
- 双腿弯曲；
- 脚跟着地；
- 双臂伸直，在身体两侧微微外展；
- 掌心向上。

动作要领

- 收紧腹肌；
- 下背部向地面下压；
- 脚跟向地面下压；
- 双臂和双手向地面下压；
- 头部向地面下压；
- 保持这个姿势，从 1 数到 10；
- 全身放松，从 1 数到 5；
- 重复上述动作。

重复次数

- 3 次。

! 注意事项

- 保持呼吸。

练习二

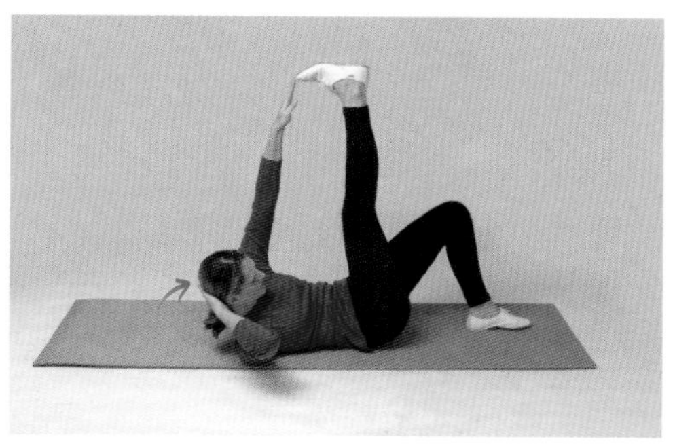

起始姿势

- 仰卧；
- 双腿弯曲；
- 双脚着地；
- 双手抱头。

动作要领

- 右腿向上伸直；
- 左手触碰右脚的脚尖；
- 右手抱头并抬起头部；
- 头部和上身慢慢回到原位；
- 腹部发力，使右腿慢慢回到起始姿势。

重复次数

- 双腿交替练习 2 次。

! 注意事项

- 尽可能保持膝盖伸直。

练习三

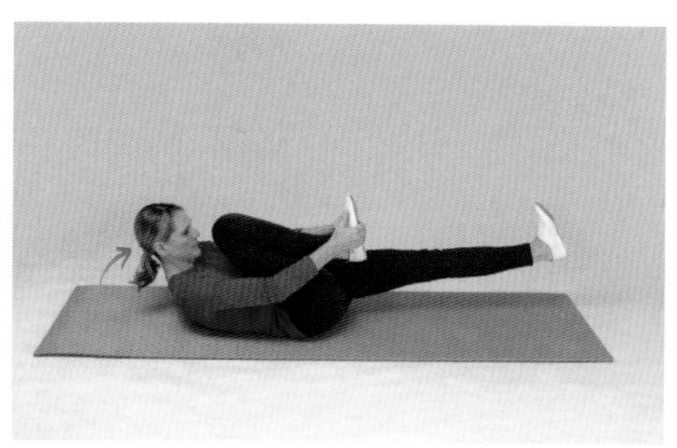

起始姿势

- 仰卧；
- 双腿弯曲；
- 双脚着地；
- 双臂伸直，平放于身体两侧。

动作要领

- 右腿朝腹部方向弯曲；
- 双手握住右脚；
- 抬起头部，双手松开右脚；
- 右腿伸直，但不要落地；
- 左腿朝腹部方向弯曲；
- 双手抓住左脚；
- 头部保持上抬；
- 双手松开左脚；
- 伸直左腿，同时右腿朝腹部方向弯曲；
- 双腿交替弯曲和伸直。

重复次数

- 双腿交替进行屈伸运动 3 次。

! 注意事项

- 练习时不要着急，慢慢做动作；
- 保持呼吸。

练习四

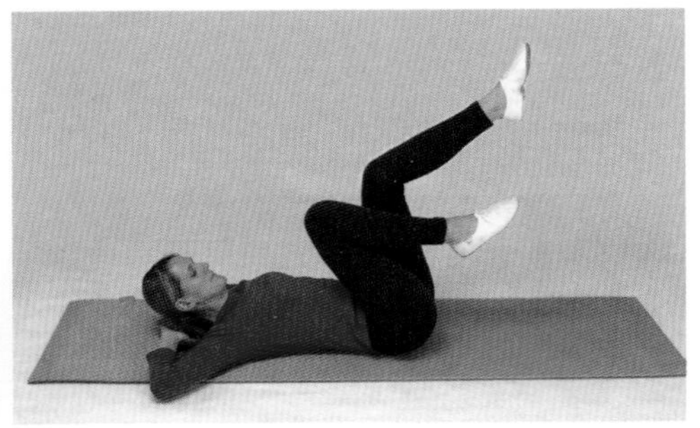

起始姿势

- 仰卧；
- 双腿弯曲；
- 双脚着地；
- 双手抱头。

动作要领

- 双腿朝腹部方向弯曲；
- 双腿在空中做蹬自行车的动作；
- 头部抬起，双臂和双手紧贴地面；
- 双腿在空中做反向蹬自行车的动作；
- 头部慢慢回到原位；
- 腹部发力，使双腿回到起始姿势。

重复次数

- 空中蹬自行车数次。

! 注意事项

- 骨盆不要离开地面。

练习五

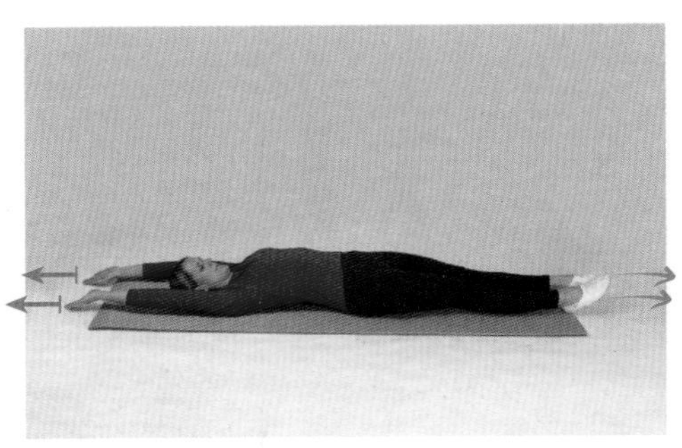

起始姿势

- 仰卧；
- 双腿伸直、并拢；
- 双臂伸直，举过头顶并紧贴地面。

动作要领

拉伸练习

- 吸气，脚背绷直，脚尖向下压；
- 同时，双臂向上拉伸；
- 呼气，双臂回到起始姿势，双脚放松。

重复次数

- 3 次。

! 注意事项

- 拉伸时注意用力适中，避免拉伤肌肉；
- 在练习过程中保持挺腰的姿势。

练习六

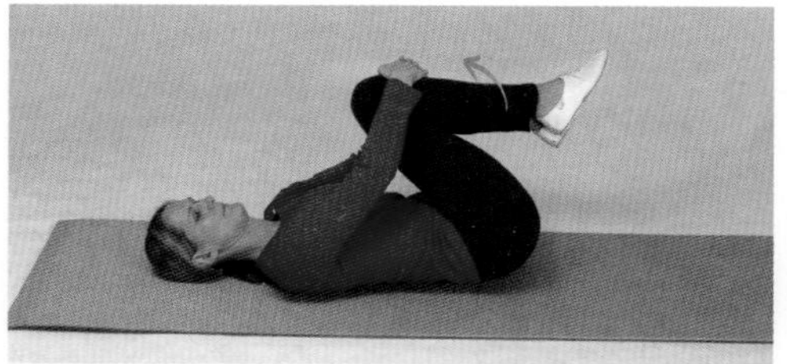

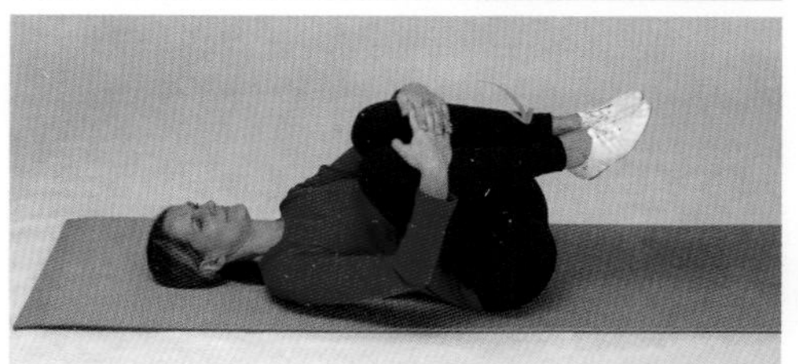

起始姿势

- 仰卧；
- 双腿弯曲；
- 双脚着地；
- 双臂平放于身体两侧。

动作要领

- 双腿朝腹部方向弯曲；
- 双手抱膝；
- 如果膝盖有疼痛感，可以把双手放在腘窝处；
- 背部贴地，身体微微向左右两侧摇晃。

重复次数

- 来回摆动几次。

! 注意事项

- 身体不要倒向一侧；
- 头部不要离开地面。

练习七

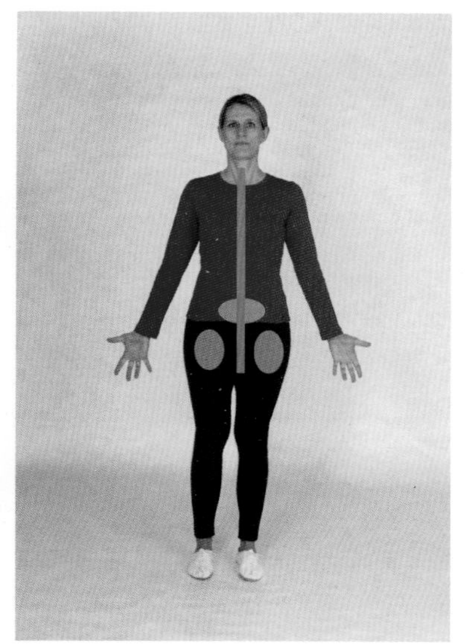

起始姿势

- 站好，保持身体稳定；
- 双脚分开，与髋同宽；
- 脚尖朝前。

动作要领

- 收紧腹肌和臀肌；
- 腿部肌肉绷紧；
- 肩部微微向后伸展；
- 挺直背部；
- 手臂外旋；
- 双臂微微外展；
- 十指张开；
- 头部和颈部尽可能向上伸展；
- 保持这个姿势，从 1 数到 10；
- 全身放松。

重复次数

- 3 次。

! 注意事项

- 头部不要后仰；
- 下巴微微朝胸部方向内收；
- 保持呼吸。

16 第十六个练习日

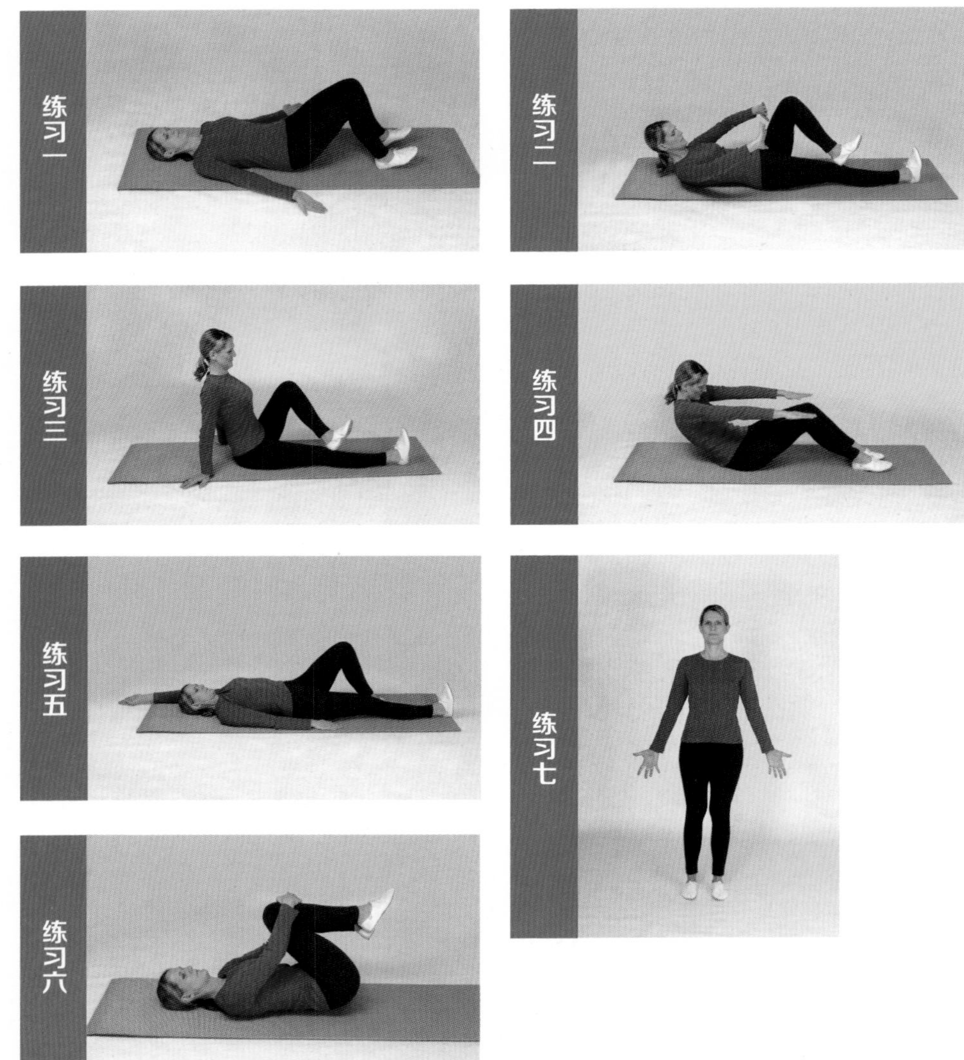

练习效果

练习	效果
一	**基础张力训练** • 强化腹肌 • 拉伸伸展和支撑脊柱的肌肉 • 缓解椎间盘压力 • 强化腿部、手臂、肩部肌肉和颈后肌群
二	• 强化颈前肌群，以及肩部、手臂和腹部肌肉 • 强化髋部、臀部和腿部肌肉
三	• 强化背部、肩部肌肉和颈前肌群 • 强化髋部、臀部和腿部肌肉
四	• 强化髋部和腹部肌肉
五	• 在对角线方向拉伸和放松全身
六	• 放松背部肌肉和脊柱
七	• 全身张力训练 • 直立拉伸

关于练习四的提示

锻炼腹肌时，不要把双脚卡在椅子、沙发或类似的物体固定。如果双脚固定不动，身体挺直和卷曲时锻炼的就不是腹肌，而是髋部肌肉。

练习一

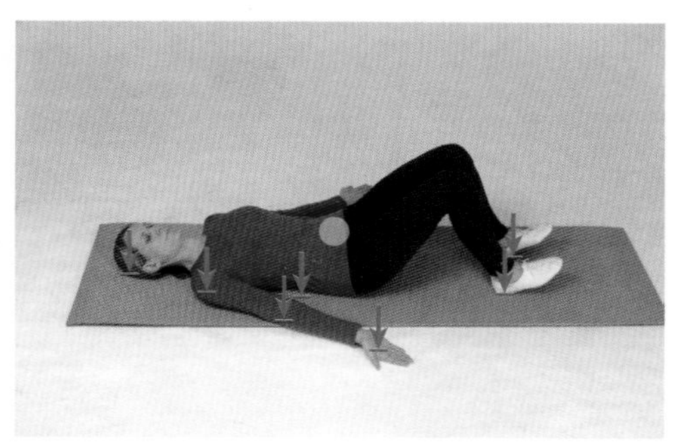

起始姿势

- 仰卧；
- 双腿弯曲；
- 脚跟着地；
- 双臂伸直，在身体两侧微微外展；
- 掌心向上。

动作要领

- 收紧腹肌；
- 下背部向地面下压；
- 脚跟向地面下压；
- 双臂和双手向地面下压；
- 头部向地面下压；
- 保持这个姿势，从 1 数到 10；
- 全身放松，从 1 数到 5；
- 重复上述动作。

重复次数

- 3 次。

! 注意事项

- 保持呼吸。

练习二

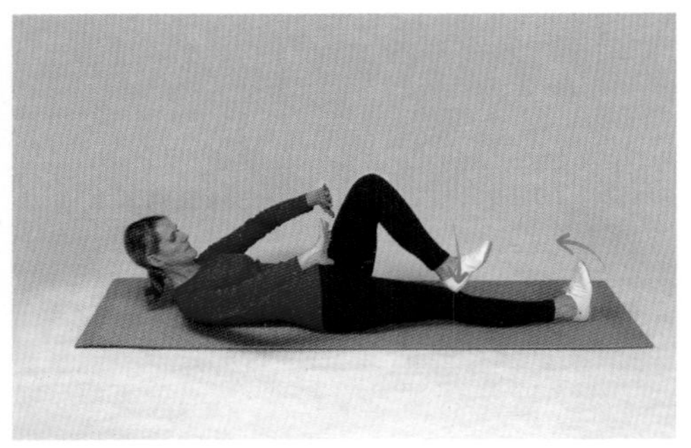

起始姿势

- 仰卧；
- 双腿伸直，稍稍分开；
- 双臂伸直，平放于身体两侧。

动作要领

协调练习
- 头部抬起；
- 双臂上抬至与身体等高，并内旋；
- 肘部弯曲；
- 伸腕，掌心朝前；
- 手指指向身体中轴；
- 右侧脚背勾起，右腿绷紧；
- 左腿绷紧，然后弯曲；
- 左脚跟轻触右膝；
- 左腿慢慢伸直；
- 放下左腿；
- 上身、双臂和头部回到原位；
- 全身放松。

重复次数

- 双腿交替练习 2 次。

! 注意事项

- 上身不要抬得过高；
- 保持呼吸。

练习三

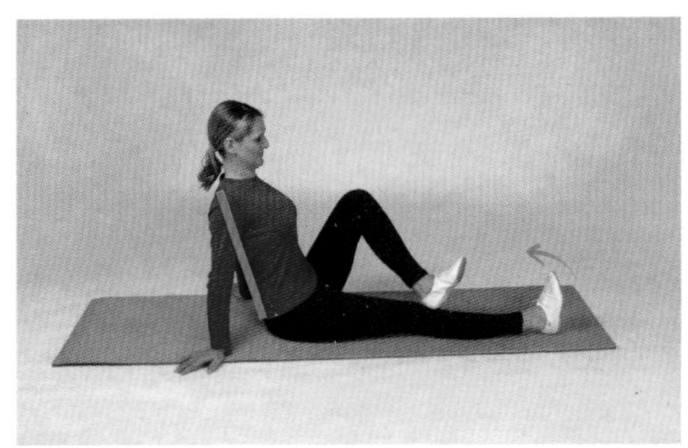

起始姿势

- 伸腿坐好；
- 双腿伸直，稍稍分开。

动作要领

- 双臂放在身体两侧；
- 双手撑在地上；
- 背部和颈后部尽可能伸直；
- 右侧脚背勾起，右腿绷紧；
- 左腿绷紧，然后弯曲；
- 左脚跟轻触右膝；
- 左腿慢慢伸直；
- 放下左腿；
- 全身放松。

重复次数

- 双腿交替练习 2 次。

! 注意事项

- 练习时，始终保持挺直的坐姿。

练习四

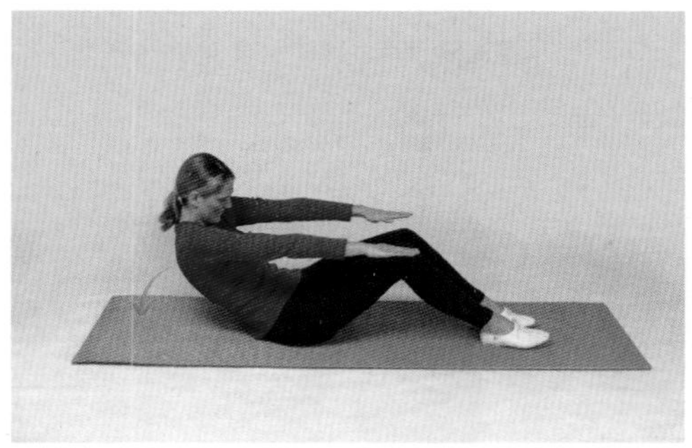

起始姿势

- 双腿伸直坐好。

动作要领

- 屈膝，双脚着地；
- 双臂向前伸直；
- 弓背；
- 上身慢慢向后躺；
- 目视双膝方向；
- 双腿朝腹部方向弯曲；
- 右手从内侧抓住左侧大腿；
- 左手从内侧抓住右侧大腿；
- 双腿快速向前伸直，挺直身体坐好；
- 重复上述动作。

重复次数

- 3 次。

! 注意事项

- 保持呼吸。

练习五

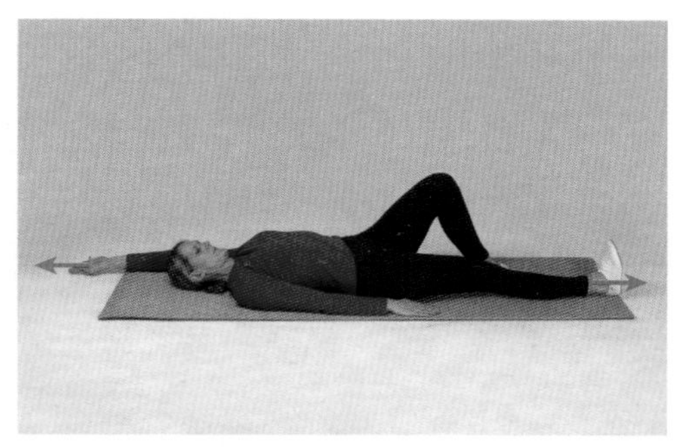

起始姿势

- 仰卧；
- 右腿伸直，紧贴地面；
- 左腿弯曲，左脚紧贴地面；
- 左臂举过头顶并紧贴地面；
- 右臂伸直，平放于体侧。

动作要领

拉伸练习

- 吸气，慢慢拉伸右腿和左臂；
- 呼气，右腿和左臂回到起始姿势。

重复次数

- 左右两侧交替练习 4 次。

! 注意事项

- 练习时，拉伸侧的手臂和腿紧贴地面；
- 在练习过程中保持挺腰的姿势，下背部不必紧贴地面。

练习六

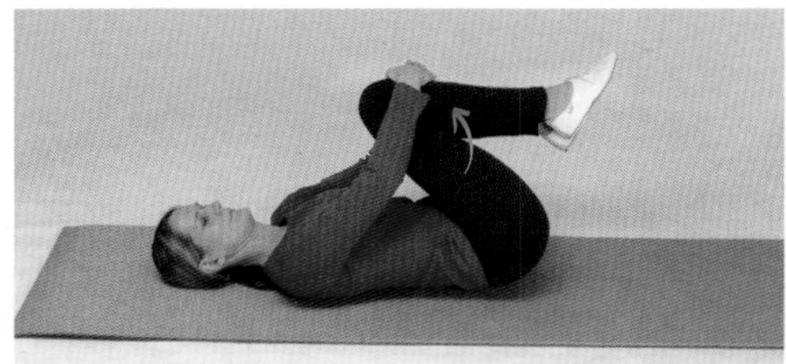

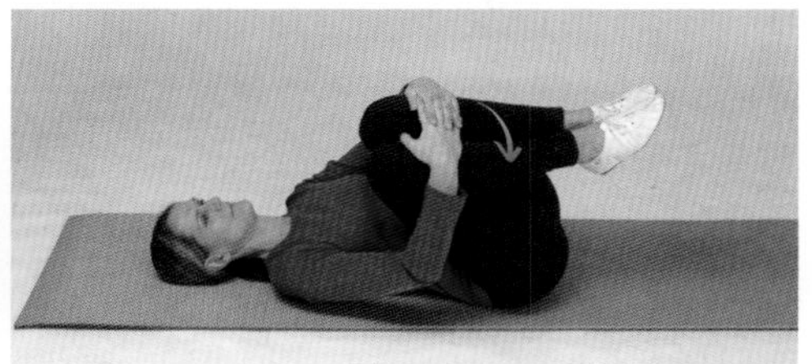

起始姿势

- 仰卧；
- 双腿弯曲；
- 双脚着地；
- 双臂平放于身体两侧。

动作要领

- 双腿朝腹部方向弯曲；
- 双手抱膝；
- 如果膝盖有疼痛感，可以把双手放在腘窝处；
- 背部贴地，身体微微向左右两侧摇晃。

重复次数

- 来回摆动几次。

! 注意事项

- 身体不要倒向一侧；
- 头部不要离开地面。

练习七

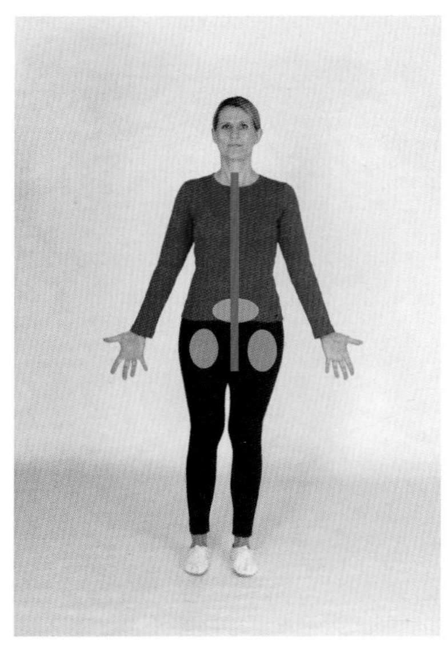

起始姿势

- 站好，保持身体稳定；
- 双脚分开，与髋同宽；
- 脚尖朝前。

动作要领

- 收紧腹肌和臀肌；
- 腿部肌肉绷紧；
- 肩部微微向后伸展；
- 挺直背部；
- 手臂外旋；
- 双臂微微外展；
- 十指张开；
- 头部和颈部尽可能向上伸展；
- 保持这个姿势，从 1 数到 10；
- 全身放松。

重复次数

- 3 次。

! 注意事项

- 头部不要后仰；
- 下巴微微朝胸部方向内收；
- 保持呼吸。

17 第十七个练习日

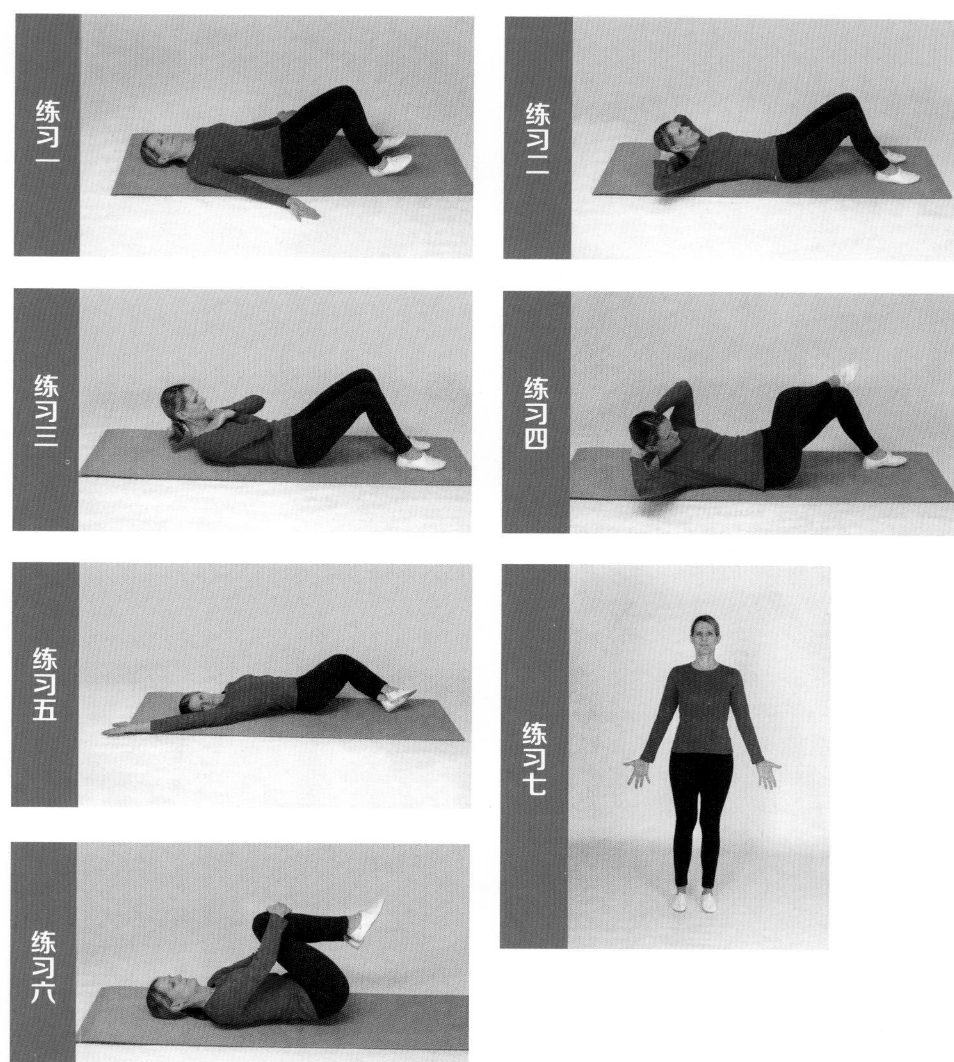

练习效果

练习	效果
一	**基础张力训练** • 强化腹肌 • 拉伸伸展和支撑脊柱的肌肉 • 缓解椎间盘压力 • 强化腿部、手臂、肩部肌肉和颈后肌群
二	• 强化肩胛骨和**腹部肌肉** • 拉伸胸部肌肉
三	• 强化颈前肌群和**腹肌**
四	• 强化**腹斜肌**
五	• 拉伸手臂和胸部 • 拉伸背部，尤其是下背部肌肉
六	• 放松背部肌肉和脊柱
七	• 全身张力训练 • 直立拉伸

关于练习三和练习四的提示：强化腹肌

在仰卧位抬起上身时，尽可能收紧腹肌，同时不要让肩胛骨离地，保持骨盆和髋关节位置不变。如果上身进一步抬起至坐位（即仰卧起坐），就会由强壮的臀肌（髂腰肌）来发挥作用了。

抬起上身时，腹横肌不发挥任何作用。腹横肌的任务是保护腹腔脏器。当腹部受到挤压时，腹横肌能够支撑腹直肌和腹斜肌。

抬起重物时，用力收紧 4 块腹肌会增加腹部压力，使腹腔变窄，为腰椎起支撑作用，椎间盘也会因此受到保护，它所受的压力也能得到缓解。

练习一

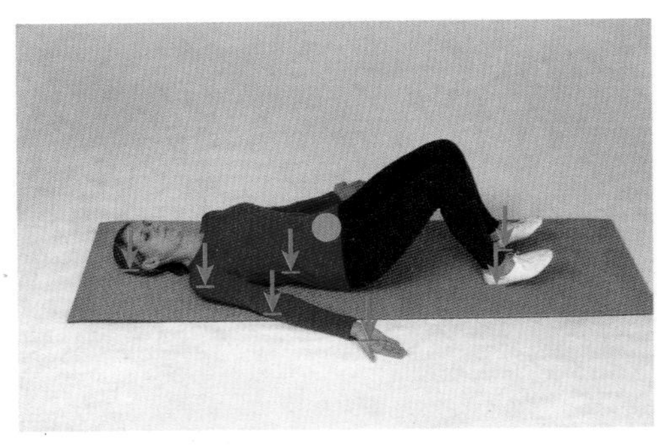

起始姿势

- 仰卧；
- 双腿弯曲；
- 脚跟着地；
- 双臂伸直，在身体两侧微微外展；
- 掌心向上。

动作要领

- 收紧腹肌；
- 下背部向地面下压；
- 脚跟向地面下压；
- 双臂和双手向地面下压；
- 头部向地面下压；
- 保持这个姿势，从 1 数到 10；
- 全身放松，从 1 数到 5；
- 重复上述动作。

重复次数

- 3 次。

! 注意事项

- 保持呼吸。

练习二

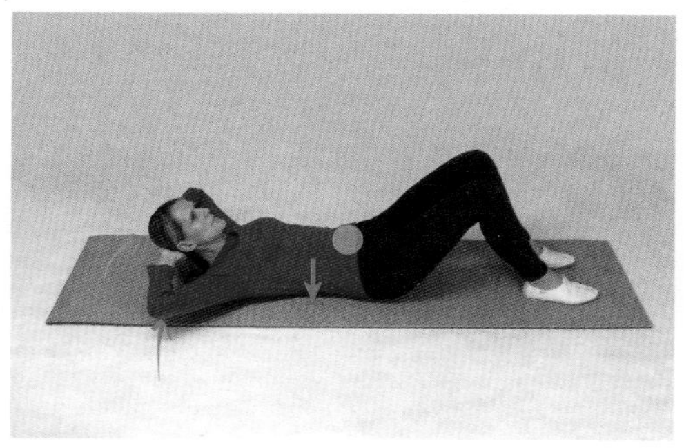

起始姿势

- 仰卧；
- 双腿弯曲；
- 双脚着地；
- 双手抱头。

动作要领

- 收紧腹肌；
- 下背部向地面下压；
- 头部、双臂和双肩从地面抬起；
- 保持这个姿势片刻；
- 慢慢恢复起始姿势；
- 全身放松。

重复次数

- 3 次。

! 注意事项

- 目视双膝方向；
- 保持呼吸。

练习三

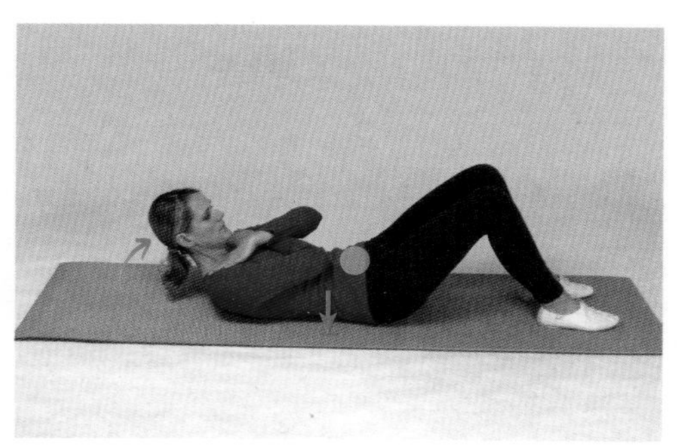

起始姿势

- 仰卧；
- 双腿弯曲；
- 双脚着地；
- 双臂交叉贴于胸前。

动作要领

- 收紧腹肌；
- 下背部向地面下压；
- 头部、双肩和上身从地面抬起；
- 保持这个姿势片刻；
- 慢慢恢复起始姿势；
- 全身放松。

重复次数

- 3 次。

! 注意事项

- 目视双膝方向；
- 保持呼吸。

练习四

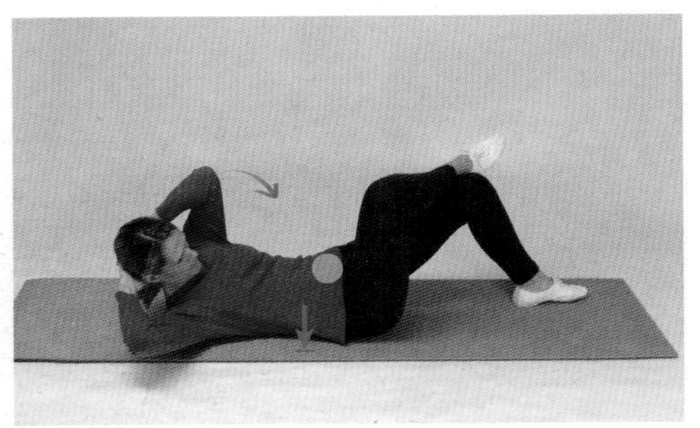

起始姿势

- 仰卧；
- 双腿弯曲；
- 双脚着地；
- 双手抱头。

动作要领

- 右脚踝架在左膝上；
- 收紧腹肌；
- 下背部向地面下压；
- 头部、双臂和上身从地面抬起；
- 左肘尽力靠向右膝；
- 保持这个姿势片刻；
- 慢慢恢复起始姿势；
- 全身放松。

重复次数

- 左右两侧交替练习 2 次。

! 注意事项

- 保持呼吸；
- 膝盖不要向肘部方向伸。

练习五

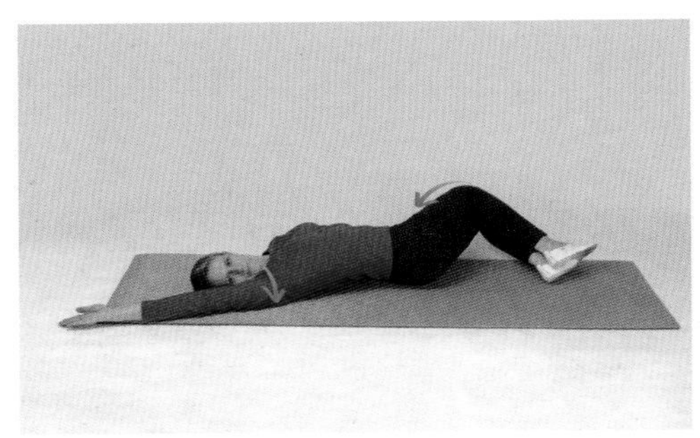

起始姿势

- 仰卧；
- 双腿弯曲；
- 双脚着地；
- 右臂举过头顶并紧贴地面；
- 左臂平放于体侧。

动作要领

拉伸练习

- 双腿同时向左侧下压；
- 头部转向右侧；
- 保持这个姿势片刻；
- 慢慢恢复起始姿势；
- 全身放松。

重复次数

- 左右两侧交替练习 2 次。

! 注意事项

- 膝盖下压至你的极限即可，不一定要着地。

练习六

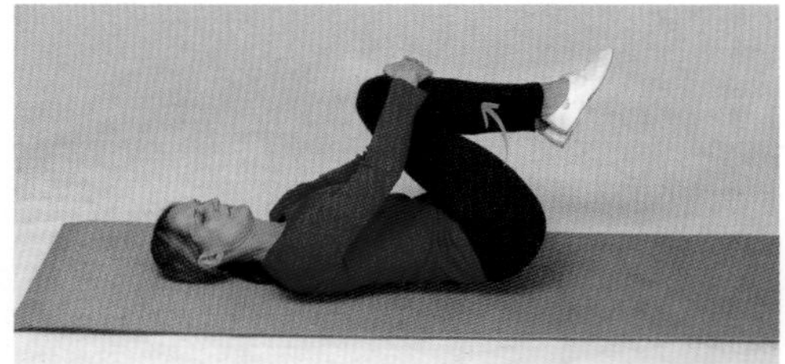

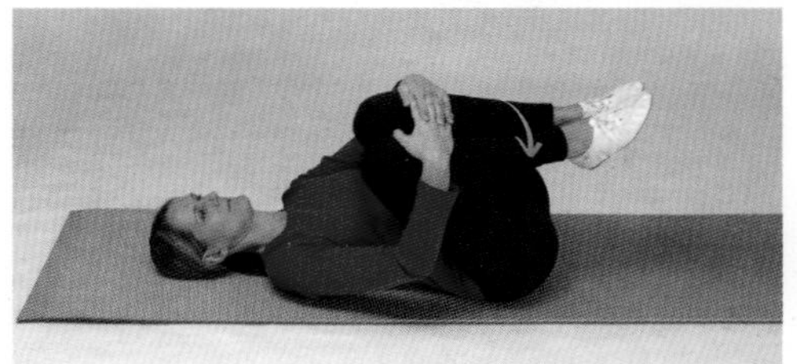

起始姿势

- 仰卧；
- 双腿弯曲；
- 双脚着地；
- 双臂平放于身体两侧。

动作要领

- 双腿朝腹部方向弯曲；
- 双手抱膝；
- 如果膝盖有疼痛感，可以把双手放在腘窝处；
- 背部贴地，身体微微向左右两侧摇晃。

重复次数

- 来回摆动几次。

! 注意事项

- 身体不要倒向一侧；
- 头部不要离开地面。

练习七

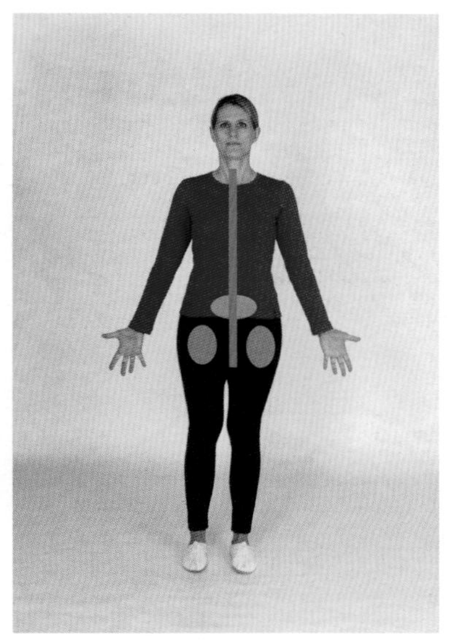

起始姿势

- 站好，保持身体稳定；
- 双脚分开，与髋同宽；
- 脚尖朝前。

动作要领

- 收紧腹肌和臀肌；
- 腿部肌肉绷紧；
- 肩部微微向后伸展；
- 挺直背部；
- 手臂外旋；
- 双臂微微外展；
- 十指张开；
- 头部和颈部尽可能向上伸展；
- 保持这个姿势，从 1 数到 10；
- 全身放松。

重复次数

- 3 次。

! 注意事项

- 头部不要后仰；
- 下巴微微朝胸部方向内收；
- 保持呼吸。

18 第十八个练习日

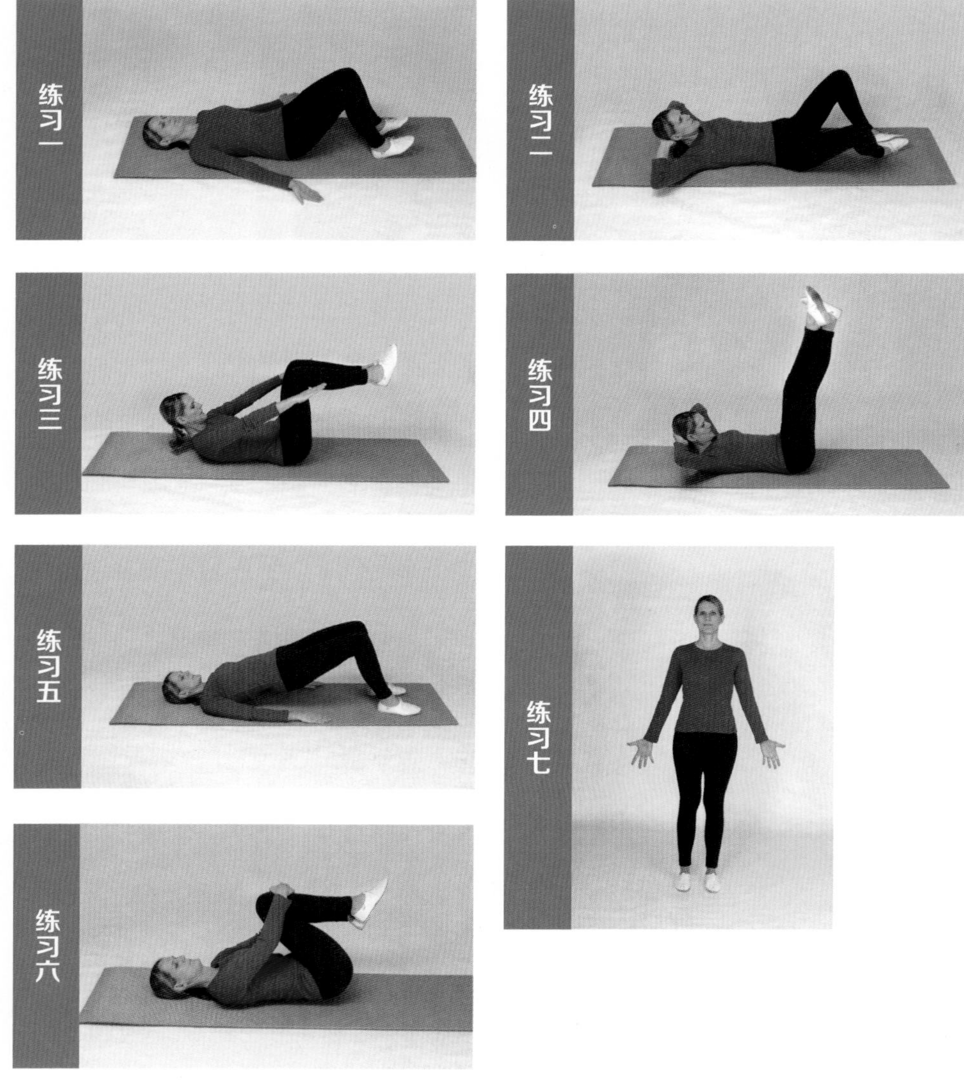

练习效果

练习	效果
一	**基础张力训练** • 强化腹肌 • 拉伸伸展和支撑脊柱的肌肉 • 缓解椎间盘压力 • 强化腿部、手臂、肩部肌肉和颈后肌群
二	• 强化手臂、肩部和腹部肌肉 • 拉伸大腿内收肌
三	• 强化颈前肌群，以及手臂、肩部、腹部、髋部和腿部肌肉
四	• 强化肩胛骨、腹部、髋部和腿部肌肉
五	• 激活腰椎 • 强化大腿后侧肌肉
六	• 放松背部肌肉和脊柱
七	• 全身张力训练 • 直立拉伸

练习一

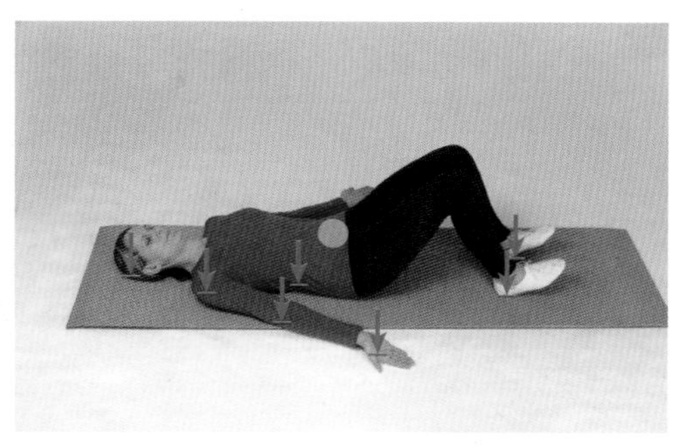

起始姿势

- 仰卧；
- 双腿弯曲；
- 脚跟着地；
- 双臂伸直，在身体两侧微微外展；
- 掌心向上。

动作要领

- 收紧腹肌；
- 下背部向地面下压；
- 脚跟向地面下压；
- 双臂和双手向地面下压；
- 头部向地面下压；
- 保持这个姿势，从 1 数到 10；
- 全身放松，从 1 数到 5；
- 重复上述动作。

重复次数

- 3 次。

! 注意事项

- 保持呼吸。

练习二

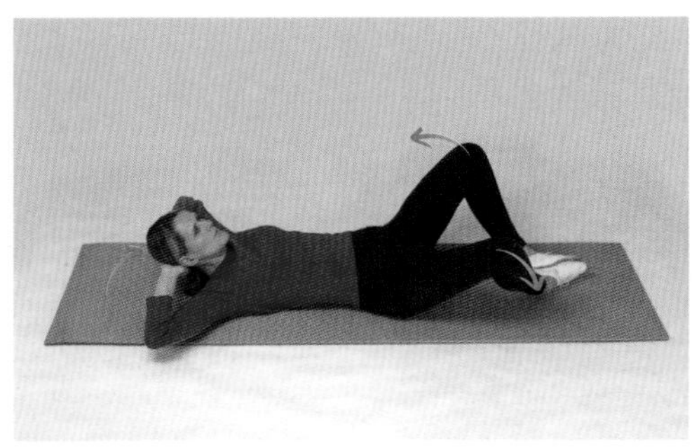

起始姿势

- 仰卧；
- 双腿弯曲；
- 双脚着地；
- 双手抱头。

动作要领

- 将弯曲的双腿分开；
- 左右两侧脚底紧贴在一起；
- 双臂、头部和上身抬起；
- 保持这个姿势片刻；
- 慢慢恢复起始姿势；
- 全身放松。

重复次数

- 3 次。

! 注意事项

- 保持呼吸。

练习三

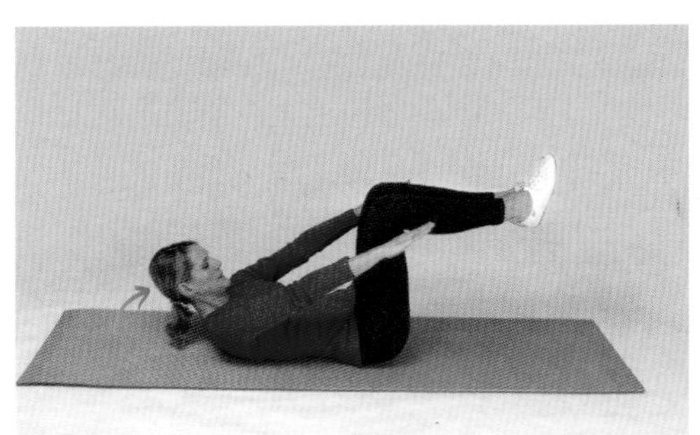

起始姿势

- 仰卧；
- 双腿弯曲；
- 双脚着地；
- 双臂伸直，平放于身体两侧。

动作要领

- 弯曲双腿，使双腿在髋关节和膝关节处呈直角；
- 头部、双臂和上身抬起；
- 双臂于膝盖两侧向前伸展；
- 保持这个姿势片刻；
- 慢慢恢复起始姿势；
- 全身放松。

重复次数

- 3 次。

! 注意事项

- 上身不要抬得过高；
- 肩胛骨离开地面时，尽可能收紧腹肌；
- 保持呼吸。

练习四

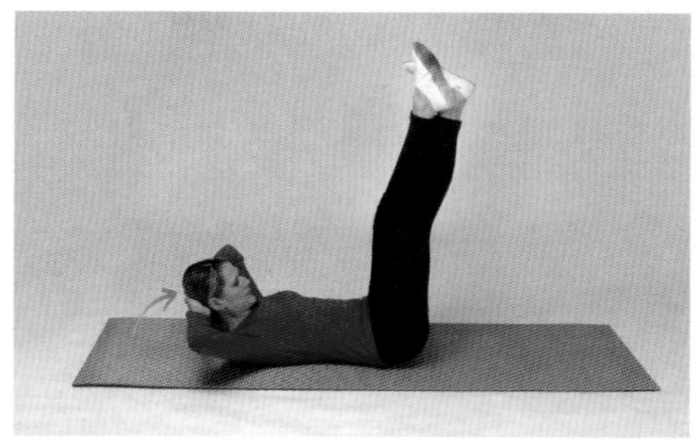

起始姿势

- 仰卧；
- 双腿弯曲；
- 双脚着地；
- 双手抱头。

动作要领

- 双腿向上伸直；
- 双脚在脚踝处交叉；
- 双臂、头部和上身抬起；
- 目视上方；
- 保持这个姿势片刻；
- 慢慢恢复起始姿势；
- 全身放松。

重复次数

- 3 次。

! 注意事项

- 肘部保持在两侧，不要向前靠拢；
- 保持呼吸。

练习五

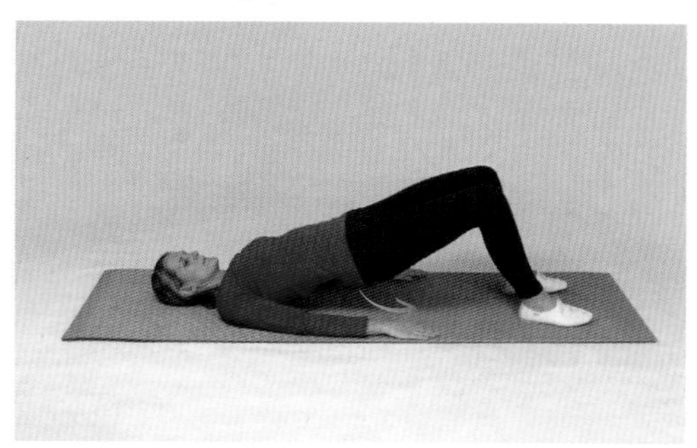

起始姿势

- 仰卧；
- 双腿弯曲；
- 双脚着地；
- 双臂伸直，平放于身体两侧。

动作要领

- 整个背部抬离地面；
- 背部按胸椎、腰椎、骶骨和臀部区域的顺序慢慢回到地面。

重复次数

- 3 ~ 5 次。

! 注意事项

- 抬起背部时不要挺腰。

练习六

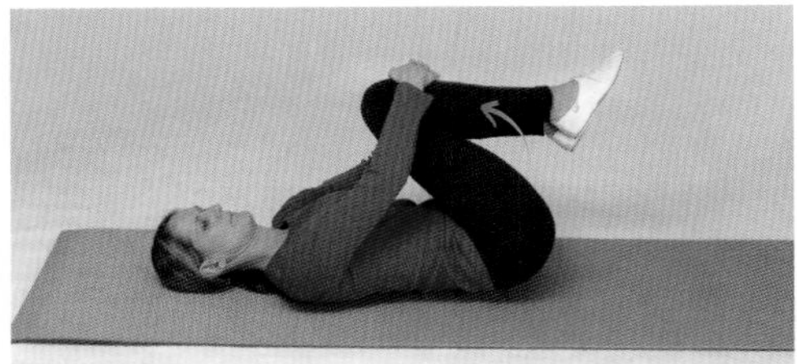

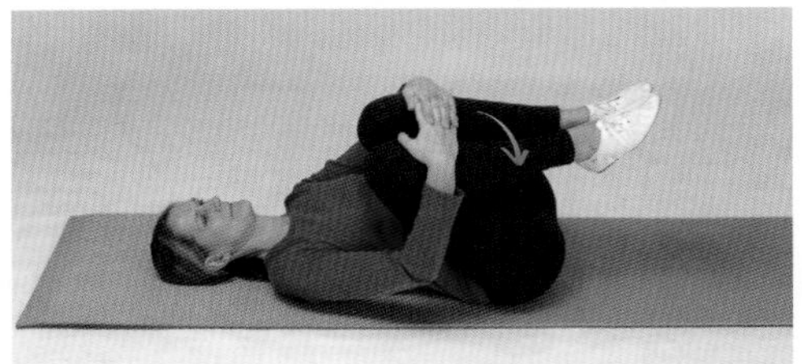

起始姿势

- 仰卧；
- 双腿弯曲；
- 双脚着地；
- 双臂平放于身体两侧。

动作要领

- 双腿朝腹部方向弯曲；
- 双手抱膝；
- 如果膝盖有疼痛感，可以把双手放在腘窝处；
- 背部贴地，身体微微向左右两侧摇晃。

重复次数

- 来回摆动几次。

! 注意事项

- 身体不要倒向一侧；
- 头部不要离开地面。

练习七

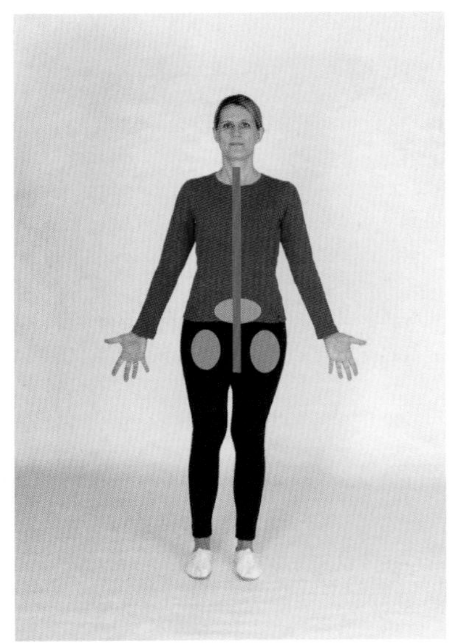

起始姿势

- 站好，保持身体稳定；
- 双脚分开，与髋同宽；
- 脚尖朝前。

动作要领

- 收紧腹肌和臀肌；
- 腿部肌肉绷紧；
- 肩部微微向后伸展；
- 挺直背部；
- 手臂外旋；
- 双臂微微外展；
- 十指张开；
- 头部和颈部尽可能向上伸展；
- 保持这个姿势，从 1 数到 10；
- 全身放松。

重复次数

- 3 次。

! 注意事项

- 头部不要后仰；
- 下巴微微朝胸部方向内收；
- 保持呼吸。

19 第十九个练习日

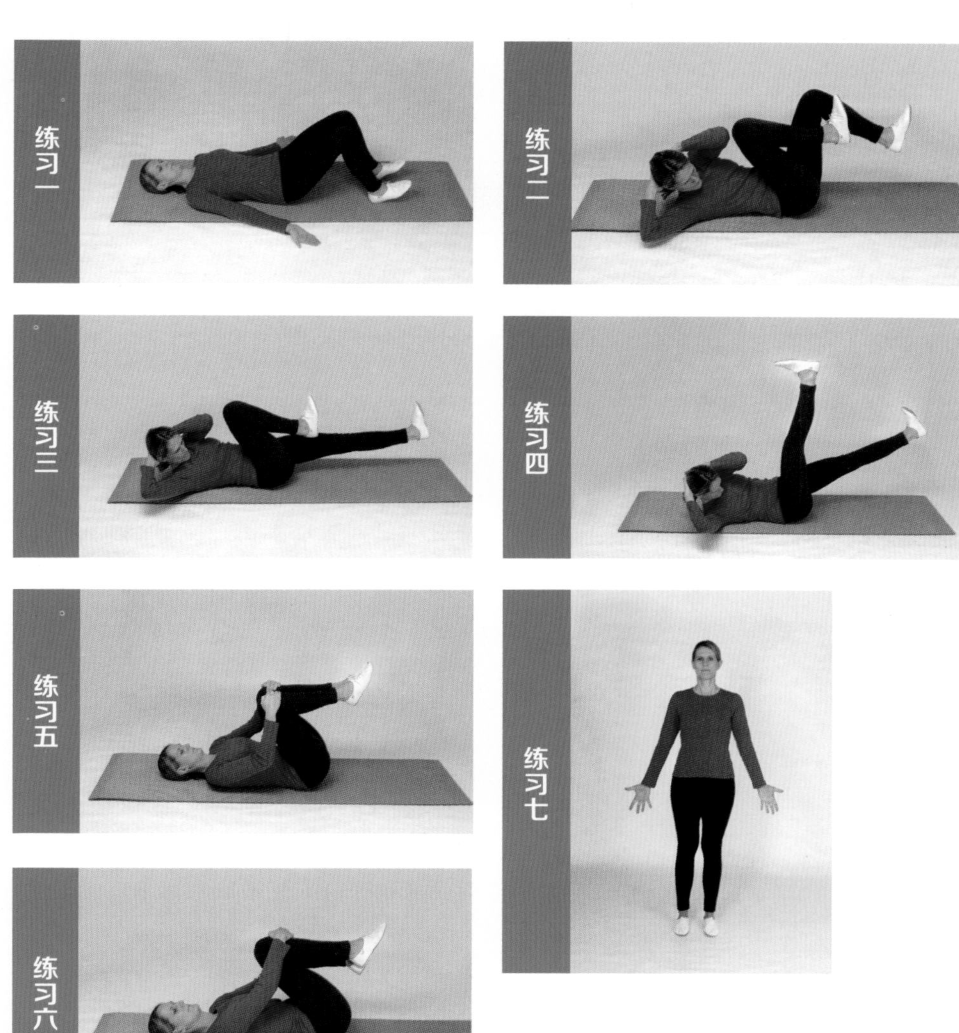

练习效果

练习	效果
一	**基础张力训练** • 强化腹肌 • 拉伸伸展和支撑脊柱的肌肉 • 缓解椎间盘压力 • 强化腿部、手臂、肩部肌肉和颈后肌群
二	• 强化腹斜肌 • 激活髋关节
三	• 高强度训练：强化腹斜肌，以及髋部和腿部肌肉
四	• 高难度训练：强化腹斜肌，以及髋部和腿部肌肉
五	• 集中拉伸下背部肌肉
六	• 放松背部肌肉和脊柱
七	• 全身张力训练 • 直立拉伸

练习一

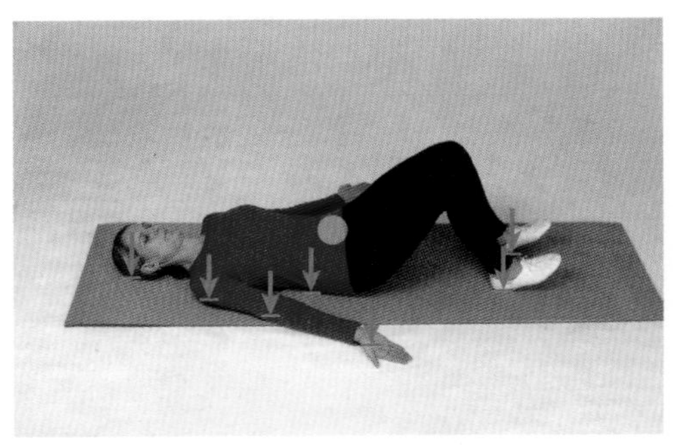

起始姿势

- 仰卧；
- 双腿弯曲；
- 脚跟着地；
- 双臂伸直，在身体两侧微微外展；
- 掌心向上。

动作要领

- 收紧腹肌；
- 下背部向地面下压；
- 脚跟向地面下压；
- 双臂和双手向地面下压；
- 头部向地面下压；
- 保持这个姿势，从 1 数到 10；
- 全身放松，从 1 数到 5；
- 重复上述动作。

重复次数

- 3 次。

! 注意事项

- 保持呼吸。

练习二

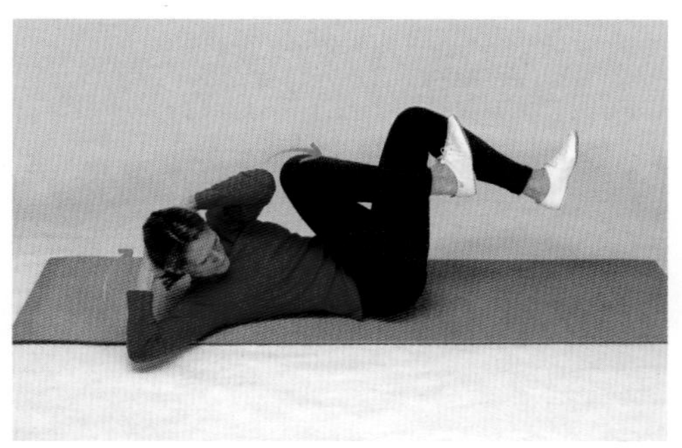

起始姿势

- 仰卧；
- 双腿弯曲；
- 双脚着地；
- 双手抱头。

动作要领

- 双腿朝腹部方向弯曲；
- 左肘与右膝触碰；
- 收回左肘；
- 右肘与左膝触碰；
- 收回右肘；
- 双肘交替练习。

重复次数

- 数次。

! 注意事项

- 练习时动作不要做得太快；
- 保持呼吸。

练习三

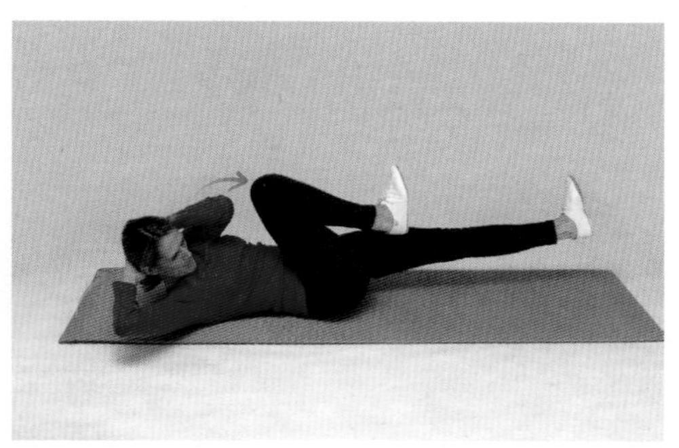

起始姿势

- 仰卧；
- 双腿弯曲；
- 双脚着地；
- 双手抱头。

动作要领

- 左肘与右膝触碰；
- 收回左肘，但不要让左肘触地；
- 右腿伸直；
- 右腿放低，但不要接触地面，保持悬空；
- 目视脚尖方向；
- 右肘与左膝触碰；
- 双腿交替练习。

重复次数

- 数次。

! 注意事项

- 练习时动作不要做得太快；
- 腿尽可能伸直；
- 保持呼吸。

练习四

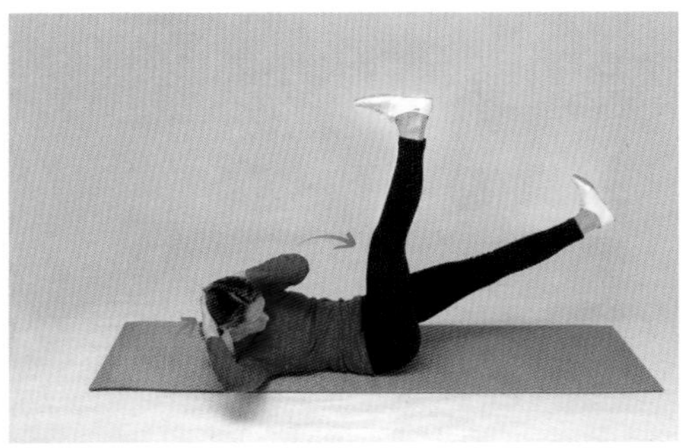

起始姿势

- 仰卧；
- 双腿弯曲；
- 双脚着地；
- 双手抱头。

动作要领

- 右腿向上伸直；
- 左肘尽力靠向右膝；
- 收回左肘，但不要让左肘触地；
- 右腿慢慢放下，但不要接触地面，保持悬空；
- 左腿向上伸直；
- 右肘尽力靠向左膝；
- 收回右肘，但不要让右肘触地；
- 左腿慢慢放下，但不要接触地面，保持悬空；
- 将伸直的右腿向上抬；
- 双腿交替练习。

重复次数

- 数次。

! 注意事项

- 这项练习难度较大；
- 练习时动作不要做得太快；
- 保持呼吸。

练习五

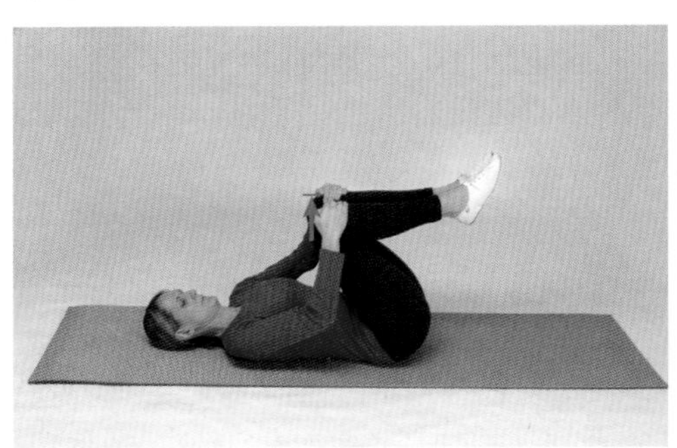

起始姿势

- 仰卧；
- 双腿弯曲；
- 双脚着地；
- 双臂伸直，平放于身体两侧。

动作要领

- 双腿朝腹部方向弯曲；
- 双手抱膝；
- 双膝慢慢地向双手施加压力，用力要适度；
- 保持这个姿势片刻；
- 缓缓全身放松。

重复次数

- 数次。

! 注意事项

- 头部不要离开地面；
- 保持呼吸。

练习六

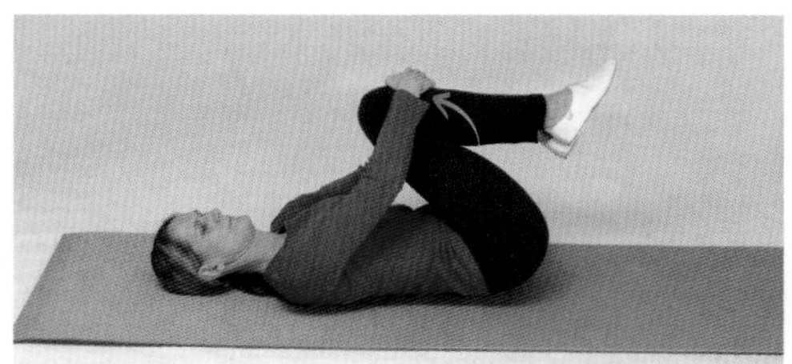

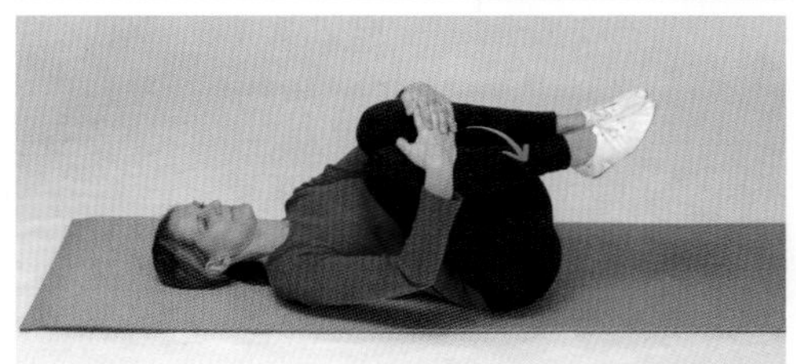

起始姿势

- 仰卧；
- 双腿弯曲；
- 双脚着地；
- 双臂平放于身体两侧。

动作要领

- 双腿朝腹部方向弯曲；
- 双手抱膝；
- 如果膝盖有疼痛感，可以把双手放在腘窝处；
- 背部贴地，身体微微向左右两侧摇晃。

重复次数

- 来回摆动几次。

! 注意事项

- 身体不要倒向一侧；
- 头部不要离开地面。

练习七

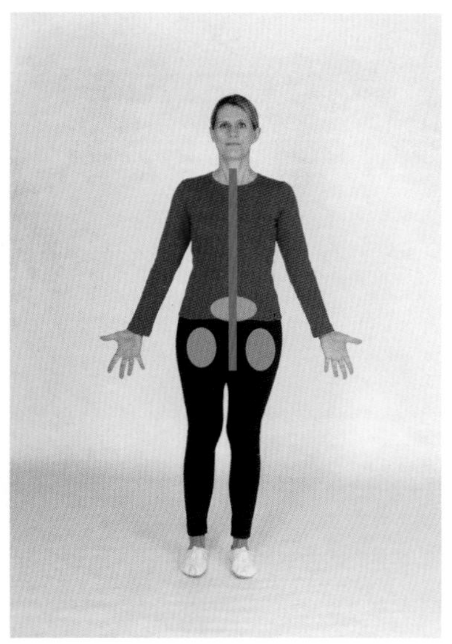

起始姿势

- 站好，保持身体稳定；
- 双脚分开，与髋同宽；
- 脚尖朝前。

动作要领

- 收紧腹肌和臀肌；
- 腿部肌肉绷紧；
- 肩部微微向后伸展；
- 挺直背部；
- 手臂外旋；
- 双臂微微外展；
- 十指张开；
- 头部和颈部尽可能向上伸展；
- 保持这个姿势，从 1 数到 10；
- 全身放松。

重复次数

- 3 次。

! 注意事项

- 头部不要后仰；
- 下巴微微朝胸部方向内收；
- 保持呼吸。

20 第二十个练习日

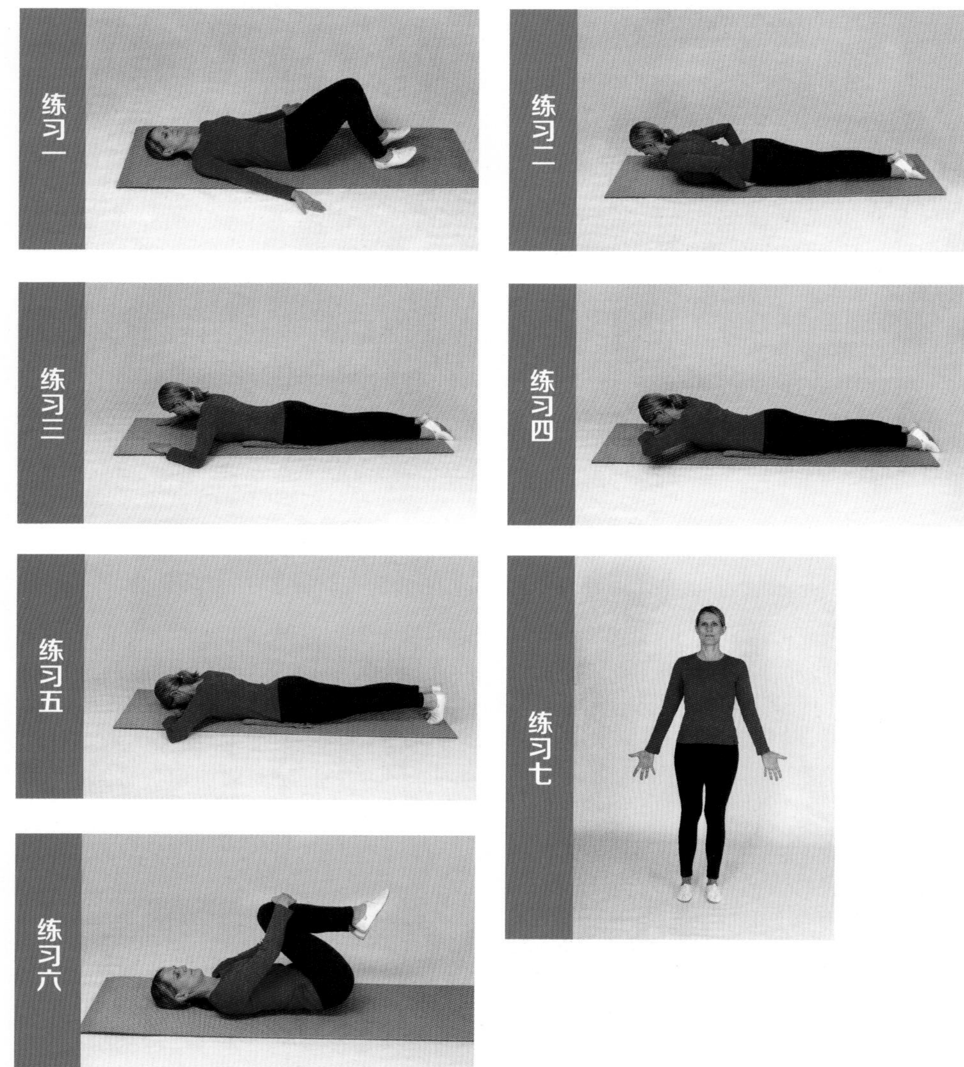

练习效果

练习	效果
一	**基础张力训练** • 强化腹肌 • 拉伸伸展和支撑脊柱的肌肉 • 缓解椎间盘压力 • 强化腿部、手臂、肩部肌肉和颈后肌群
二	• 强化腿部、腹部和臀部肌肉 • 强化背部和颈部肌肉
三	• 强化腿部、腹部和臀部肌肉 • 强化背部、手臂、肩部和颈部肌肉
四	• 强化腿部、腹部和臀部肌肉 • 强化背部、肩部、手臂肌肉和颈后肌群
五	• 强化腿部、腹部和臀部肌肉
六	• 放松背部肌肉和脊柱
七	• 全身张力训练 • 直立拉伸

关于练习二的提示：强化臀肌

臀大肌起着伸展髋关节的作用，它和腘绳肌（大腿后侧肌群）协同作用，伸直和固定骨盆。

臀大肌和腹直肌的协同作用至关重要，两者共同形成的肌张力能修正脊柱的严重前凸，使在腰椎区形成的张力延续到竖脊肌，也能避免胸椎弯曲。

常规说明

人体的每块肌肉都有自己的功能。我们可以单独了解每一块肌肉的名称和功能，但必须始终把它们作为一个整体来理解。无论多么微小的动作，都是大量肌肉协同运动的结果。正因如此，人才能有意识地时而做出柔和、协调的动作，时而做出迅猛、激烈和强有力的动作。

练习一

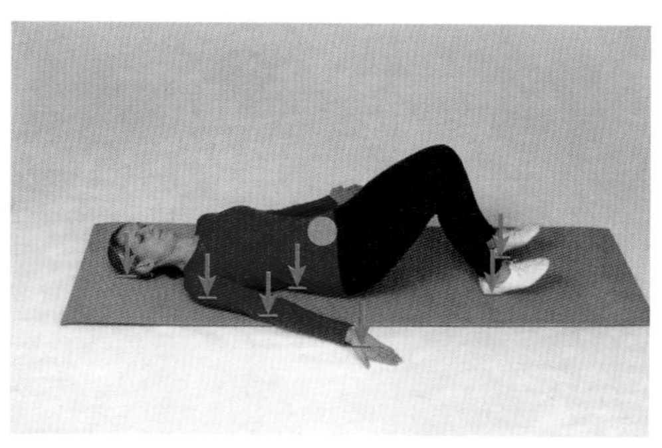

起始姿势

- 仰卧；
- 双腿弯曲；
- 脚跟着地；
- 双臂伸直，在身体两侧微微外展；
- 掌心向上。

动作要领

- 收紧腹肌；
- 下背部向地面下压；
- 脚跟向地面下压；
- 双臂和双手向地面下压；
- 头部向地面下压；
- 保持这个姿势，从 1 数到 10；
- 全身放松，从 1 数到 5；
- 重复上述动作。

重复次数

- 3 次。

! 注意事项

- 保持呼吸。

练习二

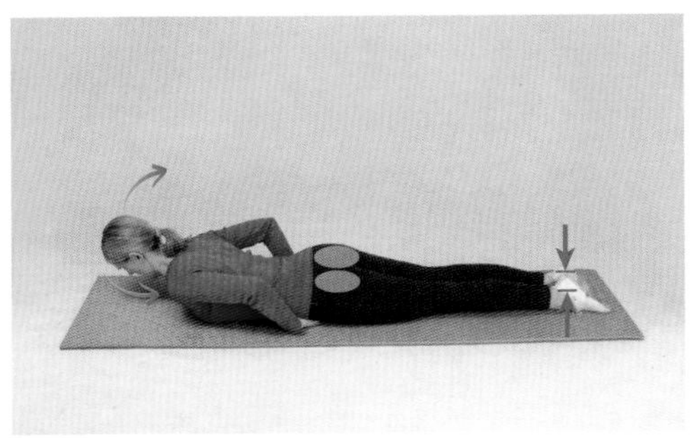

起始姿势

- 俯卧，将靠垫置于腹部下方；
- 双腿伸直；
- 脚背贴地；
- 双臂伸直，平放于身体两侧；
- 额头贴地。

动作要领

- 双手置于腹股沟下方；
- 双脚并拢；
- 双腿绷紧；
- 收紧臀肌；
- 腹股沟向手的方向下压；
- 腹部回缩；
- 抬起头部，下巴朝胸部方向内收；
- 保持这个姿势片刻；
- 头部回到原位；
- 全身慢慢放松。

重复次数

- 3 次。

! 注意事项

- 保持呼吸。

练习三

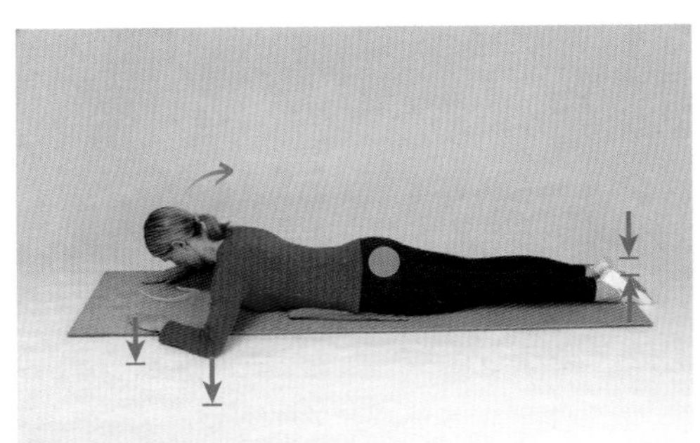

起始姿势

- 俯卧，将靠垫置于腹部下方；
- 双腿伸直；
- 脚背贴地；
- 双臂在头部两侧微微弯曲。

动作要领

- 双脚并拢；
- 双腿绷紧；
- 收紧臀肌；
- 双手和前臂向地面下压；
- 腹部回缩；
- 抬起头部，下巴朝胸部方向内收；
- 保持这个姿势片刻；
- 头部回到原位；
- 全身慢慢放松。

重复次数

- 3 次。

! 注意事项

- 保持呼吸。

练习四

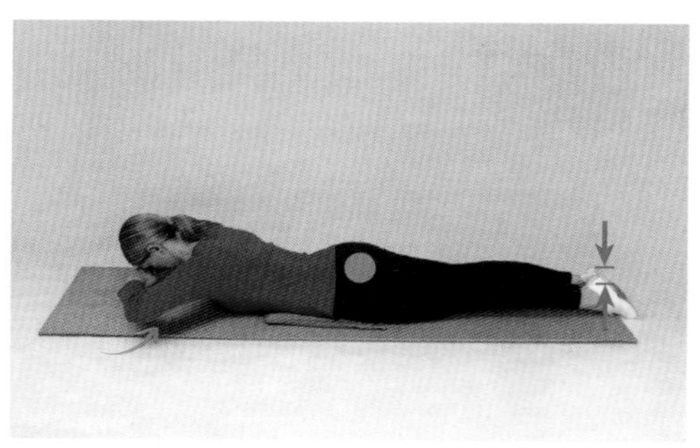

起始姿势

- 俯卧，将靠垫置于腹部下方；
- 双腿伸直；
- 脚背贴地；
- 双手置于额头下方，并紧贴地面。

动作要领

- 双脚并拢；
- 双腿绷紧；
- 收紧臀肌；
- 腹部回缩；
- 双臂和双手抬离地面；
- 额头始终不要离开双手；
- 保持这个姿势片刻；
- 双臂、双手和头部回到原位；
- 全身慢慢放松。

重复次数

- 3 次。

! 注意事项

- 双臂抬至齐肩高度；
- 保持呼吸。

练习五

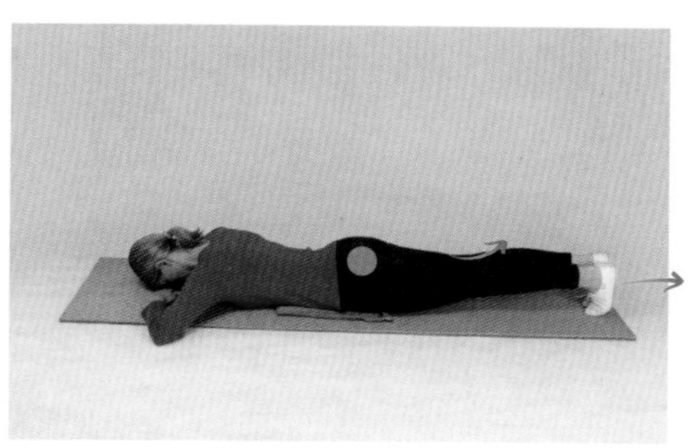

起始姿势

- 俯卧，将靠垫置于腹部下方；
- 双腿伸直；
- 脚趾弯曲，脚尖触地；
- 双手置于额头下方，并紧贴地面。

动作要领

- 脚跟向后蹬；
- 膝盖抬离地面；
- 双腿伸直；
- 收紧臀肌；
- 腹部回缩；
- 保持这个姿势片刻；
- 全身慢慢放松。

重复次数

- 5 次。

! 注意事项

- 保持呼吸。

练习六

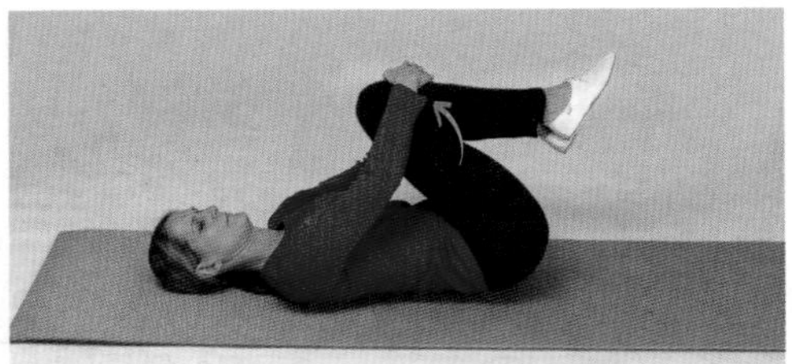

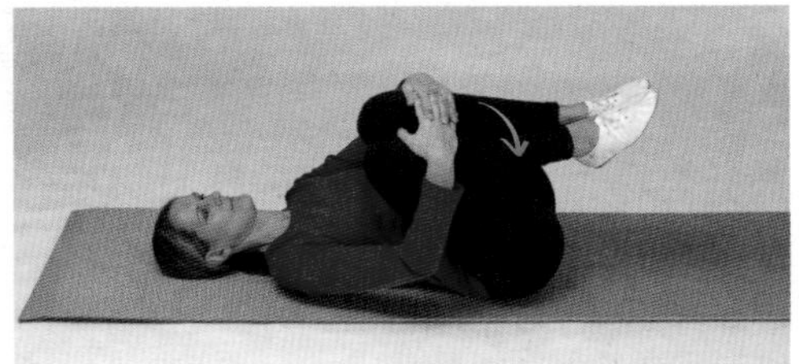

起始姿势

- 仰卧；
- 双腿弯曲；
- 双脚着地；
- 双臂平放于身体两侧。

动作要领

- 双腿朝腹部方向弯曲；
- 双手抱膝；
- 如果膝盖有疼痛感，可以把双手放在腘窝处；
- 背部贴地，身体微微向左右两侧摇晃。

重复次数

- 来回摆动几次。

! 注意事项

- 身体不要倒向一侧；
- 头部不要离开地面。

练习七

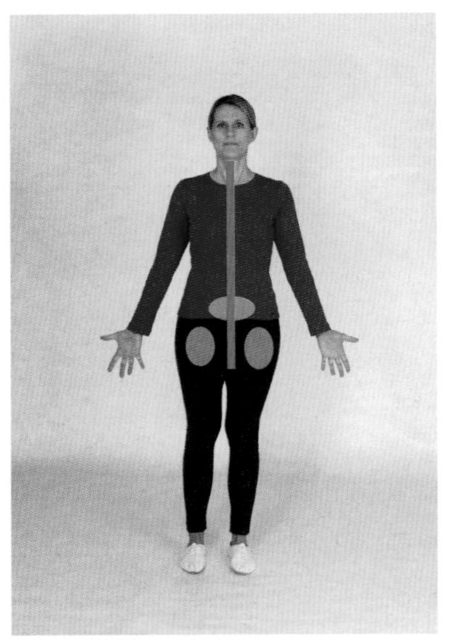

起始姿势

- 站好，保持身体稳定；
- 双脚分开，与髋同宽；
- 脚尖朝前。

动作要领

- 收紧腹肌和臀肌；
- 腿部肌肉绷紧；
- 肩部微微向后伸展；
- 挺直背部；
- 手臂外旋；
- 双臂微微外展；
- 十指张开；
- 头部和颈部尽可能向上伸展；
- 保持这个姿势，从 1 数到 10；
- 全身放松。

重复次数

- 3 次。

! 注意事项

- 头部不要后仰；
- 下巴微微朝胸部方向内收；
- 保持呼吸。

21 第二十一个练习日

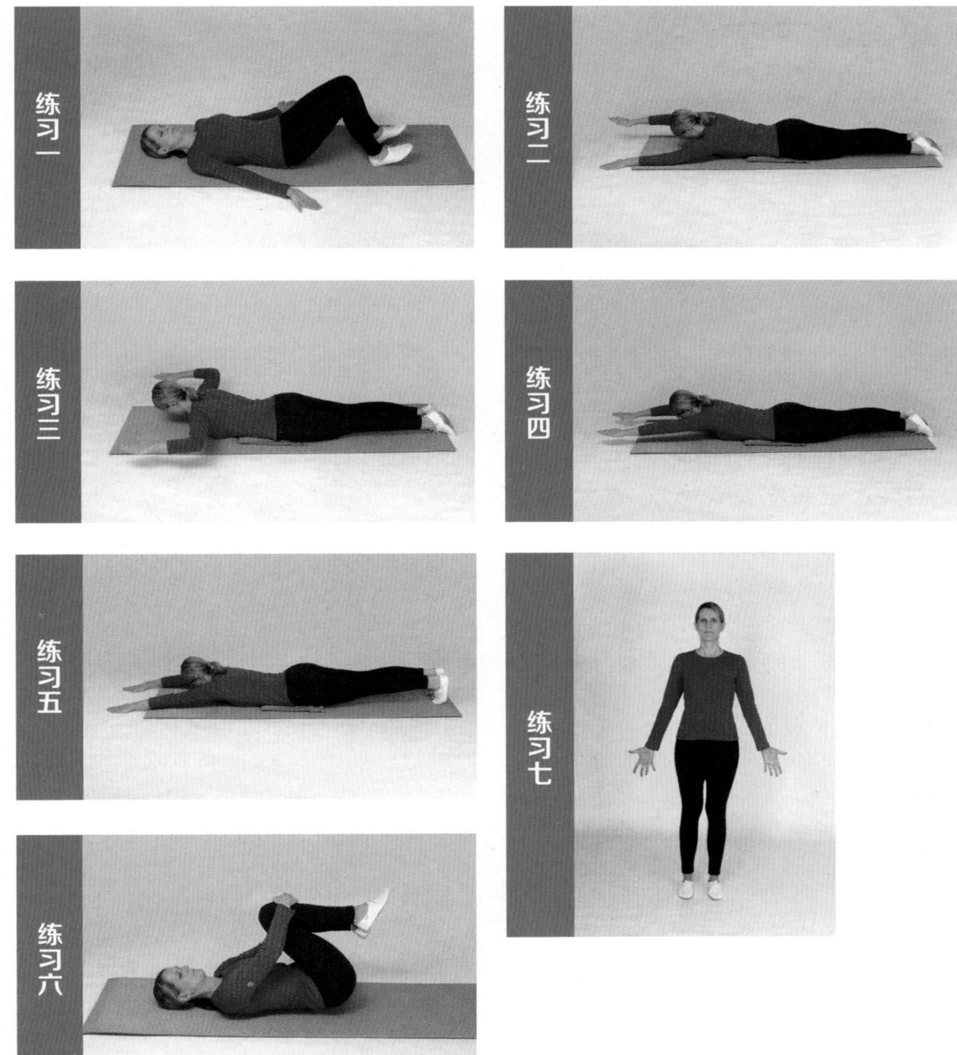

练习效果

练习	效果
一	**基础张力训练** • 强化腹肌 • 拉伸伸展和支撑脊柱的肌肉 • 缓解椎间盘压力 • 强化腿部、手臂、肩部肌肉和颈后肌群
二	• 强化腿部、腹部和臀部肌肉 • 强化背部、手臂肌肉和颈后肌群
三	• 强化腿部、腹部和臀部肌肉 • 强化肩部、手臂、**背部肌肉**和颈后肌群
四	• 强化腿部、腹部和臀部肌肉 • 强化肩部、手臂、**背部肌肉**和颈后肌群
五	• 拉伸背部、肩部和手臂肌肉
六	• 放松背部肌肉和脊柱
七	• 全身张力训练 • 直立拉伸

关于练习三和练习四的提示：强化背肌

竖脊肌由几块长度不同、起止点不同的肌肉组成。它起着伸展脊柱的作用，和腹肌一起参与人体几乎所有的肢体运动（除了前屈运动）。竖脊肌能帮助身体进行侧屈运动和旋转运动，它使躯干与骨盆、双腿保持平衡。

练习一

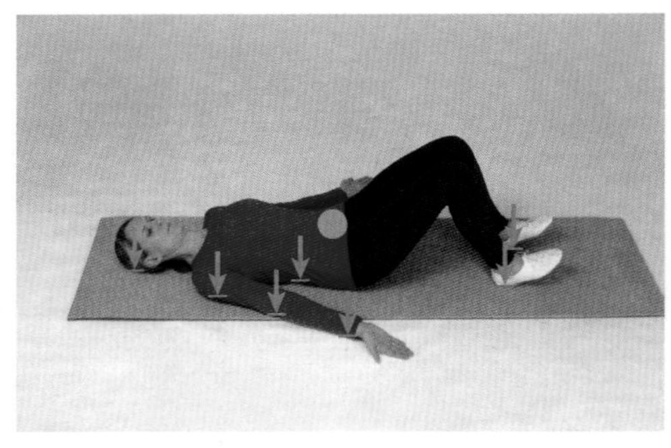

起始姿势

- 仰卧；
- 双腿弯曲；
- 脚跟着地；
- 双臂伸直，在身体两侧微微外展；
- 掌心向上。

动作要领

- 收紧腹肌；
- 下背部向地面下压；
- 脚跟向地面下压；
- 双臂和双手向地面下压；
- 头部向地面下压；
- 保持这个姿势，从 1 数到 10；
- 全身放松，从 1 数到 5；
- 重复上述动作。

重复次数

- 3 次。

! 注意事项

- 保持呼吸。

练习二

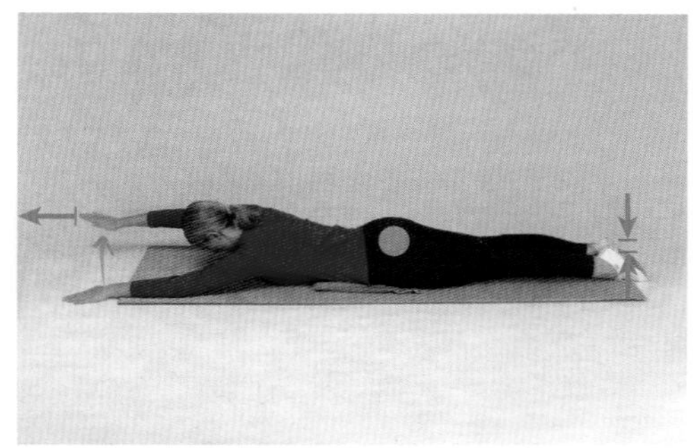

起始姿势

- 俯卧，将靠垫置于腹部下方；
- 双腿伸直；
- 脚背贴地；
- 双臂举过头顶，紧贴地面向前伸直。

动作要领

- 双脚并拢；
- 双腿绷紧；
- 收紧臀肌；
- 腹部回缩；
- 右臂紧贴地面，并尽可能向前伸展；
- 抬起右臂；
- 头部稍稍抬起，使鼻子不要触地；
- 目视地面；
- 保持这个姿势片刻；
- 头部和右臂回到原位；
- 全身慢慢放松。

重复次数

- 双臂交替练习 2 次。

! 注意事项

- 手臂抬至齐肩高度；
- 目视地面；
- 保持呼吸。

练习三

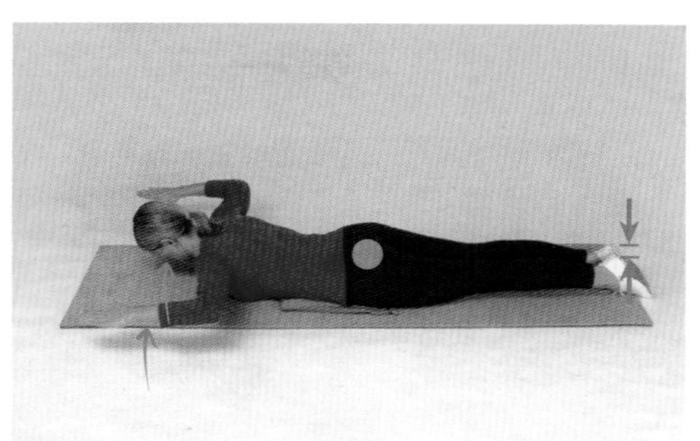

起始姿势

- 俯卧，将靠垫置于腹部下方；
- 双腿伸直；
- 脚背贴地；
- 双臂呈“U”形，即双臂外展，与肩平齐，肘部弯曲成直角。

动作要领

- 双脚并拢；
- 双腿绷紧；
- 收紧臀肌；
- 腹部回缩；
- 双臂抬起，呈“U”形；
- 头部稍稍抬起，使鼻子不要触地；
- 目视地面；
- 保持这个姿势片刻；
- 头部和双臂回到原位；
- 全身慢慢放松。

重复次数

- 3 次。

! 注意事项

- 双臂抬至齐肩高度；
- 目视地面；
- 保持呼吸。

练习四

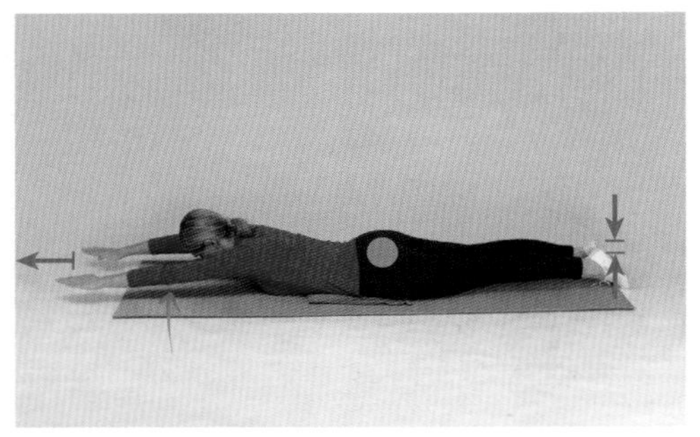

起始姿势

- 俯卧，将靠垫置于腹部下方；
- 双腿伸直；
- 脚背贴地；
- 双臂举过头顶，紧贴地面向前伸直。

动作要领

- 双脚并拢；
- 双腿绷紧；
- 收紧臀肌；
- 腹部回缩；
- 双臂紧贴地面，并尽可能向前伸展；
- 抬起双臂；
- 头部稍稍抬起，使鼻子不要触地；
- 目视地面；
- 保持这个姿势片刻；
- 头部和双臂回到原位；
- 全身慢慢放松。

重复次数

- 3 次。

! 注意事项

- 双臂抬至齐肩高度；
- 目视地面；
- 保持呼吸。

练习五

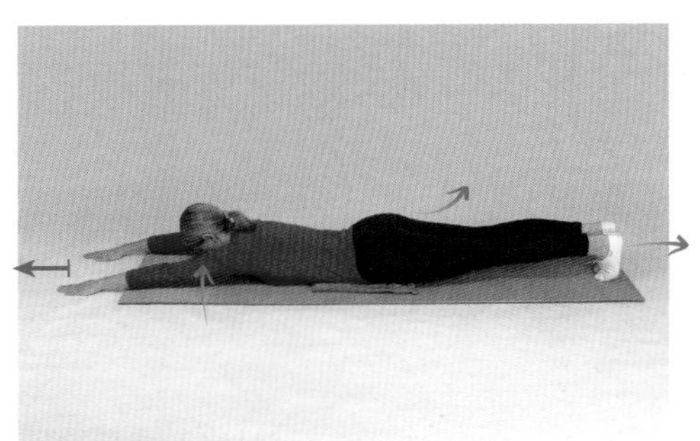

起始姿势

- 俯卧，将靠垫置于腹部下方；
- 双腿伸直；
- 脚趾弯曲，脚尖触地；
- 双臂举过头顶，紧贴地面向前伸直。

动作要领

拉伸练习

- 脚跟向后蹬；
- 膝盖抬离地面；
- 双腿伸直；
- 双臂紧贴地面，并尽可能向前伸展；
- 头部稍稍抬起，使鼻子不要触地；
- 吸气时拉伸；
- 呼气时放松。

重复次数

- 3 次。

! 注意事项

- 拉伸时注意用力适中，避免拉伤肌肉。

练习六

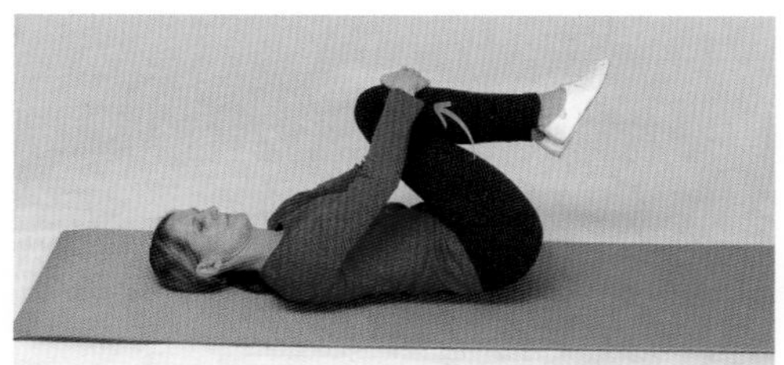

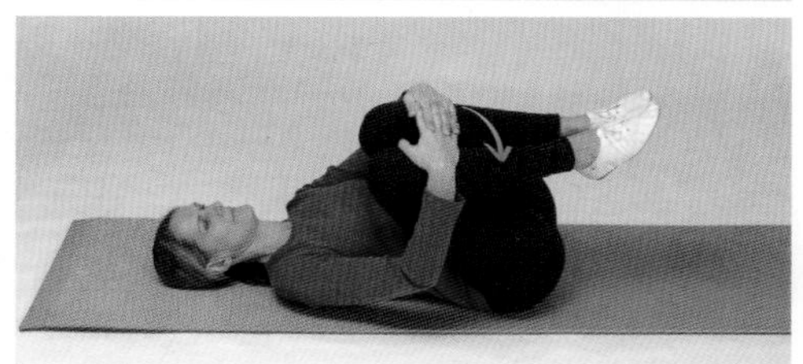

起始姿势

- 仰卧；
- 双腿弯曲；
- 双脚着地；
- 双臂平放于身体两侧。

动作要领

- 双腿朝腹部方向弯曲；
- 双手抱膝；
- 如果膝盖有疼痛感，可以把双手放在腘窝处；
- 背部贴地，身体微微向左右两侧摇晃。

重复次数

- 来回摆动几次。

! 注意事项

- 身体不要倒向一侧；
- 头部不要离开地面。

练习七

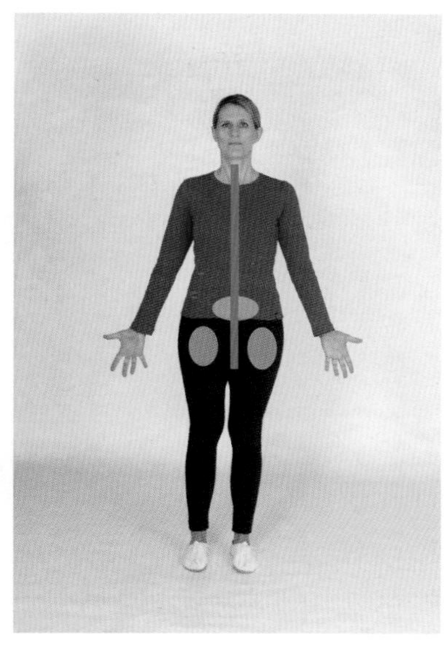

起始姿势

- 站好，保持身体稳定；
- 双脚分开，与髋同宽；
- 脚尖朝前。

动作要领

- 收紧腹肌和臀肌；
- 腿部肌肉绷紧；
- 肩部微微向后伸展；
- 挺直背部；
- 手臂外旋；
- 双臂微微外展；
- 十指张开；
- 头部和颈部尽可能向上伸展；
- 保持这个姿势，从 1 数到 10；
- 全身放松。

重复次数

- 3 次。

! 注意事项

- 头部不要后仰；
- 下巴微微朝胸部方向内收；
- 保持呼吸。

22 第二十二个练习日

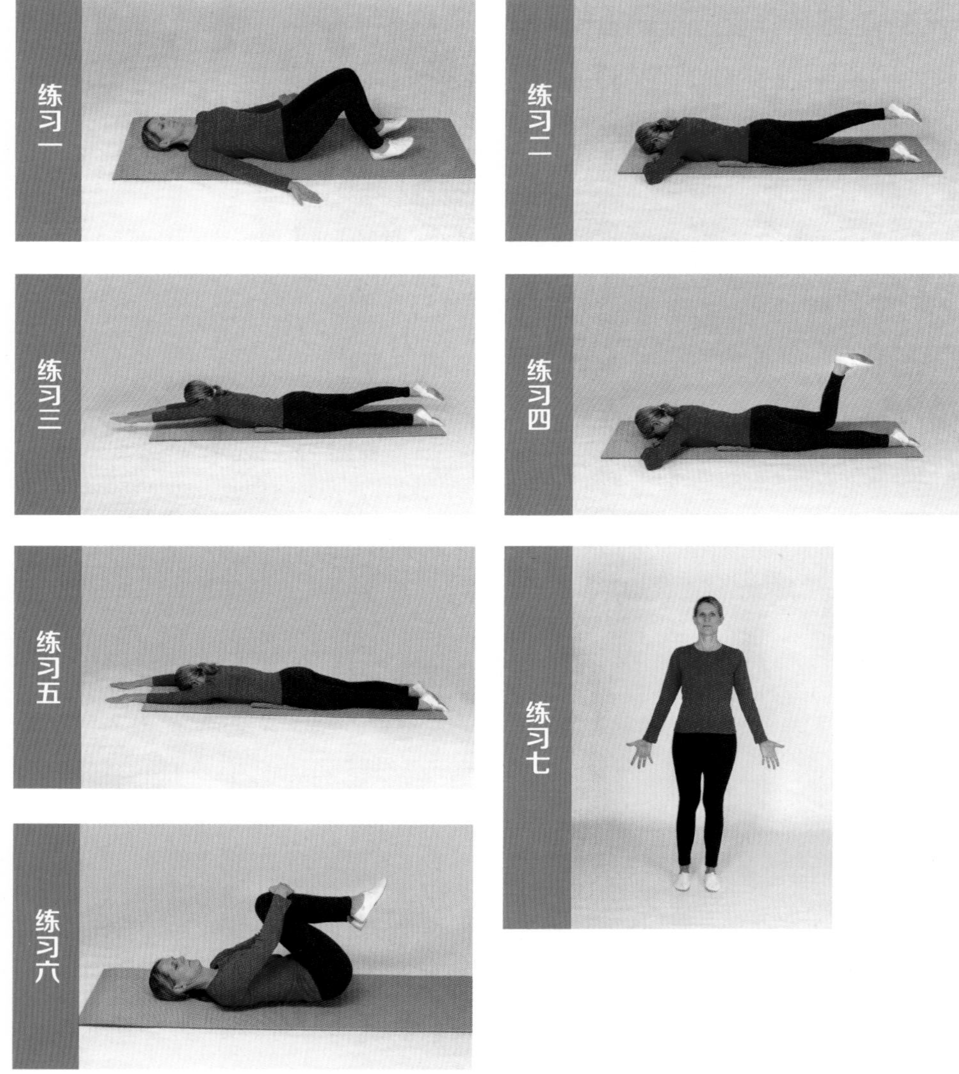

练习效果

练习	效果
一	**基础张力训练** • 强化腹肌 • 拉伸伸展和支撑脊柱的肌肉 • 缓解椎间盘压力 • 强化腿部、手臂、肩部肌肉和颈后肌群
二	• 强化腿部和臀部肌肉
三	• 强化腿部、臀部、背部、肩部、手臂肌肉和颈后肌群
四	• 强化腿部和臀部肌肉
五	• 在对角线方向拉伸全身肌肉
六	• 放松背部肌肉和脊柱
七	• 全身张力训练 • 直立拉伸

练习一

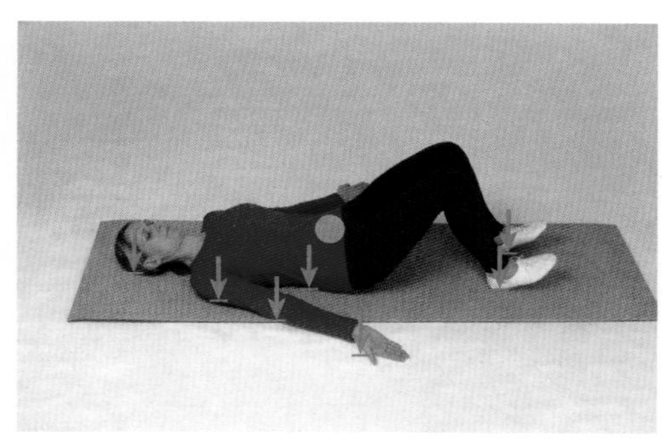

起始姿势

- 仰卧；
- 双腿弯曲；
- 脚跟着地；
- 双臂伸直，在身体两侧微微外展；
- 掌心向上。

动作要领

- 收紧腹肌；
- 下背部向地面下压；
- 脚跟向地面下压；
- 双臂和双手向地面下压；
- 头部向地面下压；
- 保持这个姿势，从 1 数到 10；
- 全身放松，从 1 数到 5；
- 重复上述动作。

重复次数

- 3 次。

! 注意事项

- 保持呼吸。

练习二

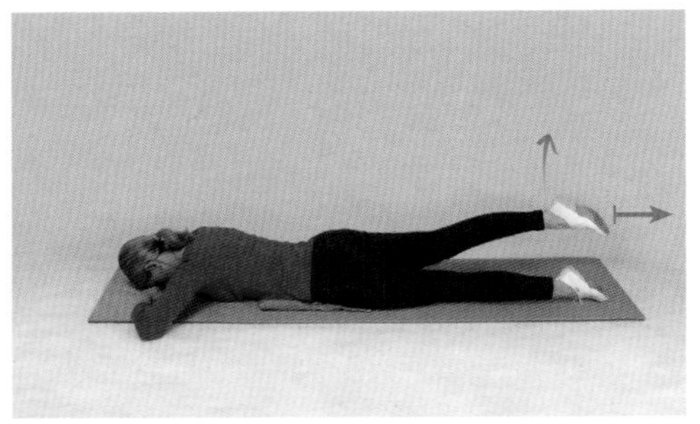

起始姿势

- 俯卧，将靠垫置于腹部下方；
- 双腿伸直；
- 脚背贴地；
- 双手置于额头下方，并紧贴地面。

动作要领

- 右腿紧贴地面，并向远处拉伸；
- 抬起右腿；
- 保持这个姿势片刻；
- 右腿落回地面；
- 全身慢慢放松。

重复次数

- 双腿交替练习 2 次。

! 注意事项

- 腿上抬至齐身高度；
- 保持呼吸。

练习三

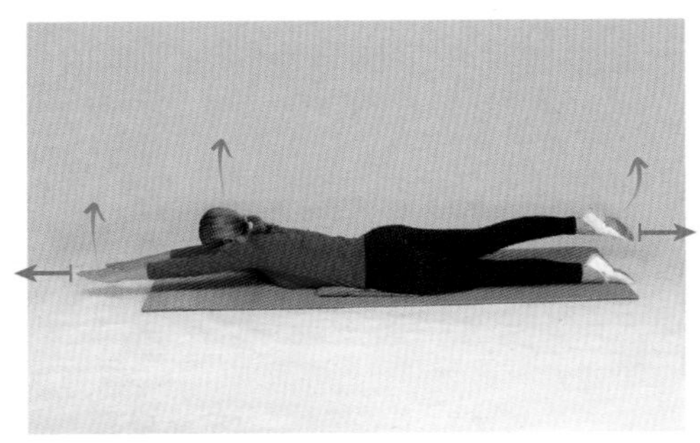

起始姿势

- 俯卧，将靠垫置于腹部下方；
- 双腿伸直；
- 脚背贴地；
- 双臂举过头顶，紧贴地面向前伸直。

动作要领

- 左臂和右腿紧贴地面，并向远处伸展；
- 抬起左臂和右腿；
- 头部稍稍抬起，使鼻子不要触地；
- 目视地面；
- 保持这个姿势片刻；
- 将头部、左臂和右腿回到原位；
- 全身慢慢放松。

重复次数

- 左右两侧交替练习 2 次。

! 注意事项

- 手臂和腿上抬至齐身高度；
- 保持呼吸。

练习四

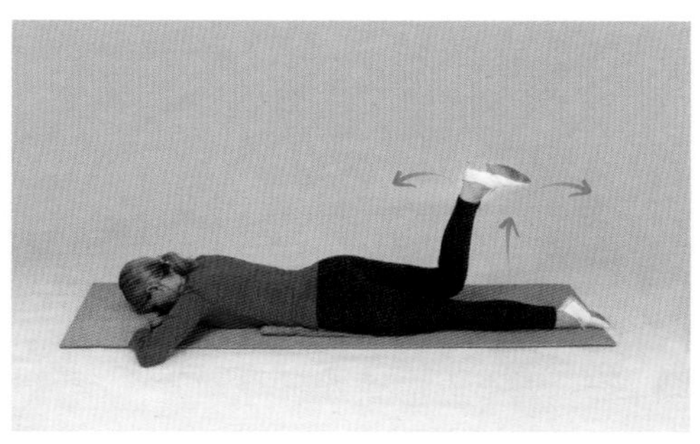

起始姿势

- 俯卧，将靠垫置于腹部下方；
- 双腿伸直；
- 脚背贴地；
- 双手置于额头下方，并紧贴地面。

动作要领

- 右腿上抬至齐身高度；
- 右腿慢慢屈膝，再伸直；
- 重复上述动作数次，注意练习时腿不要触地。

重复次数

- 双腿交替练习数次。

! 注意事项

- 腿上抬至齐身高度；
- 保持呼吸。

练习五

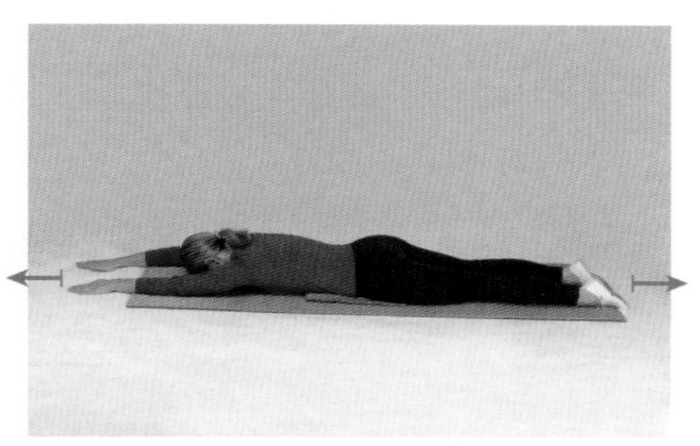

起始姿势

- 俯卧，将靠垫置于腹部下方；
- 双腿伸直；
- 脚背贴地；
- 双臂举过头顶，紧贴地面向前伸直。

动作要领

拉伸练习

- 右臂和左腿紧贴地面，并向远处伸展；
- 额头贴地；
- 吸气时拉伸；
- 呼气时放松。

重复次数

- 左右两侧交替练习 2 次。

! 注意事项

- 拉伸时注意用力适中，避免拉伤肌肉。

练习六

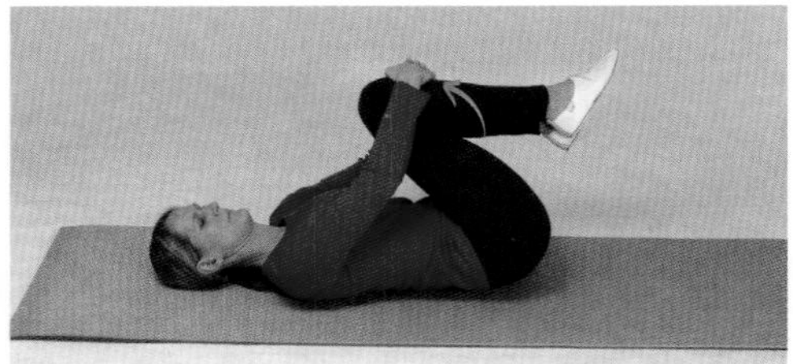

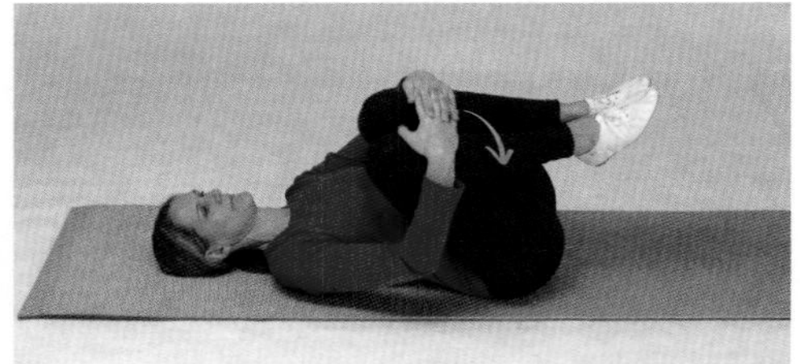

起始姿势

- 仰卧；
- 双腿弯曲；
- 双脚着地；
- 双臂平放于身体两侧。

动作要领

- 双腿朝腹部方向弯曲；
- 双手抱膝；
- 如果膝盖有疼痛感，可以把双手放在腘窝处；
- 背部贴地，身体微微向左右两侧摇晃。

重复次数

- 来回摆动几次。

! 注意事项

- 身体不要倒向一侧；
- 头部不要离开地面。

练习七

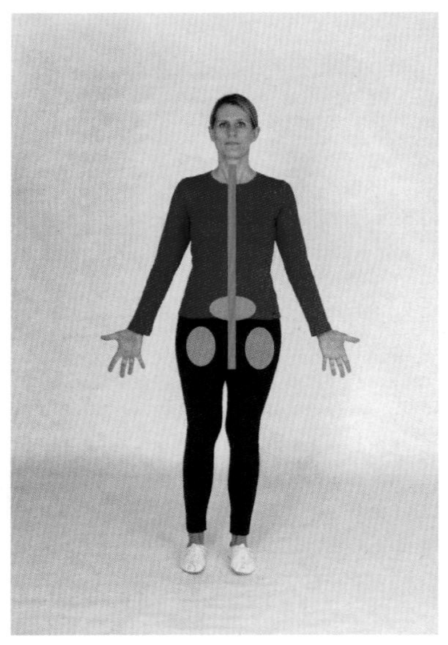

起始姿势

- 站好，保持身体稳定；
- 双脚分开，与髋同宽；
- 脚尖朝前。

动作要领

- 收紧腹肌和臀肌；
- 腿部肌肉绷紧；
- 肩部微微向后伸展；
- 挺直背部；
- 手臂外旋；
- 双臂微微外展；
- 十指张开；
- 头部和颈部尽可能向上伸展；
- 保持这个姿势，从 1 数到 10；
- 全身放松。

重复次数

- 3 次。

! 注意事项

- 头部不要后仰；
- 下巴微微朝胸部方向内收；
- 保持呼吸。

23 第二十三个练习日

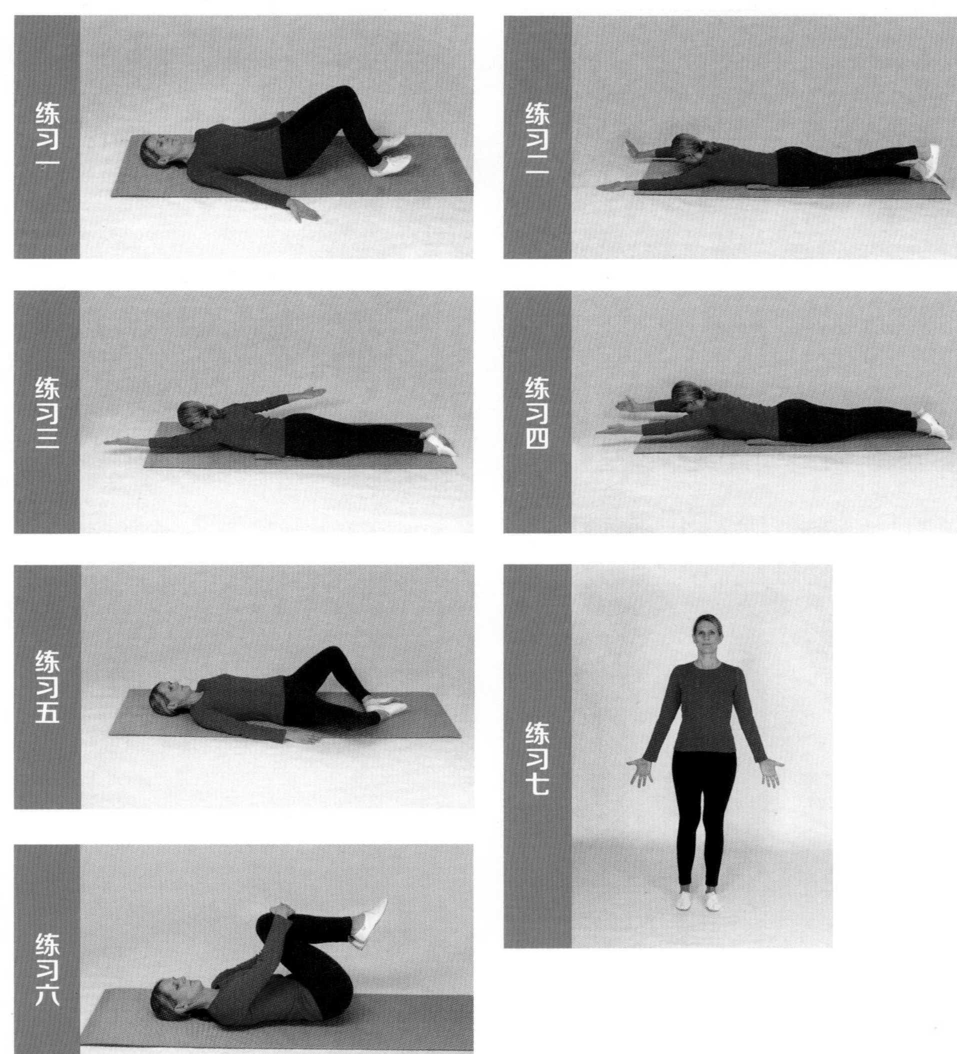

练习效果

练习	效果
一	**基础张力训练** • 强化腹肌 • 拉伸伸展和支撑脊柱的肌肉 • 缓解椎间盘压力 • 强化腿部、手臂、肩部肌肉和颈后肌群
二	• 在对角线方向强化腿部和手臂肌肉 • 强化背部、肩部肌肉和颈后肌群
三	• 强化腿部、臀部和腹部肌肉 • 强化背部、手臂肌肉和颈后肌群
四	• 强化腿部、臀部和腹部肌肉 • 强化背部、手臂肌肉和颈后肌群
五	• 拉伸大腿内收肌
六	• 放松背部肌肉和脊柱
七	• 全身张力训练 • 直立拉伸

练习一

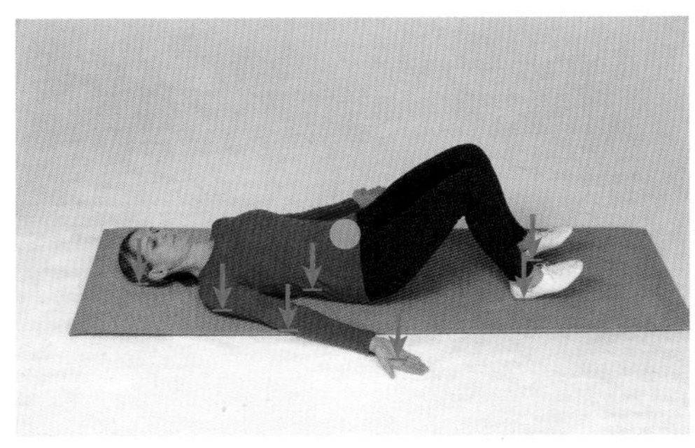

起始姿势

- 仰卧；
- 双腿弯曲；
- 脚跟着地；
- 双臂伸直，在身体两侧微微外展；
- 掌心向上。

动作要领

- 收紧腹肌；
- 下背部向地面下压；
- 脚跟向地面下压；
- 双臂和双手向地面下压；
- 头部向地面下压；
- 保持这个姿势，从 1 数到 10；
- 全身放松，从 1 数到 5；
- 重复上述动作。

重复次数

- 3 次。

! 注意事项

- 保持呼吸。

练习二

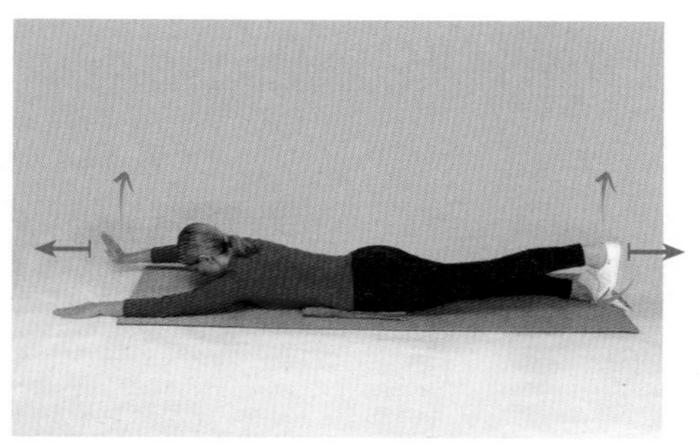

起始姿势

- 俯卧，将靠垫置于腹部下方；
- 双腿伸直；
- 脚背贴地；
- 双臂举过头顶，紧贴地面向前伸直。

动作要领

- 左腿抬离地面，勾起脚背；
- 抬起右臂，伸腕，掌心朝前；
- 头部稍稍抬起，使鼻子不要触地；
- 左脚跟向后蹬，同时，右手向前推；
- 保持这个姿势片刻；
- 头部、右臂和左腿回到原位；
- 全身慢慢放松。

重复次数

- 左右两侧交替练习 2 次。

! 注意事项

- 手臂和腿上抬至齐身高度；
- 拉伸时注意用力适中，避免拉伤肌肉；
- 保持呼吸。

练习三

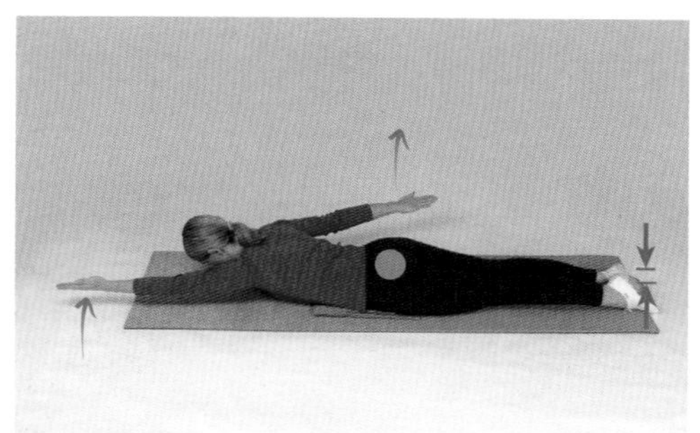

起始姿势

- 俯卧，将靠垫置于腹部下方；
- 双腿伸直；
- 脚背贴地；
- 右臂伸直，紧贴体侧；
- 左臂向前伸直，紧贴地面，掌心向上。

动作要领

- 双脚并拢；
- 双腿绷紧；
- 收紧臀肌；
- 腹部回缩；
- 双臂抬离地面；
- 头部稍稍抬起，使鼻子不要触地；
- 保持这个姿势片刻；
- 头部和双臂回到原位；
- 全身慢慢放松。

重复次数

- 左右两侧交替练习 3 次。

! 注意事项

- 双臂上抬至齐身高度；
- 保持呼吸。

练习四

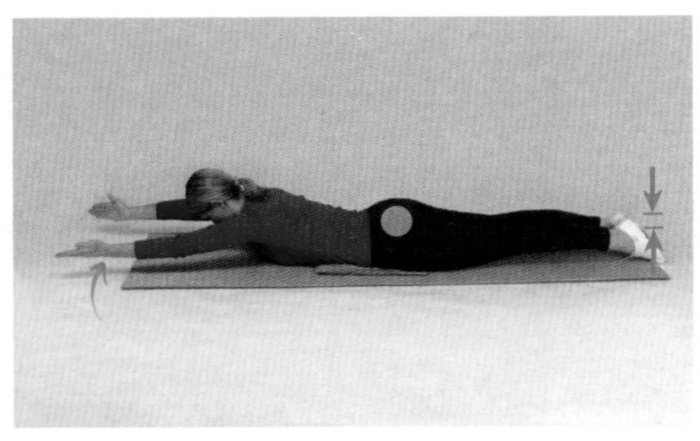

起始姿势

- 俯卧，将靠垫置于腹部下方；
- 双腿伸直；
- 脚背贴地；
- 双臂举过头顶，紧贴地面向前伸直；
- 掌心向上。

动作要领

- 双脚并拢；
- 双腿绷紧；
- 收紧臀肌；
- 腹部回缩；
- 抬起双臂；
- 头部稍稍抬起，使鼻子不要触地；
- 目视地面；
- 保持这个姿势片刻；
- 头部和双臂回到原位；
- 全身慢慢放松。

重复次数

- 3 次。

! 注意事项

- 双臂上抬至齐身高度；
- 目视地面；
- 保持呼吸。

练习五

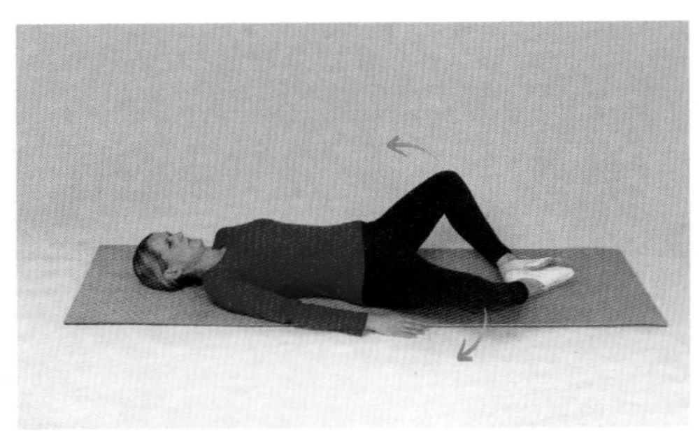

起始姿势

- 仰卧；
- 双腿伸直；
- 双臂平放于身体两侧。

动作要领

拉伸练习

- 双腿弯曲；
- 左右两侧脚底紧贴在一起；
- 双膝分开，轻轻向身体外侧拉伸；
- 保持这个姿势片刻；
- 双膝慢慢并拢；
- 双腿伸直；
- 全身慢慢放松。

重复次数

- 2 次。

! 注意事项

- 拉伸时注意用力适中，避免拉伤肌肉；
- 保持呼吸。

练习六

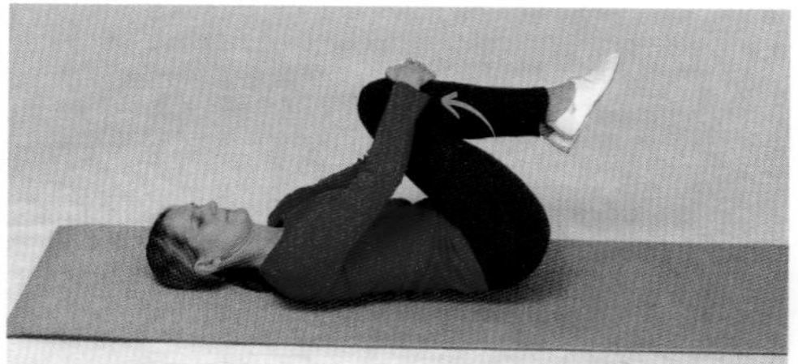

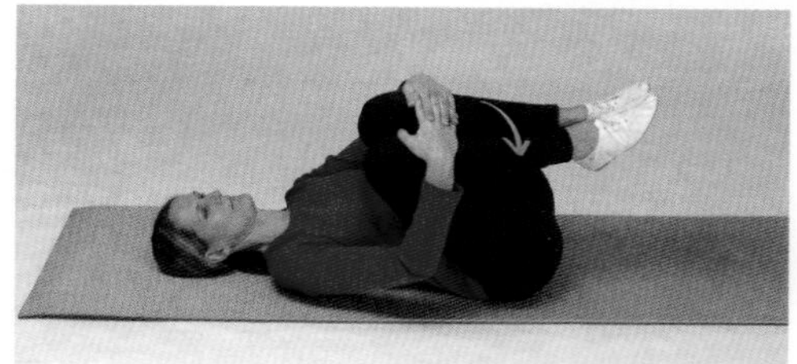

起始姿势

- 仰卧；
- 双腿弯曲；
- 双脚着地；
- 双臂平放于身体两侧。

动作要领

- 双腿朝腹部方向弯曲；
- 双手抱膝；
- 如果膝盖有疼痛感，可以把双手放在腘窝处；
- 背部贴地，身体微微向左右两侧摇晃。

重复次数

- 来回摆动几次。

! 注意事项

- 身体不要倒向一侧；
- 头部不要离开地面。

练习七

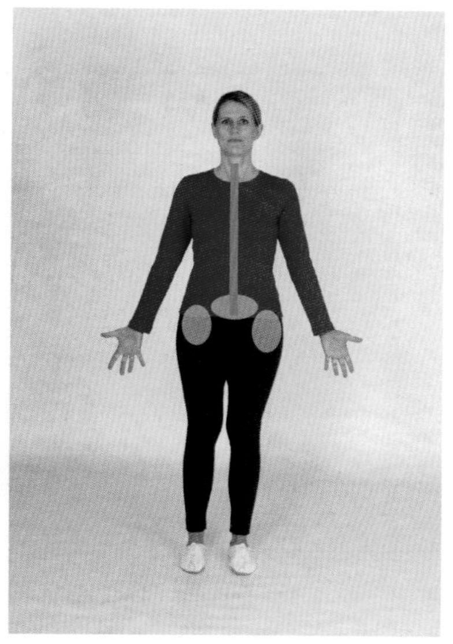

起始姿势

- 站好，保持身体稳定；
- 双脚分开，与髋同宽；
- 脚尖朝前。

动作要领

- 收紧腹肌和臀肌；
- 腿部肌肉绷紧；
- 肩部微微向后伸展；
- 挺直背部；
- 手臂外旋；
- 双臂微微外展；
- 十指张开；
- 头部和颈部尽可能向上伸展；
- 保持这个姿势，从 1 数到 10；
- 全身放松。

重复次数

- 3 次。

! 注意事项

- 头部不要后仰；
- 下巴微微朝胸部方向内收；
- 保持呼吸。

24 第二十四个练习日

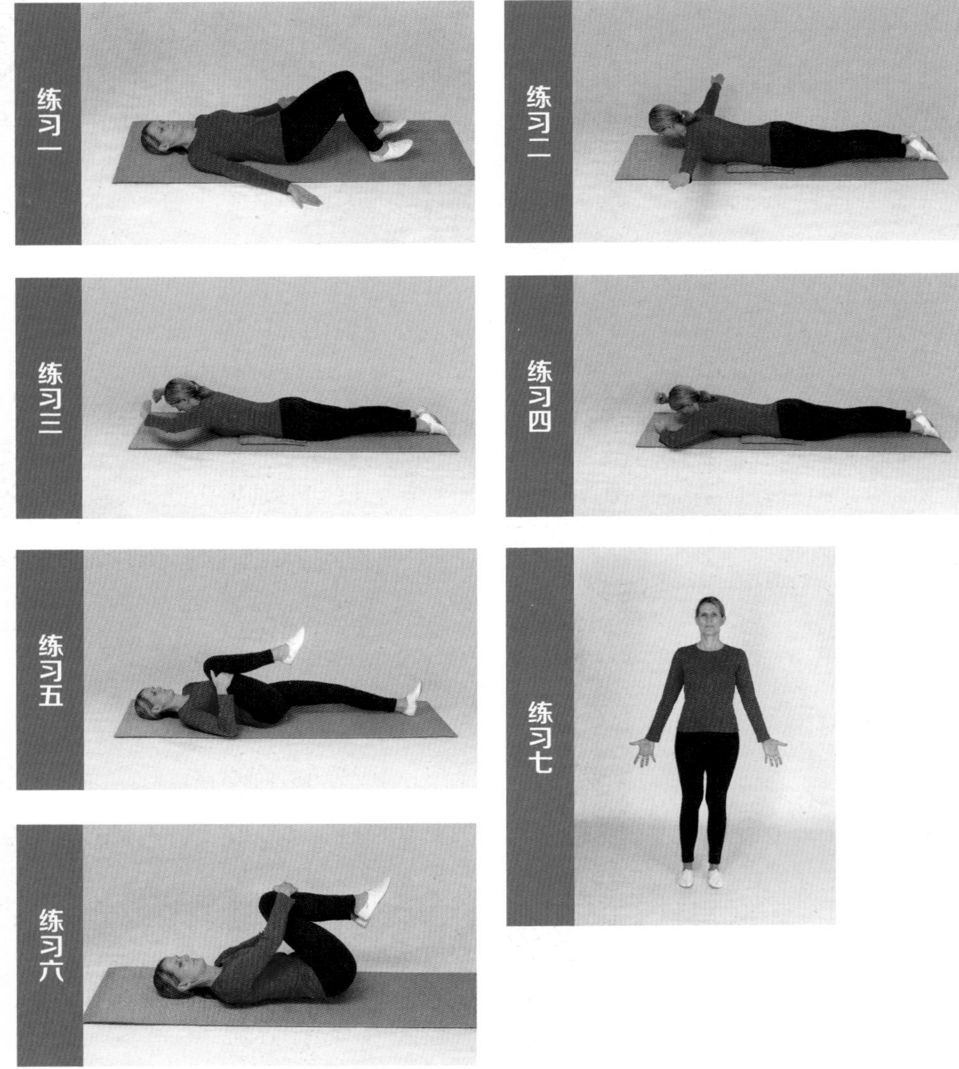

练习效果

练习	效果
一	**基础张力训练** • 强化腹肌 • 拉伸伸展和支撑脊柱的肌肉 • 缓解椎间盘压力 • 强化腿部、手臂、肩部肌肉和颈后肌群
二	• 强化腿部、臀部和腹部肌肉 • 强化背部、肩部、手臂肌肉和颈后肌群
三	• 强化腿部、臀部和腹部肌肉 • 强化背部、肩部、手臂肌肉和颈后肌群
四	• 强化腿部、臀部和腹部肌肉 • 强化背部、肩部、手臂肌肉和颈后肌群
五	• 拉伸背部和大腿后侧肌肉（腘绳肌）
六	• 放松背部肌肉和脊柱
七	• 全身张力训练 • 直立拉伸

关于练习五的提示

弯曲的那条腿朝腹部方向拉伸时，伸直的那条腿如果微微抬离地面，提示髋屈肌（髂腰肌）缩短。

关于髂腰肌的建议

髂腰肌由腰大肌和髂肌组成。

髂腰肌主要位于腹部，起于第 1 ~ 5 腰椎和髂窝，止于股骨小转子。

髂腰肌的功能：使髋关节前屈，参与大腿的外旋和内收。

当双腿固定时，髂腰肌能够使骨盆和躯干前屈，让身体从仰卧位变为坐位。

练习一

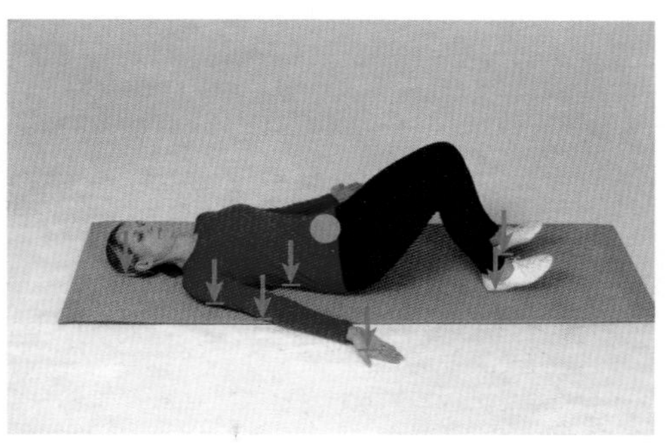

起始姿势

- 仰卧；
- 双腿弯曲；
- 脚跟着地；
- 双臂伸直，在身体两侧微微外展；
- 掌心向上。

动作要领

- 收紧腹肌；
- 下背部向地面下压；
- 脚跟向地面下压；
- 双臂和双手向地面下压；
- 头部向地面下压；
- 保持这个姿势，从 1 数到 10；
- 全身放松，从 1 数到 5；
- 重复上述动作。

重复次数

- 3 次。

! 注意事项

- 保持呼吸。

练习二

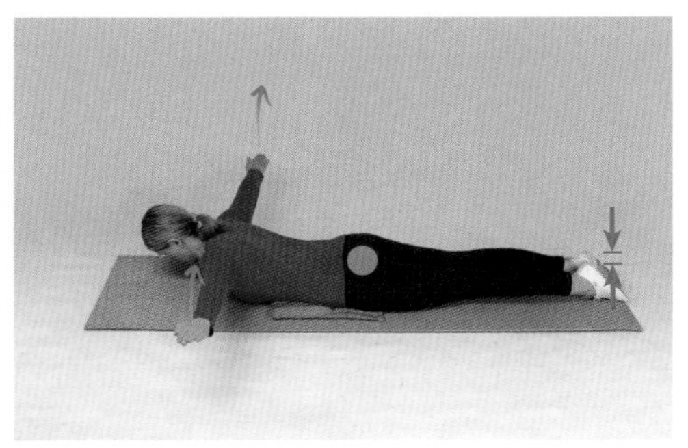

起始姿势

- 俯卧，将靠垫置于腹部下方；
- 双腿伸直；
- 脚背贴地；
- 双手置于额头下方。

动作要领

- 双脚并拢；
- 双腿绷紧；
- 收紧臀肌；
- 腹部回缩；
- 抬起头部和双臂；
- 目视地面；
- 双臂上抬至齐身高度，并向身体两侧外展；
- 双手置于头部后方；
- 双臂再向身体两侧外展；
- 双手置于额头下方；
- 头部和双臂回到原位；
- 缓缓全身放松。

重复次数

- 3 次。

! 注意事项

- 双臂上抬至齐身高度；
- 目视地面；
- 保持呼吸。

练习三

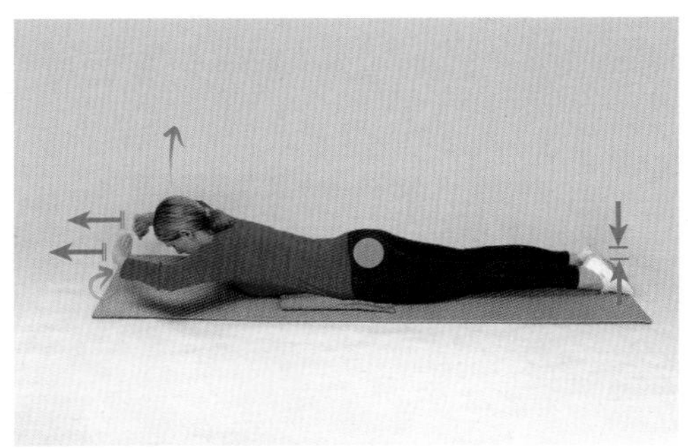

起始姿势

- 俯卧，将靠垫置于腹部下方；
- 双腿伸直；
- 脚背贴地；
- 双臂平放于地面，双手在头部前方触碰，双臂形成半圆。

动作要领

- 双脚并拢；
- 双腿绷紧；
- 收紧臀肌；
- 腹部回缩；
- 双手伸腕；
- 头部和双臂抬起；
- 掌心朝前；
- 做出前推的动作；
- 肘部保持弯曲；
- 保持这个姿势片刻；
- 头部和双臂回到原位；
- 全身慢慢放松。

重复次数

- 3 次。

! 注意事项

- 目视地面；
- 保持呼吸。

练习四

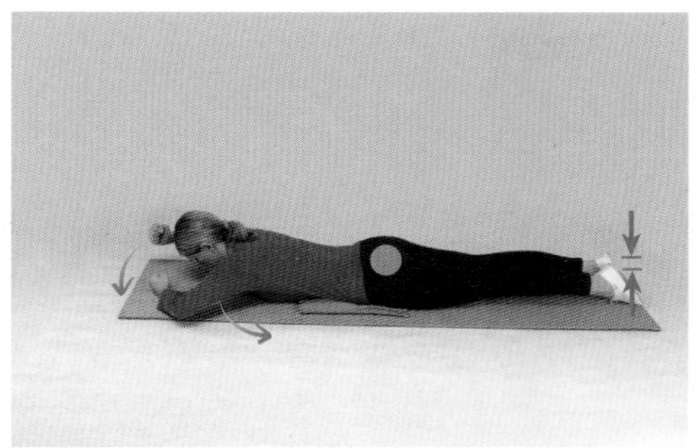

起始姿势

- 俯卧，将靠垫置于腹部下方；
- 双腿伸直；
- 脚背贴地；
- 双臂平放于地面，双手在头部前方触碰，双臂形成半圆。

动作要领

- 双脚并拢；
- 双腿绷紧；
- 收紧臀肌；
- 腹部回缩；
- 双手握拳；
- 双拳捶地；
- 头部稍稍抬起，使鼻子不要触地；
- 下巴朝胸部方向内收；
- 头部和双臂回到原位；
- 全身慢慢放松。

重复次数

- 3 次。

! 注意事项

- 注意双腿绷紧；
- 双脚不要离开地面；
- 保持呼吸。

练习五

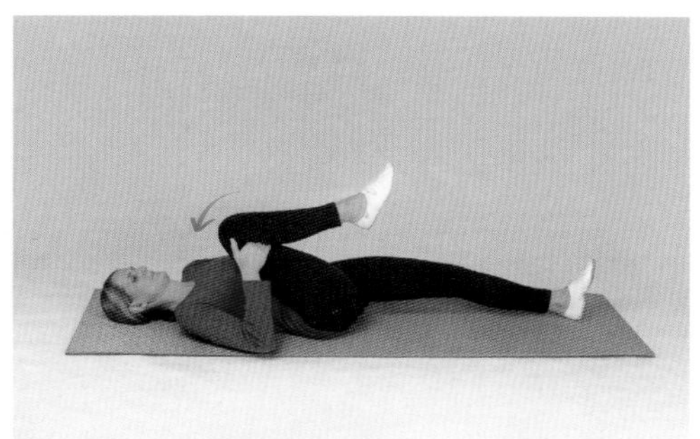

起始姿势

- 仰卧；
- 双腿伸直；
- 双臂平放于身体两侧。

动作要领

拉伸练习

- 右腿朝腹部方向弯曲；
- 双手置于右腿腘窝处，轻轻将右腿朝腹部方向拉伸；
- 头部紧贴地面；
- 保持这个姿势片刻；
- 松开双手；
- 右腿和双臂回到原位。

重复次数

- 双腿交替练习 2 次。

! 注意事项

- 保持呼吸。

练习六

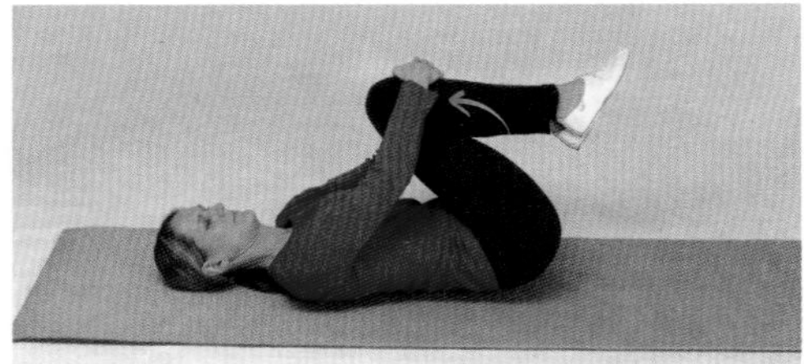

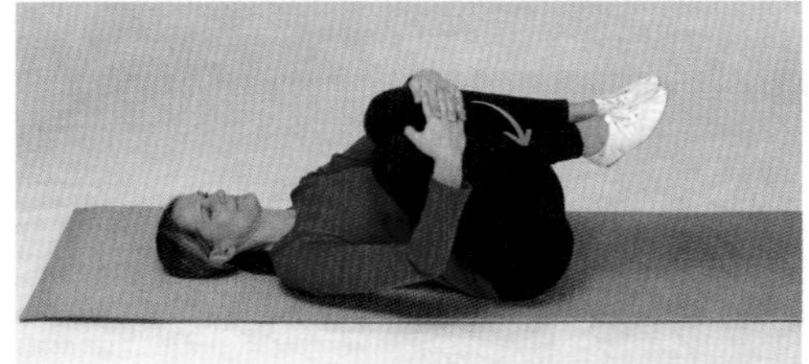

起始姿势

- 仰卧；
- 双腿弯曲；
- 双脚着地；
- 双臂平放于身体两侧。

动作要领

- 双腿朝腹部方向弯曲；
- 双手抱膝；
- 如果膝盖有疼痛感，可以把双手放在腘窝处；
- 背部贴地，身体微微向左右两侧摇晃。

重复次数

- 来回摆动几次。

! 注意事项

- 身体不要倒向一侧；
- 头部不要离开地面。

练习七

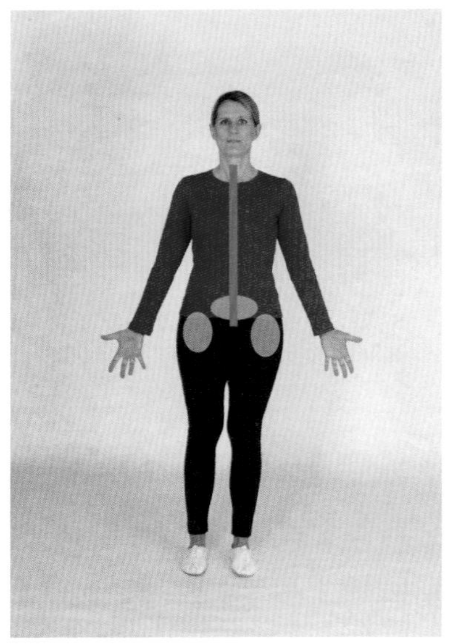

起始姿势

- 站好，保持身体稳定；
- 双脚分开，与髋同宽；
- 脚尖朝前。

动作要领

- 收紧腹肌和臀肌；
- 腿部肌肉绷紧；
- 肩部微微向后伸展；
- 挺直背部；
- 手臂外旋；
- 双臂微微外展；
- 十指张开；
- 头部和颈部尽可能向上伸展；
- 保持这个姿势，从 1 数到 10；
- 全身放松。

重复次数

- 3 次。

! 注意事项

- 头部不要后仰；
- 下巴微微朝胸部方向内收；
- 保持呼吸。

25 第二十五个练习日

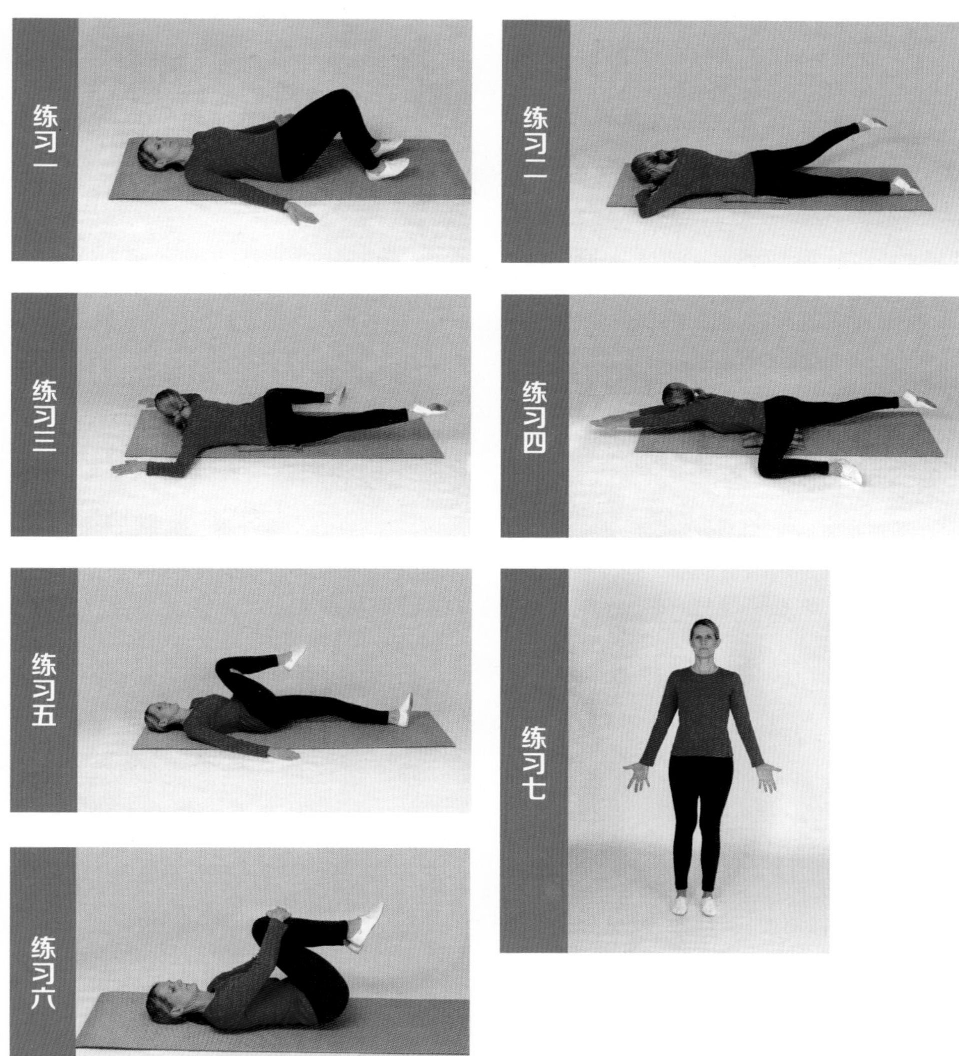

练习效果

练习	效果
一	**基础张力训练** • 强化腹肌 • 拉伸伸展和支撑脊柱的肌肉 • 缓解椎间盘压力 • 强化腿部、手臂、肩部肌肉和颈后肌群
二	• 强化腿部和臀部肌肉 • 拉伸腹部、腿部和背部肌肉
三	• 强化颈后肌群，以及背部、臀部和腿部肌肉 • 轻轻拉伸弯曲腿的髋部和大腿
四	• 在对角线方向拉伸手臂、肩部、背部和腿部肌肉 • 轻轻拉伸弯曲腿的髋部和大腿
五	• 拉伸大腿外侧肌群 • 拉伸臀部和下背部肌肉
六	• 放松背部肌肉和脊柱
七	• 全身张力训练 • 直立拉伸

练习一

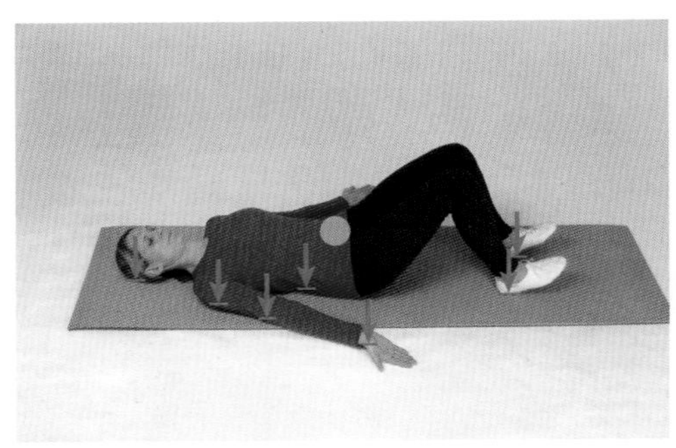

起始姿势

- 仰卧；
- 双腿弯曲；
- 脚跟着地；
- 双臂伸直，在身体两侧微微外展；
- 掌心向上。

动作要领

- 收紧腹肌；
- 下背部向地面下压；
- 脚跟向地面下压；
- 双臂和双手向地面下压；
- 头部向地面下压；
- 保持这个姿势，从 1 数到 10；
- 全身放松，从 1 数到 5；
- 重复上述动作。

重复次数

- 3 次。

! 注意事项

- 保持呼吸。

练习二

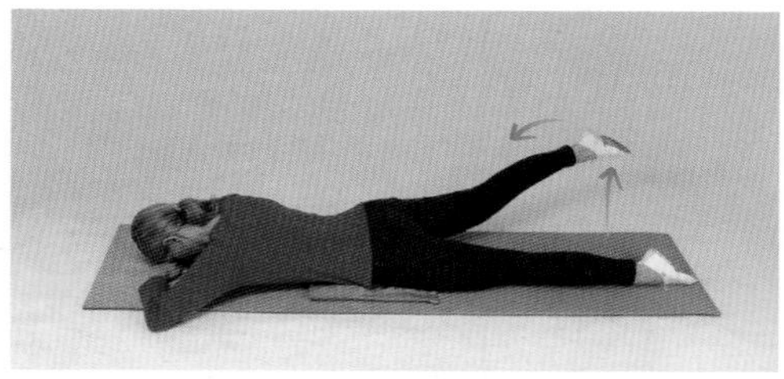

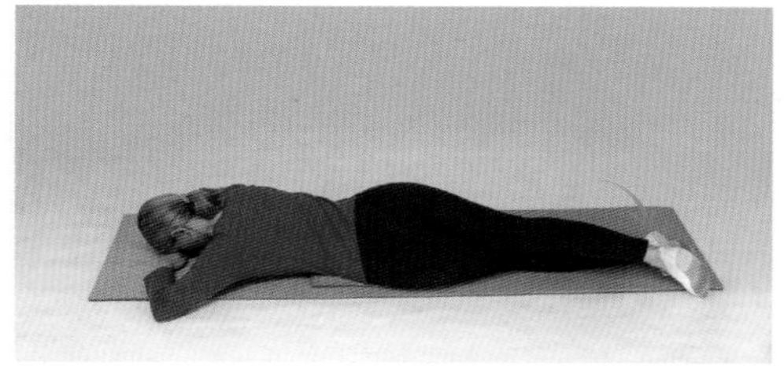

起始姿势

- 俯卧，将靠垫置于腹部下方；
- 双腿伸直；
- 脚背贴地；
- 双手置于额头下方。

动作要领

- 右腿上抬至齐身高度；
- 右腿慢慢外展；
- 右腿收回，伸直，放在左腿上；
- 右脚越过左脚，右脚尖点地；
- 抬起右腿，放回原位；
- 全身慢慢放松。

重复次数

- 双腿交替练习 4 次。

! 注意事项

- 腿上抬至齐身高度；
- 保持呼吸。

练习三

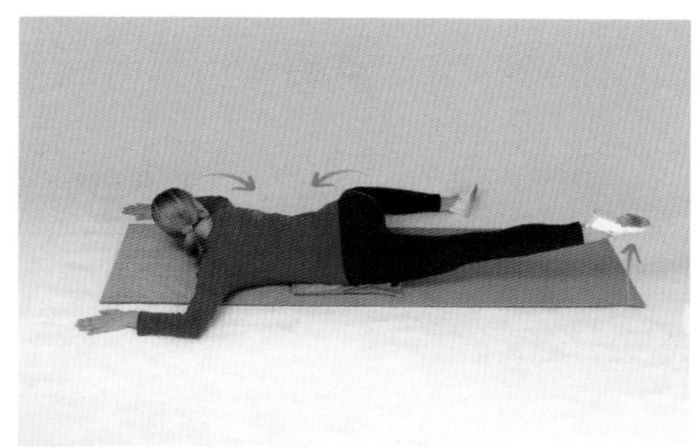

起始姿势

- 俯卧，将靠垫置于腹部下方；
- 双腿伸直；
- 脚背贴地；
- 双臂呈“U”形，即双臂外展，与肩平齐，肘部弯曲成直角。

动作要领

- 右腿紧贴地面，向体侧屈膝；
- 勾起右脚背；
- 头部抬起，视线越过右肩，看向右膝和右脚；
- 左腿伸直，上抬至齐身高度；
- 保持这个姿势片刻；
- 头部和双腿回到原位；
- 全身慢慢放松。

重复次数

- 双腿交替练习 4 次。

! 注意事项

- 头部转向一侧时动作要轻缓；
- 保持呼吸。

练习四

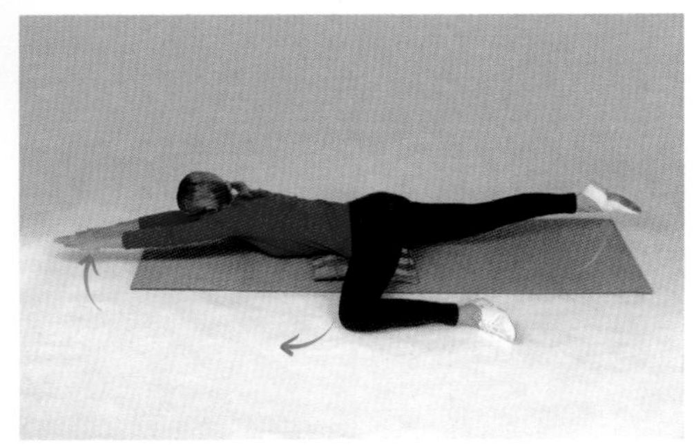

起始姿势

- 俯卧，将靠垫置于腹部下方；
- 双腿伸直；
- 脚背贴地；
- 双臂举过头顶，紧贴地面向前伸直。

动作要领

- 左腿紧贴地面，向体侧屈膝；
- 头部稍稍抬起，使鼻子不要触地；
- 左臂和右腿伸直，上抬至齐身高度；
- 保持这个姿势片刻；
- 头部、左臂和右腿回到原位；
- 左腿回到原位；
- 全身慢慢放松。

重复次数

- 左右两侧交替练习 4 次。

! 注意事项

- 手臂和腿上抬至齐身高度；
- 保持呼吸。

练习五

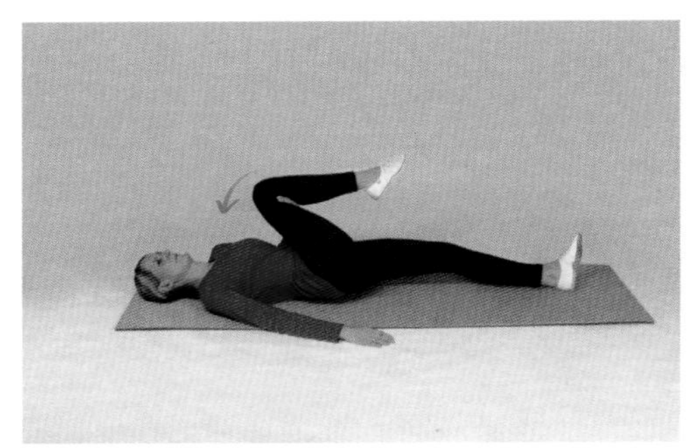

起始姿势

- 仰卧；
- 双腿伸直；
- 双臂平放于身体两侧。

动作要领

拉伸练习

- 右腿朝腹部方向弯曲；
- 左手于腘窝处抓住右腿；
- 将右腿轻轻朝左肩方向拉；
- 保持这个姿势片刻；
- 松开左手，右腿回到原位；
- 全身慢慢放松。

重复次数

- 双腿交替练习 4 次。

! 注意事项

- 拉伸时注意用力适中，避免拉伤肌肉；
- 保持呼吸。

练习六

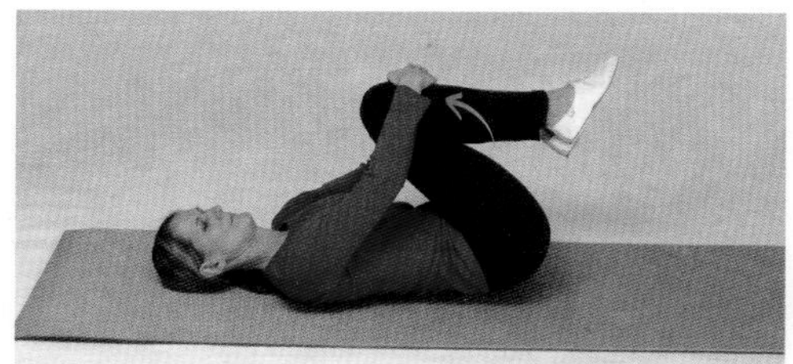

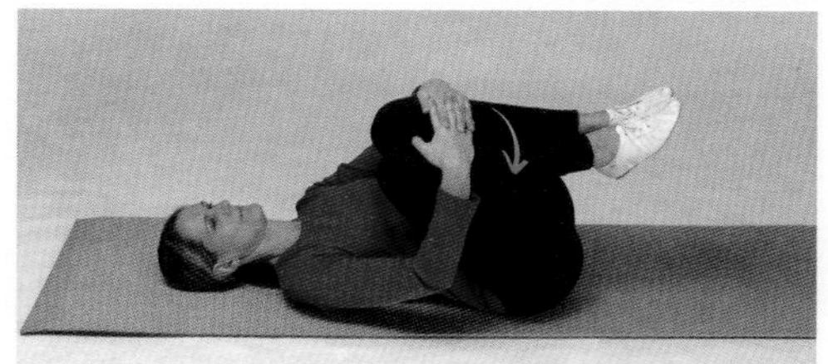

起始姿势

- 仰卧；
- 双腿弯曲；
- 双脚着地；
- 双臂平放于身体两侧。

动作要领

- 双腿朝腹部方向弯曲；
- 双手抱膝；
- 如果膝盖有疼痛感，可以把双手放在腘窝处；
- 背部贴地，身体微微向左右两侧摇晃。

重复次数

- 来回摆动几次。

! 注意事项

- 身体不要倒向一侧；
- 头部不要离开地面。

练习七

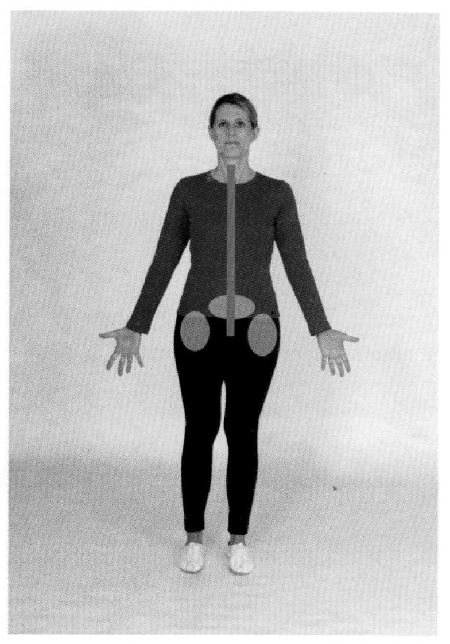

起始姿势

- 站好，保持身体稳定；
- 双脚分开，与髋同宽；
- 脚尖朝前。

动作要领

- 收紧腹肌和臀肌；
- 腿部肌肉绷紧；
- 肩部微微向后伸展；
- 挺直背部；
- 手臂外旋；
- 双臂微微外展；
- 十指张开；
- 头部和颈部尽可能向上伸展；
- 保持这个姿势，从 1 数到 10；
- 全身放松。

重复次数

- 3 次。

! 注意事项

- 头部不要后仰；
- 下巴微微朝胸部方向内收；
- 保持呼吸。

26 第二十六个练习日

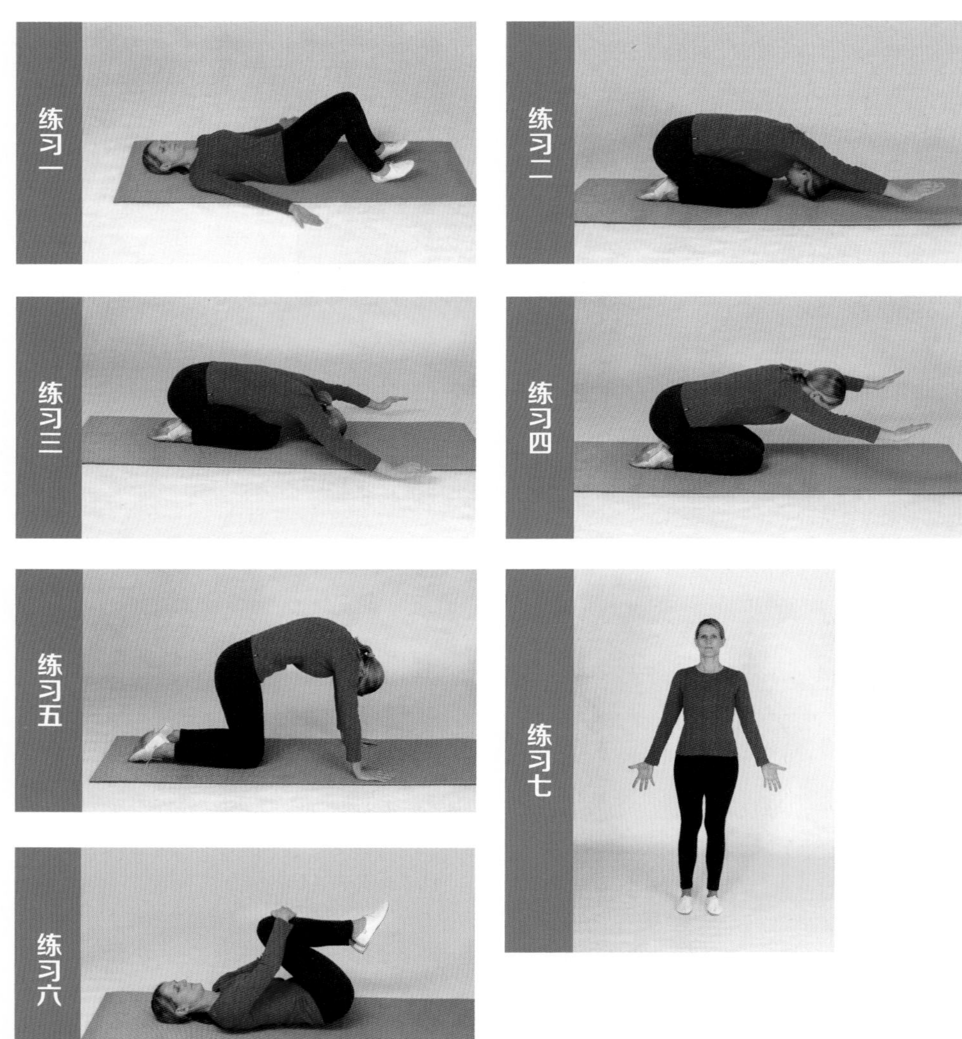

练习效果

练习	效果
一	**基础张力训练** • 强化腹肌 • 拉伸伸展和支撑脊柱的肌肉 • 缓解椎间盘压力 • 强化腿部、手臂、肩部肌肉和颈后肌群
二	• 保持骨盆位置不变时，拉伸脊柱和背部肌肉 • 强化肩部和背部（尤其是胸椎区域，姿势不当容易引起脊柱过度前凸）肌肉
三	• 与练习二的效果相同，但强度更高，因为练习时双臂都要伸直
四	• 保持骨盆位置不变时，拉伸脊柱和背部肌肉 • 强化肩部、手臂、背部（尤其是胸椎区域）肌肉和颈后肌群
五	• 结合呼吸练习来激活脊柱
六	• 放松背部肌肉和脊柱
七	• 全身张力训练 • 直立拉伸

关于练习五的提示

四肢着地呈跪姿，用双膝和双手支撑身体，这个姿势起到保护脊柱的作用。与直立姿势相比，这个姿势能够减轻椎间盘的压力。

练习一

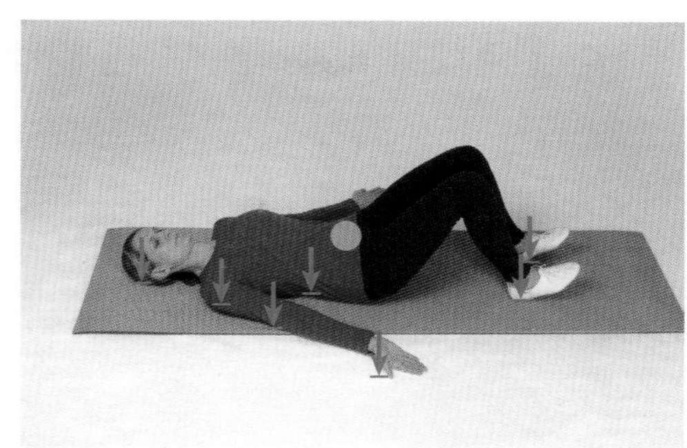

起始姿势

- 仰卧；
- 双腿弯曲；
- 脚跟着地；
- 双臂伸直，在身体两侧微微外展；
- 掌心向上。

动作要领

- 收紧腹肌；
- 下背部向地面下压；
- 脚跟向地面下压；
- 双臂和双手向地面下压；
- 头部向地面下压；
- 保持这个姿势，从 1 数到 10；
- 全身放松，从 1 数到 5；
- 重复上述动作。

重复次数

- 3 次。

! 注意事项

- 保持呼吸。

练习二

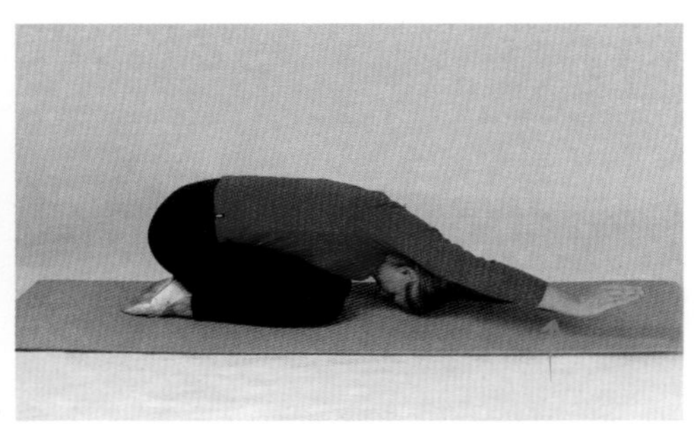

起始姿势

- 跪姿，臀部坐在脚跟上，大腿压在小腿上。

动作要领

- 上身前屈；
- 额头贴地；
- 双臂尽可能向前伸展；
- 右臂伸直，向上抬；
- 保持这个姿势片刻；
- 放下右臂；
- 全身慢慢放松。

重复次数

- 双臂交替练习 4 次。

! 注意事项

- 如果双脚有疼痛感，可以在脚下放一块垫子；
- 手臂上抬时额头不要离开地面；
- 保持呼吸。

练习三

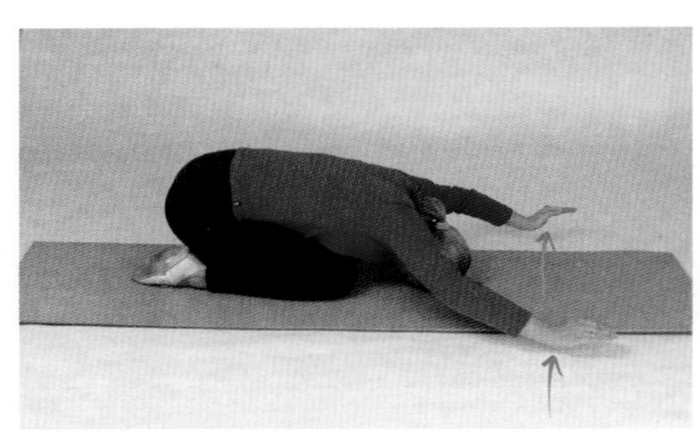

起始姿势

- 跪姿，臀部坐在脚跟上，大腿压在小腿上。

动作要领

- 上身前屈；
- 额头贴地；
- 双臂尽可能向前伸展；
- 双臂伸直，向上抬；
- 保持这个姿势片刻；
- 放下双臂；
- 全身慢慢放松。

重复次数

- 4 次。

! 注意事项

- 如果双脚有疼痛感，可以在脚下放一块垫子；
- 手臂上抬时额头不要离开地面；
- 保持呼吸。

练习四

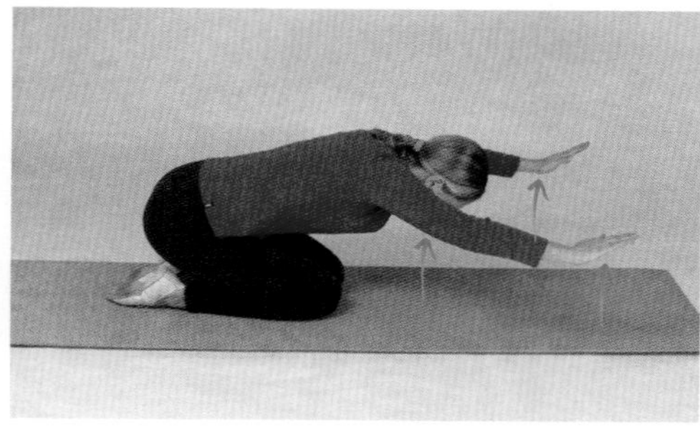

起始姿势

- 跪姿，臀部坐在脚跟上，大腿压在小腿上。

动作要领

- 上身前屈；
- 额头贴地；
- 双臂尽可能向前伸展；
- 双臂伸直，向上抬；
- 头部向上抬起；
- 保持这个姿势片刻；
- 头部和双臂回到原位；
- 全身慢慢放松。

重复次数

- 4 次。

! 注意事项

- 目视地面；
- 臀部尽可能坐在脚跟上；
- 保持呼吸。

练习五

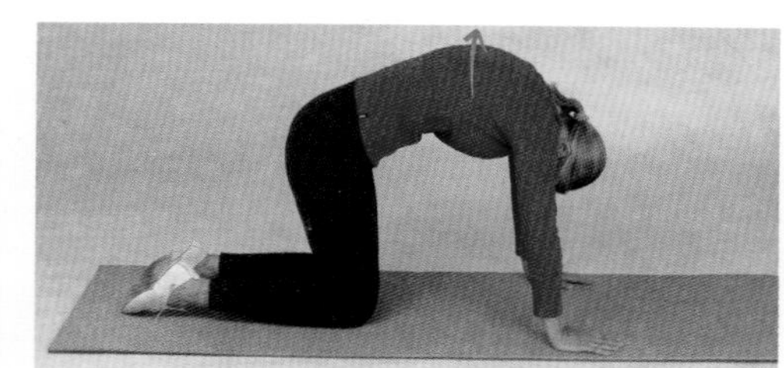

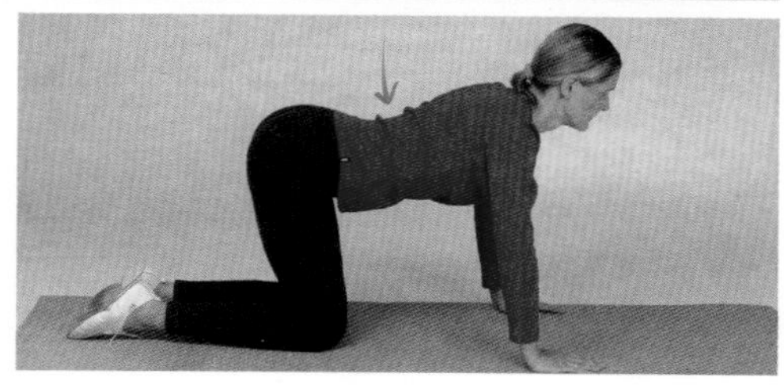

起始姿势

- 四肢着地呈跪姿，用双膝和双手支撑身体；
- 双手置于肩关节下方；
- 双膝置于髋关节下方；
- 头部伸直；
- 目视地面。

动作要领

- 收紧腹肌；
- 腹部回缩；
- 微微弓起背部；
- 放松腹肌；
- 轻轻使背部下凹；
- 背部下凹时吸气；
- 背部弓起时呼气。

重复次数

- 3 ~ 5 次。

! 注意事项

- 练习时，动作要轻柔流畅；
- 运动时注意呼吸的节奏。

练习六

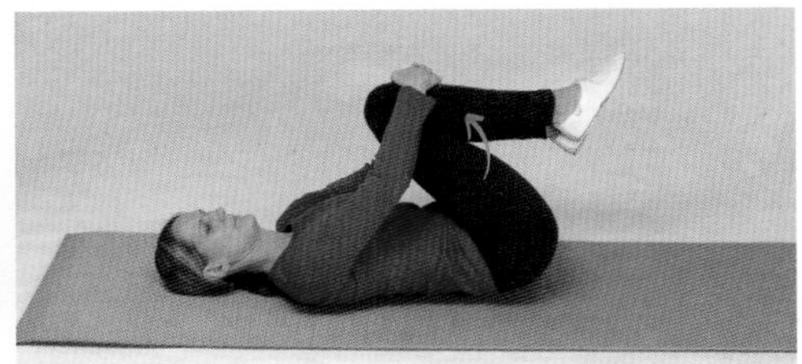

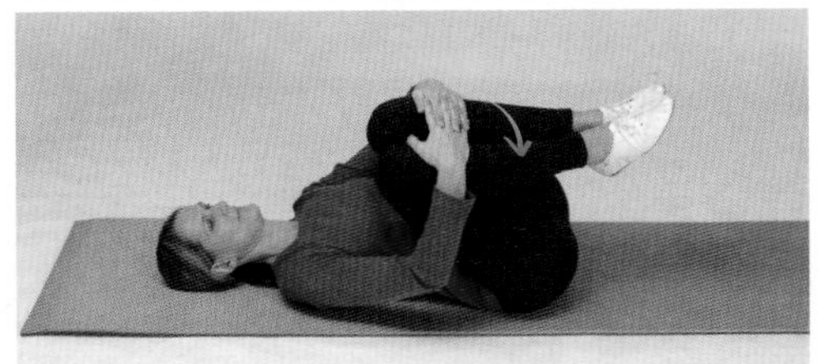

起始姿势

- 仰卧；
- 双腿弯曲；
- 双脚着地；
- 双臂平放于身体两侧。

动作要领

- 双腿朝腹部方向弯曲；
- 双手抱膝；
- 如果膝盖有疼痛感，可以把双手放在腘窝处；
- 背部贴地，身体微微向左右两侧摇晃。

重复次数

- 来回摆动几次。

! 注意事项

- 身体不要倒向一侧；
- 头部不要离开地面。

练习七

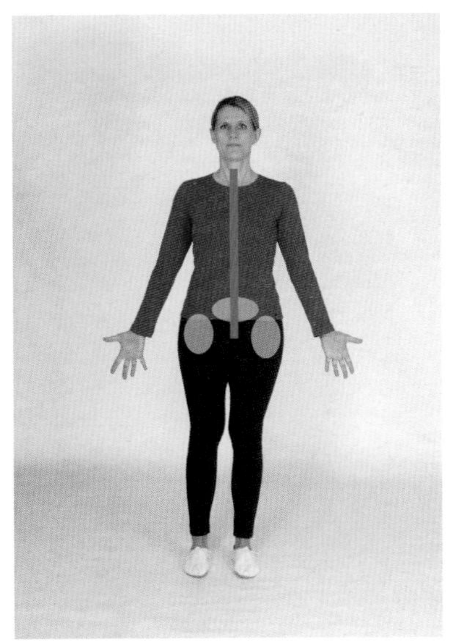

起始姿势

- 站好，保持身体稳定；
- 双脚分开，与髋同宽；
- 脚尖朝前。

动作要领

- 收紧腹肌和臀肌；
- 腿部肌肉绷紧；
- 肩部微微向后伸展；
- 挺直背部；
- 手臂外旋；
- 双臂微微外展；
- 十指张开；
- 头部和颈部尽可能向上伸展；
- 保持这个姿势，从 1 数到 10；
- 全身放松。

重复次数

- 3 次。

! 注意事项

- 头部不要后仰；
- 下巴微微朝胸部方向内收；
- 保持呼吸。

27 第二十七个练习日

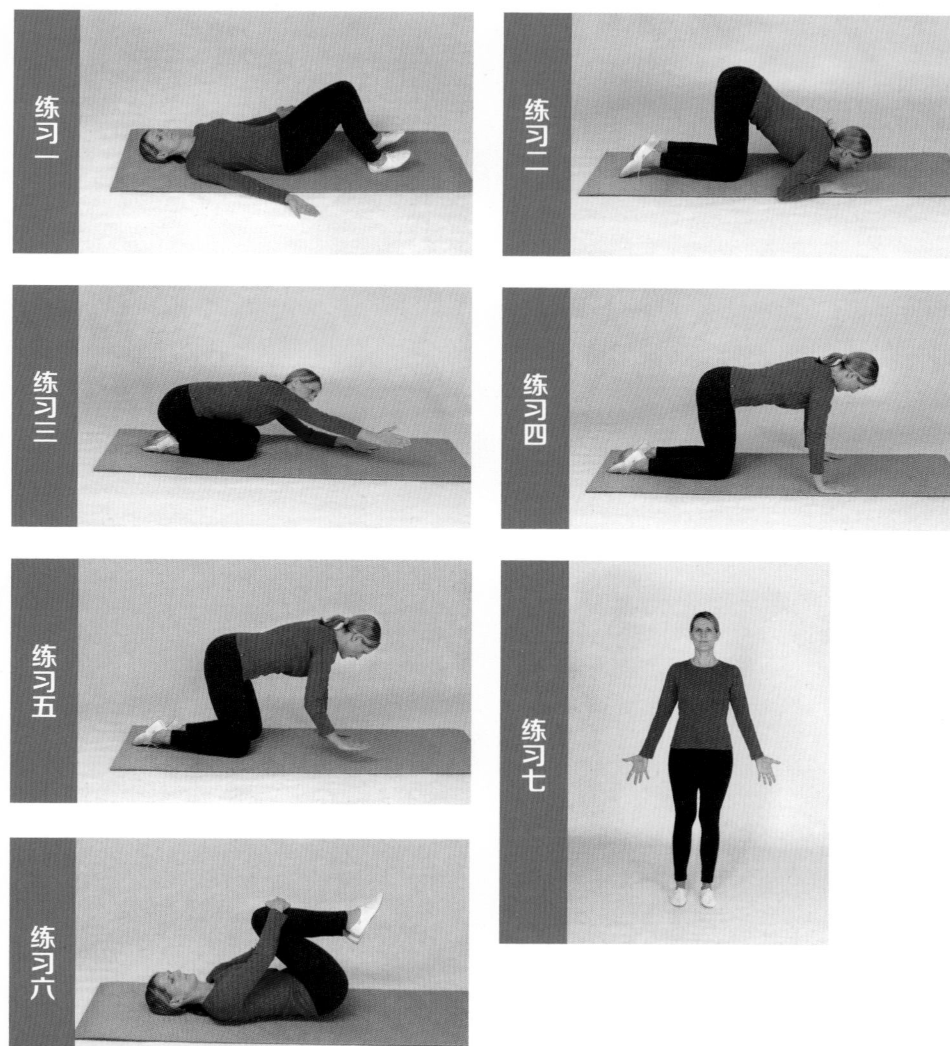

练习效果

练习	效果
一	**基础张力训练** • 强化腹肌 • 拉伸伸展和支撑脊柱的肌肉 • 缓解椎间盘压力 • 强化腿部、手臂、肩部肌肉和颈后肌群
二	• 身体向前推时，强化腿部、背部、手臂肌肉和颈后肌群 • 身体向后坐时，拉伸背部肌肉和脊柱
三	• 保持骨盆位置不变时，强化胸椎、背部、肩部、手臂肌肉和颈后肌群
四	• 通过有意识的张力训练来增强身体的稳定性
五	• 增强背部和骨盆的稳定性
六	• 放松背部肌肉和脊柱
七	• 全身张力训练 • 直立拉伸

练习一

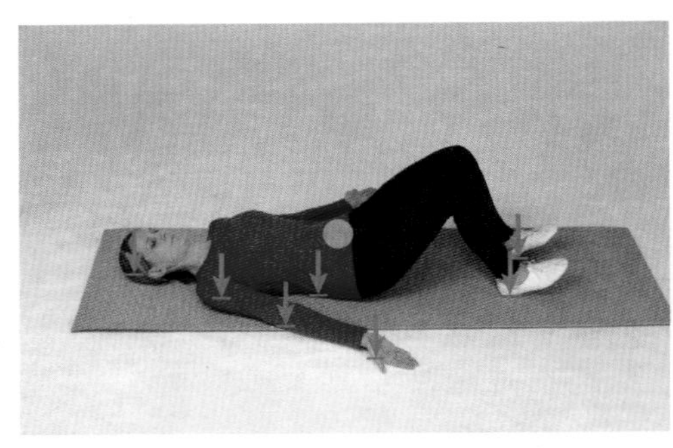

起始姿势

- 仰卧；
- 双腿弯曲；
- 脚跟着地；
- 双臂伸直，在身体两侧微微外展；
- 掌心向上。

动作要领

- 收紧腹肌；
- 下背部向地面下压；
- 脚跟向地面下压；
- 双臂和双手向地面下压；
- 头部向地面下压；
- 保持这个姿势，从 1 数到 10；
- 全身放松，从 1 数到 5；
- 重复上述动作。

重复次数

- 3 次。

! 注意事项

- 保持呼吸。

练习二

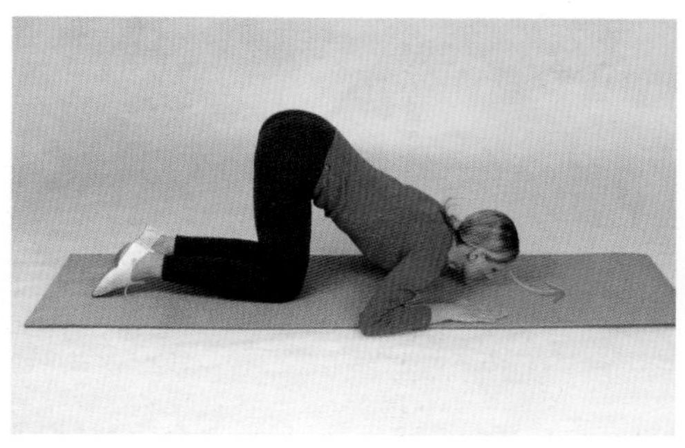

起始姿势

- 臀部坐在脚跟上，上身俯向地面；
- 双臂伸直，前臂和肘部紧贴地面，掌心向下；
- 额头贴地。

动作要领

- 臀部上抬，离开脚跟；
- 头部抬起；
- 下巴稍高于地面，向前推至手背水平；
- 弓起背部，臀部向后坐；
- 身体向前推时吸气；
- 身体向后坐时呼气。

重复次数

- 4 次。

! 注意事项

- 运动时注意呼吸的节奏。

练习三

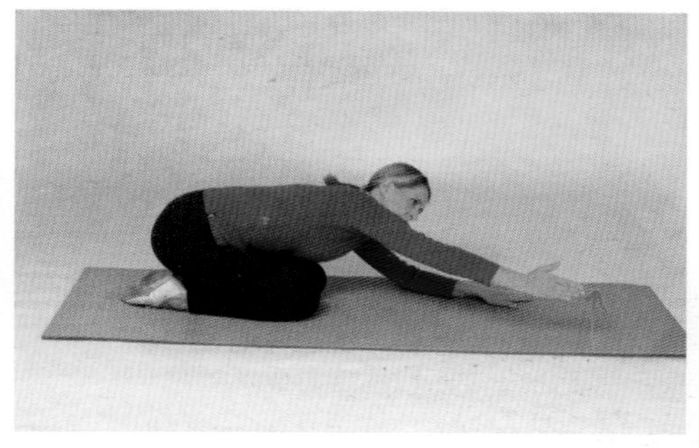

起始姿势

- 臀部坐在脚跟上，上身俯向地面；
- 双手紧贴地面；
- 双臂伸直；
- 额头贴地。

动作要领

- 抬起头部，使鼻子不要触地；
- 右手放松；
- 右臂伸直，上抬至齐身高度；
- 旋转右前臂，拇指朝上；
- 目视掌心；
- 保持这个姿势片刻；
- 头部和右臂回到原位；
- 全身慢慢放松。

重复次数

- 双臂交替练习 3 次。

! 注意事项

- 手臂上抬至齐身高度；
- 保持呼吸。

练习四

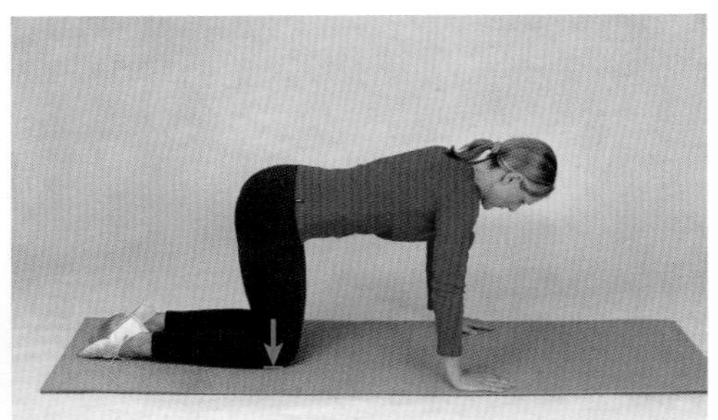

起始姿势

- 四肢着地呈跪姿，用双膝和双手支撑身体；
- 双手置于肩关节下方；
- 双膝置于髋关节下方；
- 头部伸直；
- 目视地面。

动作要领

- 双膝向地面下压；
- 保持这个姿势片刻；
- 全身慢慢放松。

重复次数

- 5 次。

! 注意事项

- 目视地面；
- 保持呼吸。

练习五

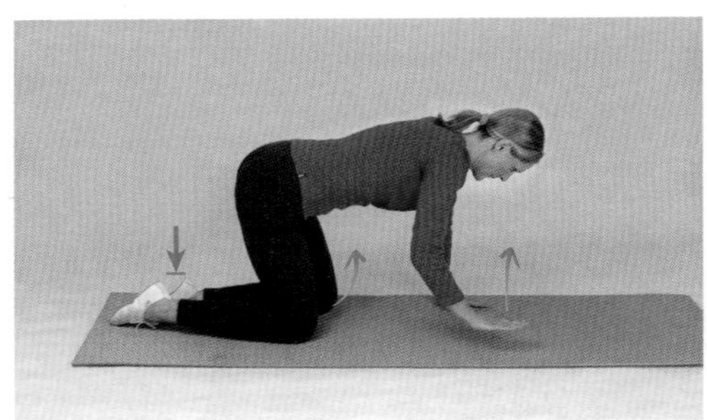

起始姿势

- 四肢着地呈跪姿，用双膝和双手支撑身体；
- 双手置于肩关节下方；
- 双膝置于髋关节下方；
- 头部伸直；
- 目视地面。

动作要领

- 左脚背向地面下压；
- 左膝稍稍抬起；
- 右手稍稍抬离地面；
- 保持这个姿势片刻；
- 左膝和右手回到原位；
- 全身慢慢放松。

重复次数

- 左右两侧交替练习 4 次。

! 注意事项

- 身体不要晃动；
- 目视地面。

练习六

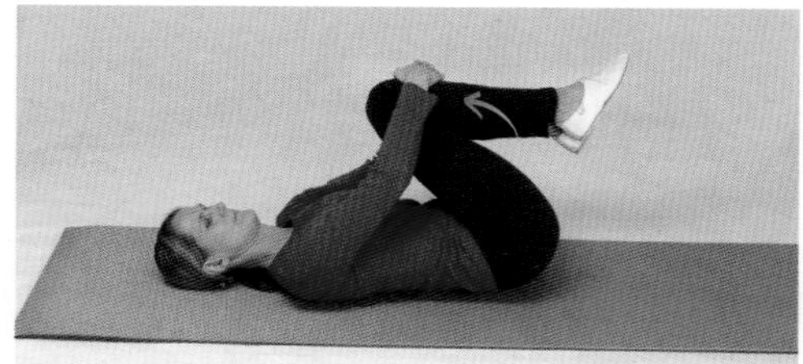

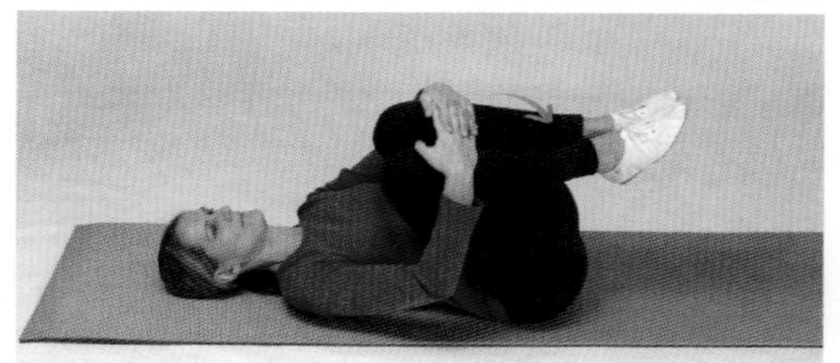

起始姿势

- 仰卧；
- 双腿弯曲；
- 双脚着地；
- 双臂平放于身体两侧。

动作要领

- 双腿朝腹部方向弯曲；
- 双手抱膝；
- 如果膝盖有疼痛感，可以把双手放在腘窝处；
- 背部贴地，身体微微向左右两侧摇晃。

重复次数

- 来回摆动几次。

! 注意事项

- 身体不要倒向一侧；
- 头部不要离开地面。

练习七

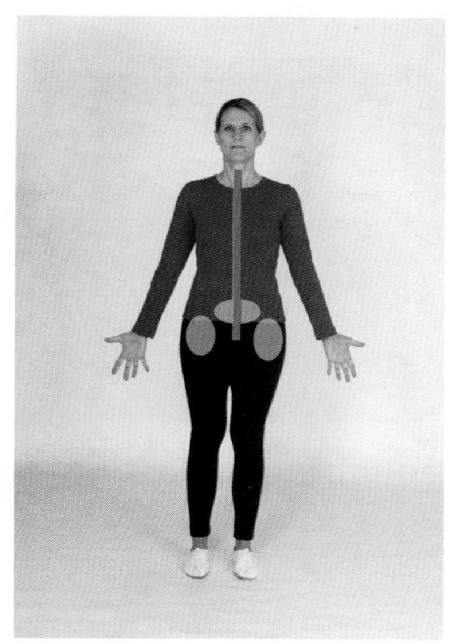

起始姿势

- 站好，保持身体稳定；
- 双脚分开，与髋同宽；
- 脚尖朝前。

动作要领

- 收紧腹肌和臀肌；
- 腿部肌肉绷紧；
- 肩部微微向后伸展；
- 挺直背部；
- 手臂外旋；
- 双臂微微外展；
- 十指张开；
- 头部和颈部尽可能向上伸展；
- 保持这个姿势，从 1 数到 10；
- 全身放松。

重复次数

- 3 次。

! 注意事项

- 头部不要后仰；
- 下巴微微朝胸部方向内收；
- 保持呼吸。

28 第二十八个练习日

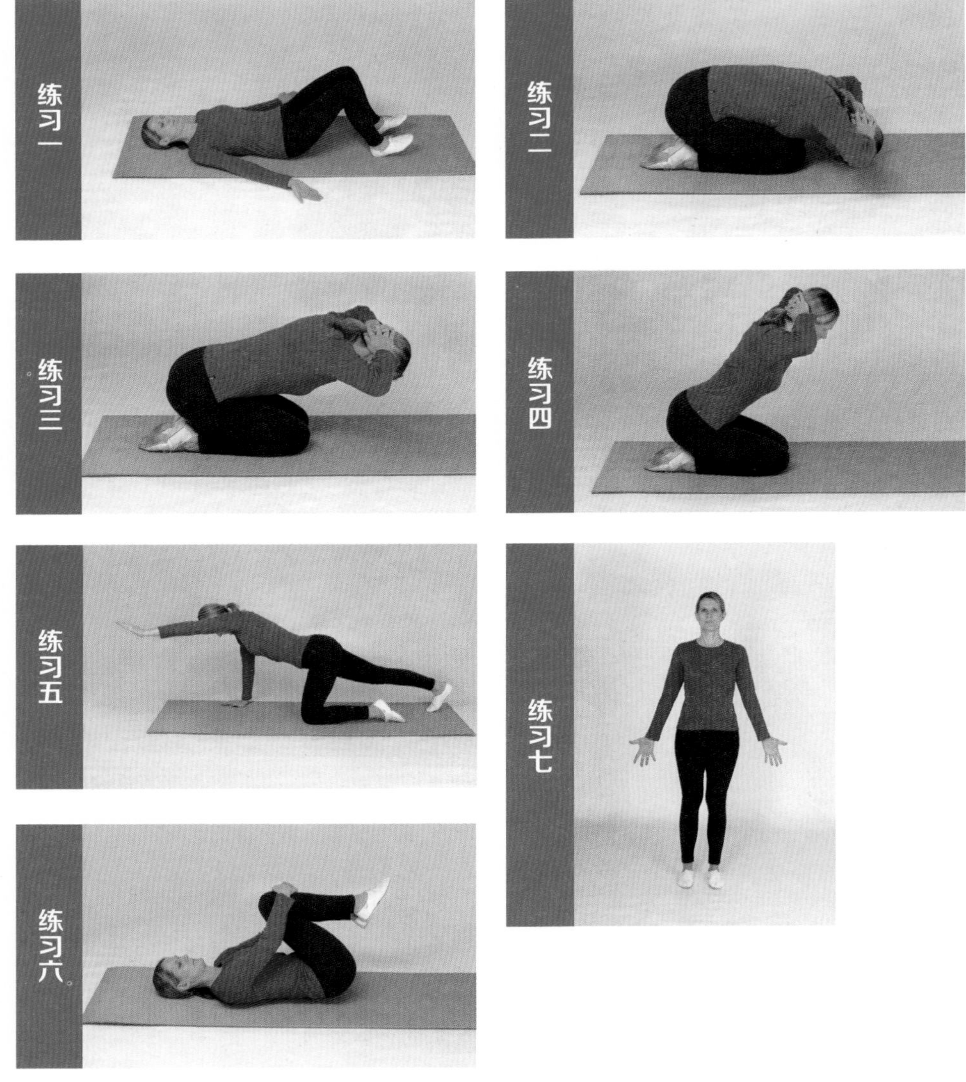

练习效果

练习	效果
一	**基础张力训练** • 强化腹肌 • 拉伸伸展和支撑脊柱的肌肉 • 缓解椎间盘压力 • 强化腿部、手臂、肩部肌肉和颈后肌群
二	• 保持骨盆位置不变时，强化背部、肩部和手臂肌肉
三	• 与练习二的效果相同，但强度更高，因为头部和胸部处于悬空状态
四	• 强化胸椎、背部、肩部和手臂肌肉（强化练习，因为练习时要保持跪坐姿势）
五	• 拉伸腿部肌肉 • 强化背部、肩部和手臂肌肉
六	• 放松背部肌肉和脊柱
七	• 全身张力训练 • 直立拉伸

关于练习四的提示

这个姿势能强化胸椎周围的肌肉，避免驼背。

练习一

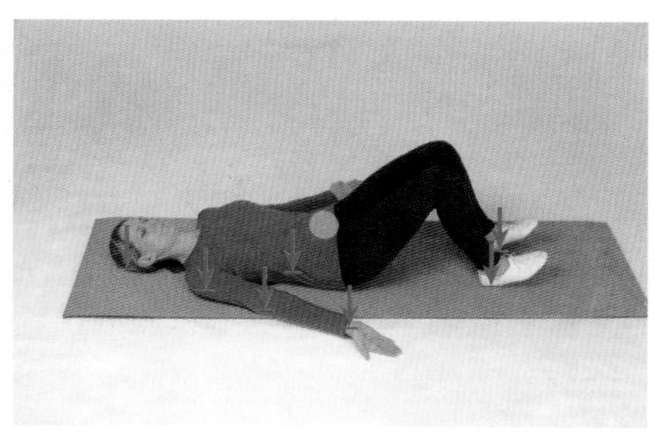

起始姿势

- 仰卧；
- 双腿弯曲；
- 脚跟着地；
- 双臂伸直，在身体两侧微微外展；
- 掌心向上。

动作要领

- 收紧腹肌；
- 下背部向地面下压；
- 脚跟向地面下压；
- 双臂和双手向地面下压；
- 头部向地面下压；
- 保持这个姿势，从 1 数到 10；
- 全身放松，从 1 数到 5；
- 重复上述动作。

重复次数

- 3 次。

! 注意事项

- 保持呼吸。

练习二

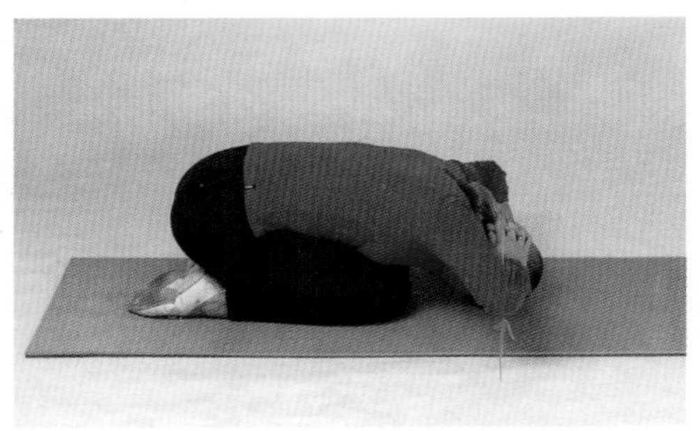

起始姿势

- 跪姿，臀部坐在脚跟上，大腿压在小腿上。

动作要领

- 上身前屈；
- 额头贴地；
- 双手放在头部后方；
- 双肘抬至齐肩高度；
- 保持这个姿势片刻；
- 放下双肘；
- 全身慢慢放松。

重复次数

- 5 次。

! 注意事项

- 臀部尽可能坐在脚跟上；
- 额头不要离开地面；
- 保持呼吸。

练习三

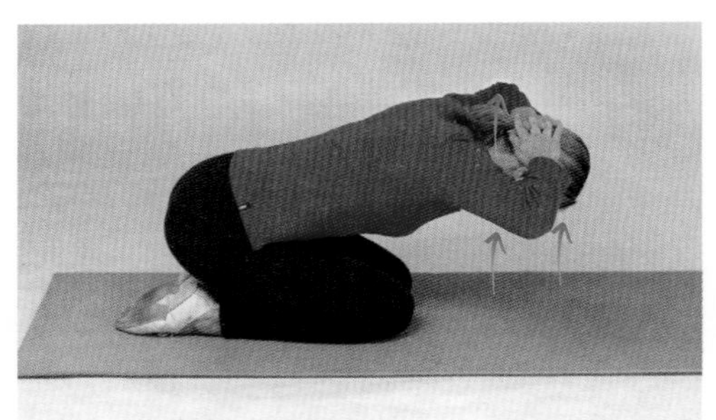

起始姿势

- 跪姿，臀部坐在脚跟上，大腿压在小腿上。

动作要领

- 上身前屈；
- 额头贴地；
- 双手放在头部后方；
- 双肘抬至齐肩高度；
- 头部向上抬起；
- 挺直背部；
- 保持这个姿势片刻；
- 头部和肘部回到原位；
- 全身慢慢放松。

重复次数

- 5 次。

! 注意事项

- 臀部尽可能坐在脚跟上；
- 目视地面；
- 保持呼吸。

练习四

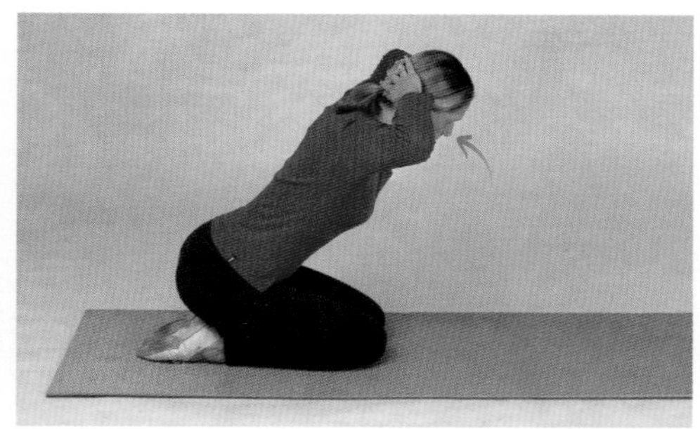

起始姿势

- 跪姿，臀部坐在脚跟上，大腿压在小腿上。

动作要领

- 上身前屈；
- 额头贴地；
- 双手放在头部后方；
- 慢慢挺直上身，回到跪坐姿势；
- 上身再慢慢前屈；
- 挺直上身时吸气；
- 上身前屈时呼气。

重复次数

- 5 次。

! 注意事项

- 臀部尽可能坐在脚跟上。

练习五

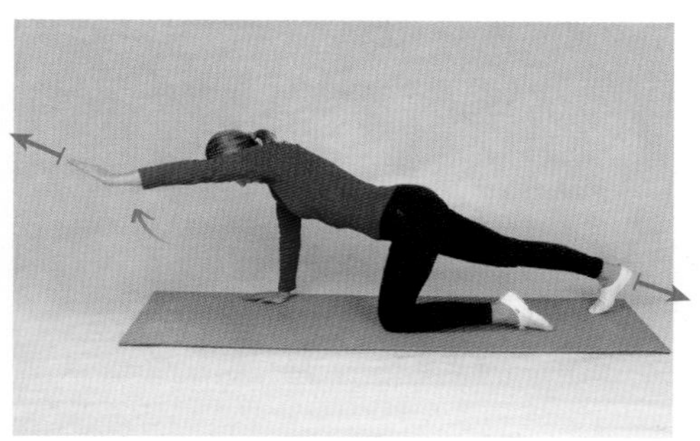

起始姿势

- 四肢着地呈跪姿，用双膝和双手支撑身体；
- 双手置于肩关节下方；
- 双膝置于髋关节下方；
- 头部伸直；
- 目视地面。

动作要领

- 右腿向后伸展；
- 右脚尖点地；
- 右脚跟向后蹬；
- 左臂于齐身高度向前伸展；
- 保持这个姿势片刻；
- 左臂和右腿回到原位；
- 全身慢慢放松。

重复次数

- 左右两侧交替练习 3 次。

! 注意事项

- 拉伸手臂和腿时，背部不要下凹；
- 收紧腹肌；
- 保持呼吸。

练习六

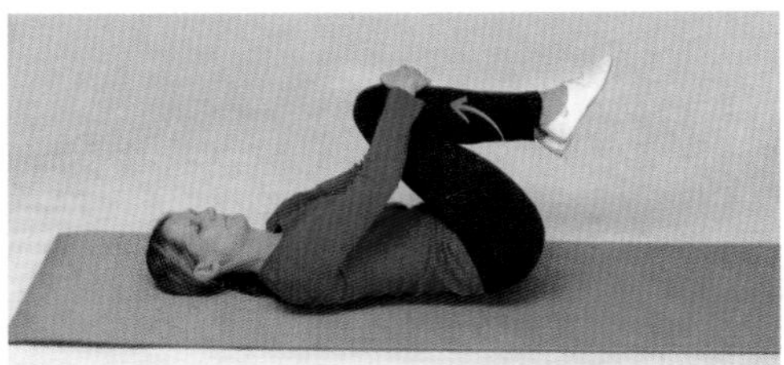

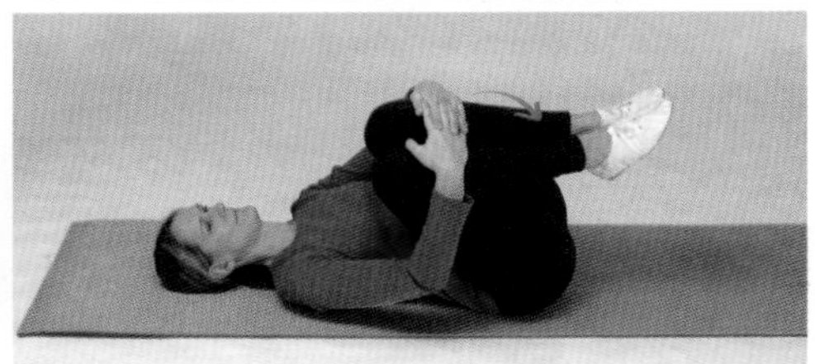

起始姿势

- 仰卧；
- 双腿弯曲；
- 双脚着地；
- 双臂平放于身体两侧。

动作要领

- 双腿朝腹部方向弯曲；
- 双手抱膝；
- 如果膝盖有疼痛感，可以把双手放在腘窝处；
- 背部贴地，身体微微向左右两侧摇晃。

重复次数

- 来回摆动几次。

! 注意事项

- 身体不要倒向一侧；
- 头部不要离开地面。

练习七

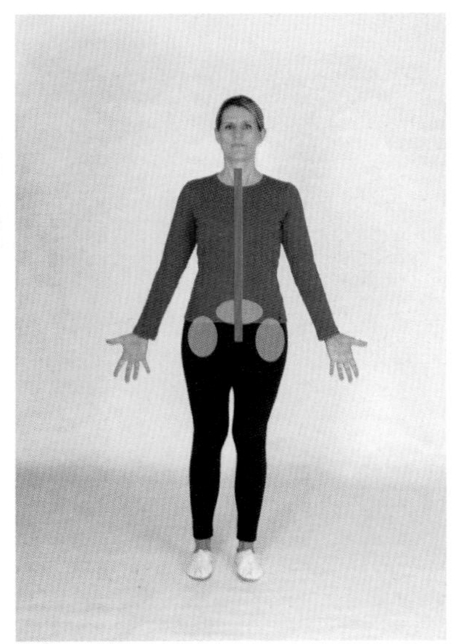

起始姿势

- 站好，保持身体稳定；
- 双脚分开，与髋同宽；
- 脚尖朝前。

动作要领

- 收紧腹肌和臀肌；
- 腿部肌肉绷紧；
- 肩部微微向后伸展；
- 挺直背部；
- 手臂外旋；
- 双臂微微外展；
- 十指张开；
- 头部和颈部尽可能向上伸展；
- 保持这个姿势，从 1 数到 10；
- 全身放松。

重复次数

- 3 次。

! 注意事项

- 头部不要后仰；
- 下巴微微朝胸部方向内收；
- 保持呼吸。

29 第二十九个练习日

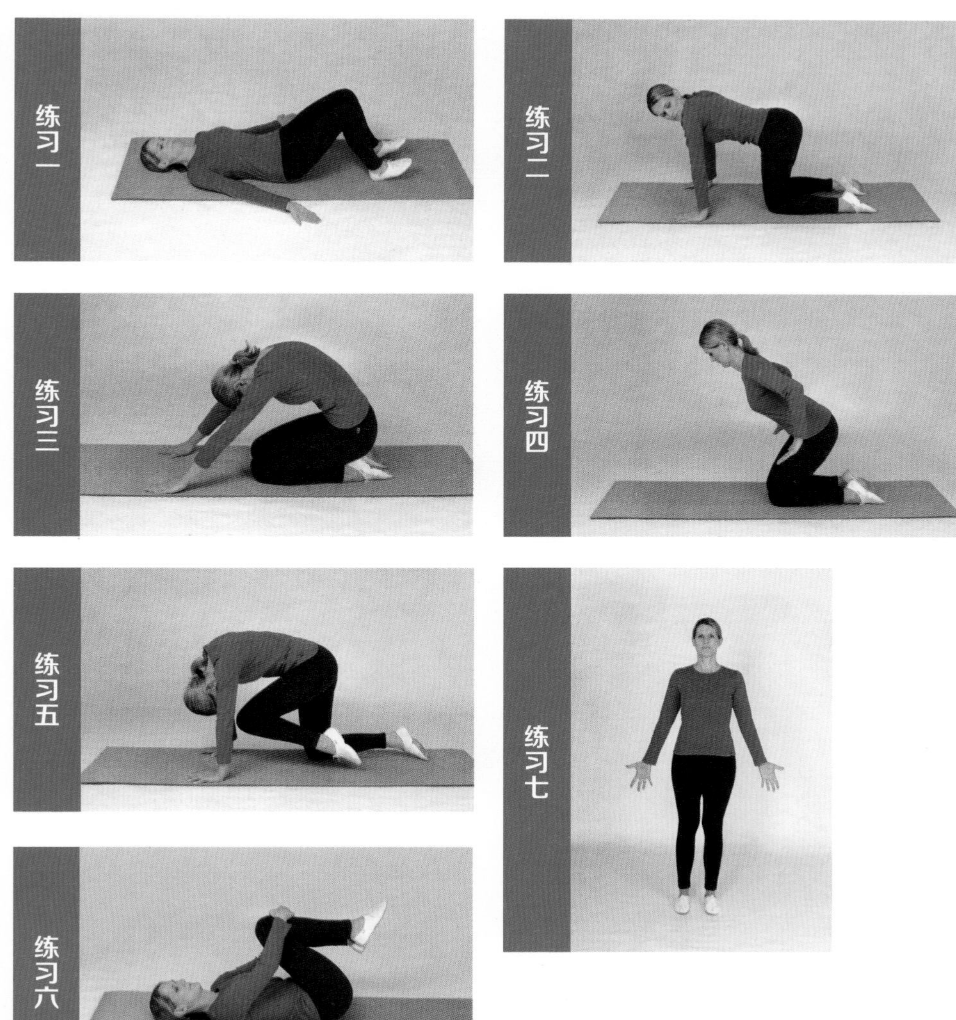

练习效果

练习	效果
一	**基础张力训练** • 强化腹肌 • 拉伸伸展和支撑脊柱的肌肉 • 缓解椎间盘压力 • 强化腿部、手臂、肩部肌肉和颈后肌群
二	• 激活下背部和颈后部区域
三	• 返回起始姿势时呼气，防止腹壁下陷
四	• 稳固和拉伸脊柱
五	• 强化颈后肌群，以及髋部、腹部、背部和臀部肌肉
六	• 放松背部肌肉和脊柱
七	• 全身张力训练 • 直立拉伸

练习一

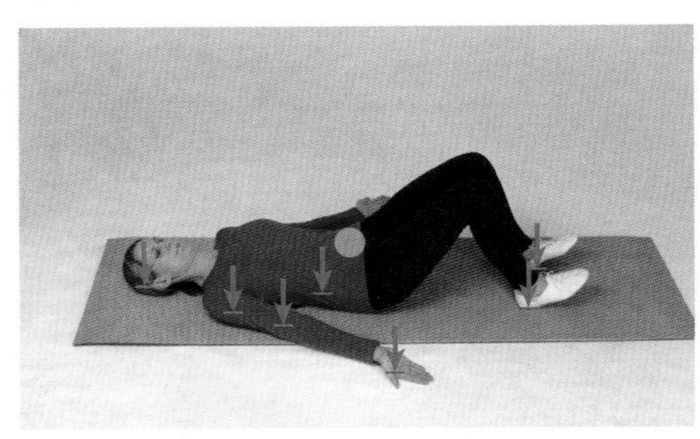

起始姿势

- 仰卧；
- 双腿弯曲；
- 脚跟着地；
- 双臂伸直，在身体两侧微微外展；
- 掌心向上。

动作要领

- 收紧腹肌；
- 下背部向地面下压；
- 脚跟向地面下压；
- 双臂和双手向地面下压；
- 头部向地面下压；
- 保持这个姿势，从 1 数到 10；
- 全身放松，从 1 数到 5；
- 重复上述动作。

重复次数

- 3 次。

! 注意事项

- 保持呼吸。

练习二

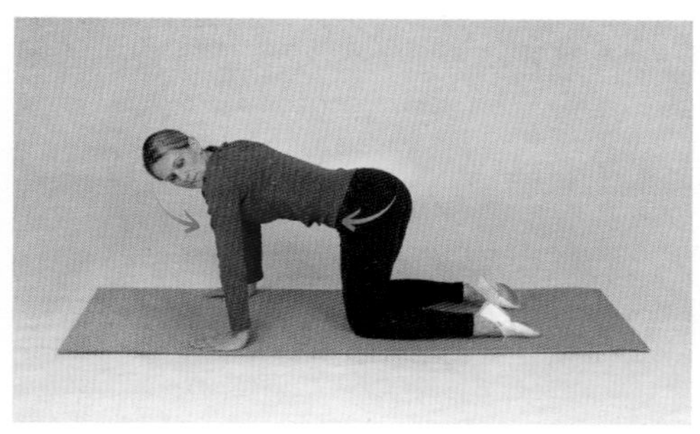

起始姿势

- 四肢着地呈跪姿，用双膝和双手支撑身体；
- 双手置于肩关节下方；
- 双膝置于髋关节下方；
- 头部伸直；
- 目视地面。

动作要领

跪姿“摆尾”
- 左髂骨朝左肩方向拉伸；
- 头部向左转，视线越过左肩看向左髂骨方向；
- 保持这个姿势片刻；
- 头部回到正中位置；
- 全身慢慢放松。

重复次数

- 左右两侧交替练习 4 次。

! 注意事项

- 转头时动作要轻缓。

练习三

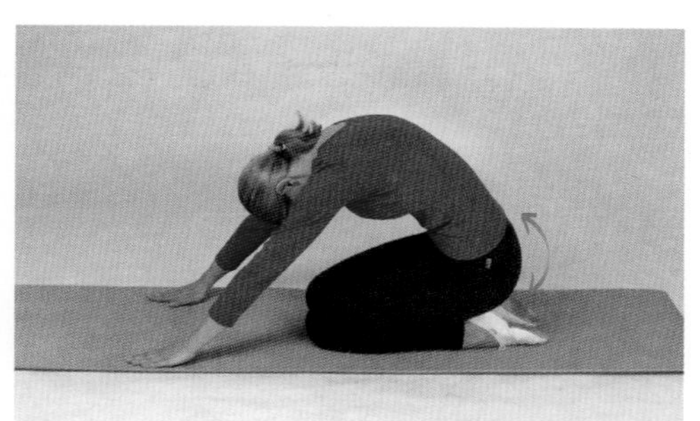

起始姿势

- 四肢着地呈跪姿，用双膝和双手支撑身体；
- 双手置于肩关节下方；
- 双膝置于髋关节下方；
- 头部伸直；
- 目视地面。

动作要领

- 吸气，身体向后坐，臀部坐在脚跟上；
- 呼气，身体向前，回到起始姿势。

重复次数

- 5 次。

! 注意事项

- 双手始终紧贴地面。

练习四

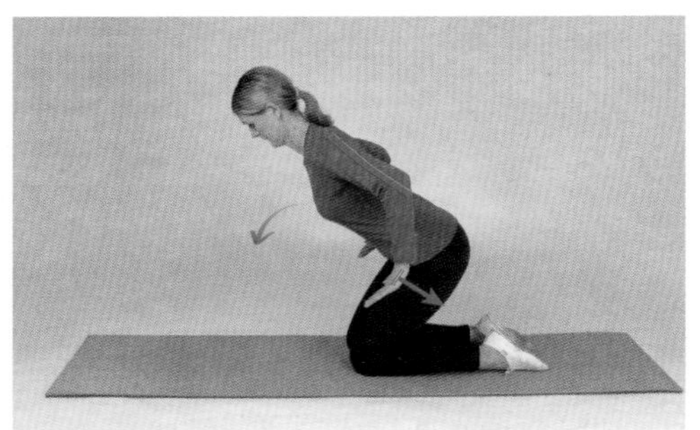

起始姿势

- 双膝跪地。

动作要领

- 上身微微前倾；
- 臀部做出向后坐的姿势；
- 双手置于臀部两侧，伸腕，掌心朝后下方；
- 双手做出向后推的姿势；
- 保持这个姿势片刻；
- 挺直上身，放下双臂；
- 全身慢慢放松。

重复次数

- 5 次。

! 注意事项

- 背部始终保持挺直；
- 头部伸直；
- 保持呼吸。

练习五

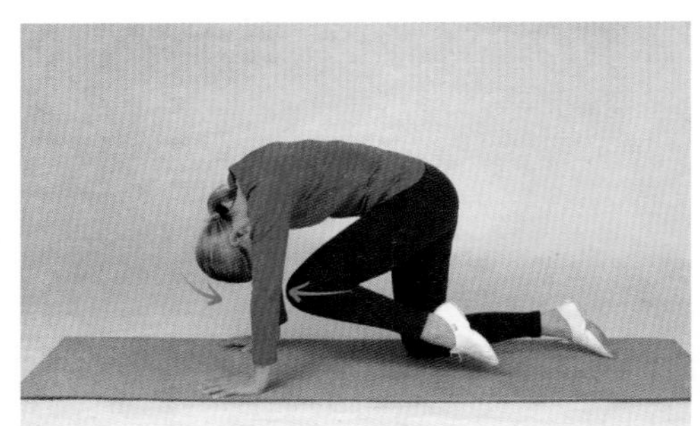

起始姿势

- 四肢着地呈跪姿，用双膝和双手支撑身体；
- 双手置于肩关节下方；
- 双膝置于髋关节下方；
- 头部伸直；
- 目视地面。

动作要领

- 左膝抬离地面；
- 左膝朝腹部方向弯曲；
- 头部向下低，于腹部下方尽量与膝盖相触；
- 头部抬起；
- 左腿向后伸展至齐身高度；
- 右臂前伸至齐身高度；
- 右臂和左腿回到原位。

重复次数

- 左右两侧交替练习 2 次。

! 注意事项

- 拉伸手臂和腿时，背部不要下凹；
- 收紧腹肌；
- 保持呼吸。

练习六

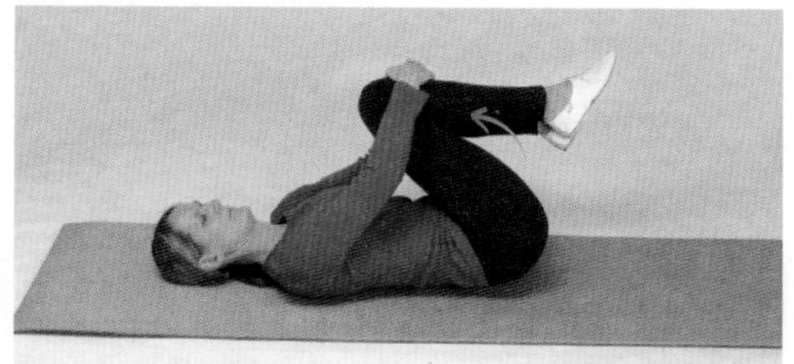

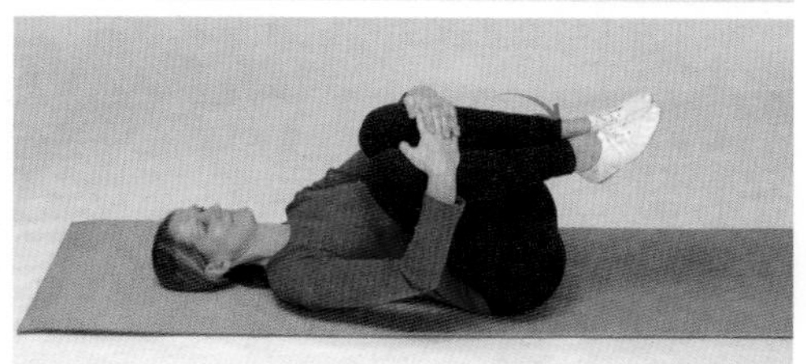

起始姿势

- 仰卧；
- 双腿弯曲；
- 双脚着地；
- 双臂平放于身体两侧。

动作要领

- 双腿朝腹部方向弯曲；
- 双手抱膝；
- 如果膝盖有疼痛感，可以把双手放在腘窝处；
- 背部贴地，身体微微向左右两侧摇晃。

重复次数

- 来回摆动几次。

! 注意事项

- 身体不要倒向一侧；
- 头部不要离开地面。

练习七

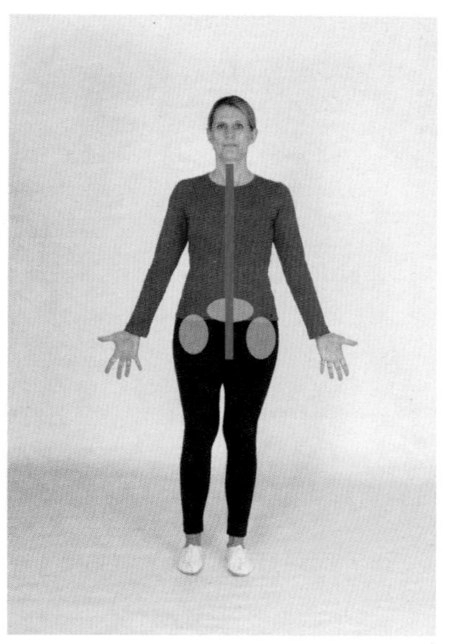

起始姿势

- 站好，保持身体稳定；
- 双脚分开，与髋同宽；
- 脚尖朝前。

动作要领

- 收紧腹肌和臀肌；
- 腿部肌肉绷紧；
- 肩部微微向后伸展；
- 挺直背部；
- 手臂外旋；
- 双臂微微外展；
- 十指张开；
- 头部和颈部尽可能向上伸展；
- 保持这个姿势，从 1 数到 10；
- 全身放松。

重复次数

- 3 次。

! 注意事项

- 头部不要后仰；
- 下巴微微朝胸部方向内收；
- 保持呼吸。

30 第三十个练习日

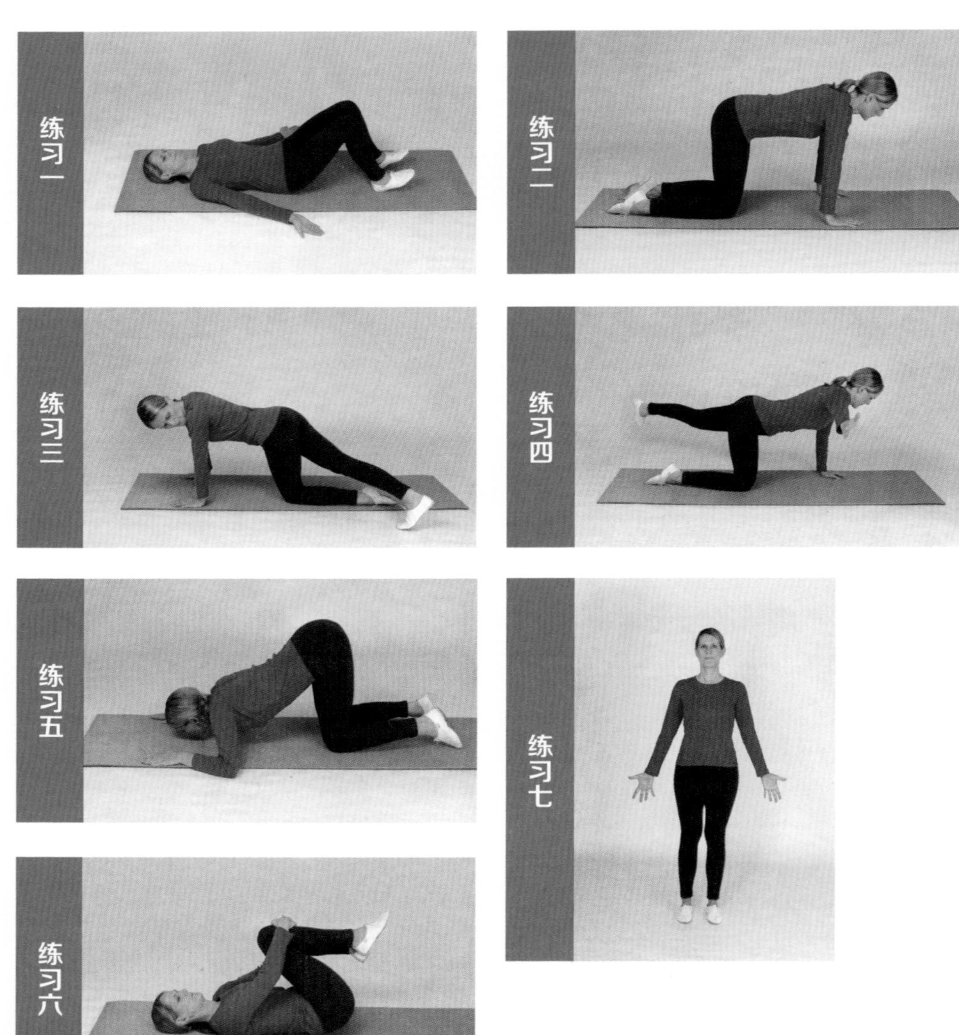

练习效果

练习	效果
一	**基础张力训练** • 强化腹肌 • 拉伸伸展和支撑脊柱的肌肉 • 缓解椎间盘压力 • 强化腿部、手臂、肩部肌肉和颈后肌群
二	• 通过有意识的脊柱张力训练来增强身体的稳定性 • 强化背部和臀部肌肉
三	• 拉伸髋部和练习腿的侧面 • 强化颈后肌群
四	• 强化颈部、手臂和背部肌肉 • 强化臀部（外展侧）和腿部肌肉
五	• 激活脊柱；通过呼吸运动来辅助腹肌张力训练，拉伸腰椎区域（脊柱拱起）
六	• 放松背部肌肉和脊柱
七	• 全身张力训练 • 直立拉伸

关于练习七的提示

这项练习很适合在日常生活中随时进行。建议：可以数一数你成功进行这项练习的次数。

作为理疗师，我祝愿你始终都能保持良好的身体状态。

练习一

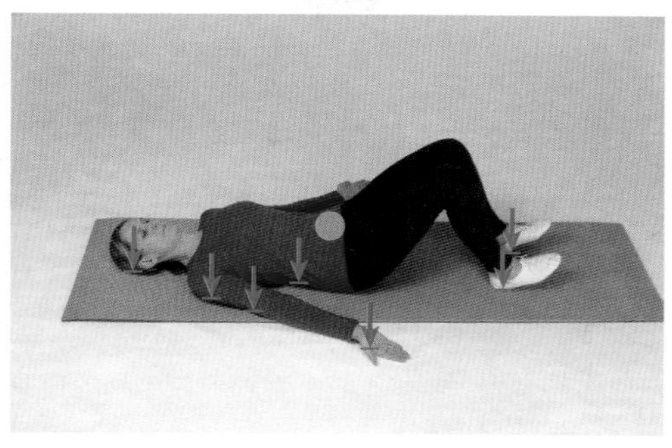

起始姿势

- 仰卧；
- 双腿弯曲；
- 脚跟着地；
- 双臂伸直，在身体两侧微微外展；
- 掌心向上。

动作要领

- 收紧腹肌；
- 下背部向地面下压；
- 脚跟向地面下压；
- 双臂和双手向地面下压；
- 头部向地面下压；
- 保持这个姿势，从 1 数到 10；
- 全身放松，从 1 数到 5；
- 重复上述动作。

重复次数

- 3 次。

! 注意事项

- 保持呼吸。

30

练习二

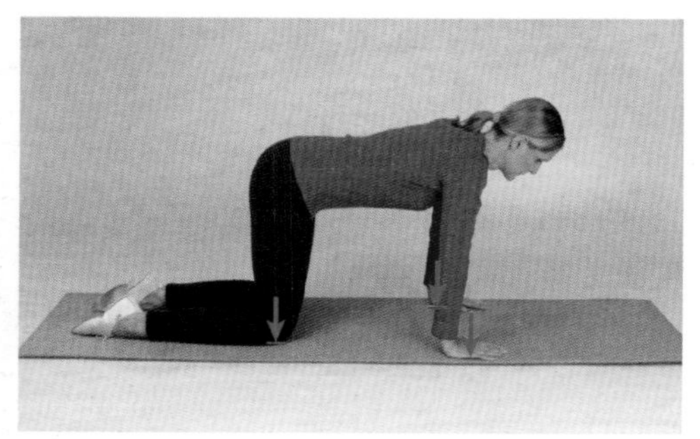

起始姿势

- 四肢着地呈跪姿，用双膝和双手支撑身体；
- 双手置于肩关节下方；
- 双膝置于髋关节下方；
- 头部伸直；
- 目视地面。

动作要领

- 双膝向地面下压；
- 双手向地面下压；
- 保持这个姿势片刻；
- 全身慢慢放松。

重复次数

- 5 次。

! 注意事项

- 目视地面；
- 保持呼吸。

练习三

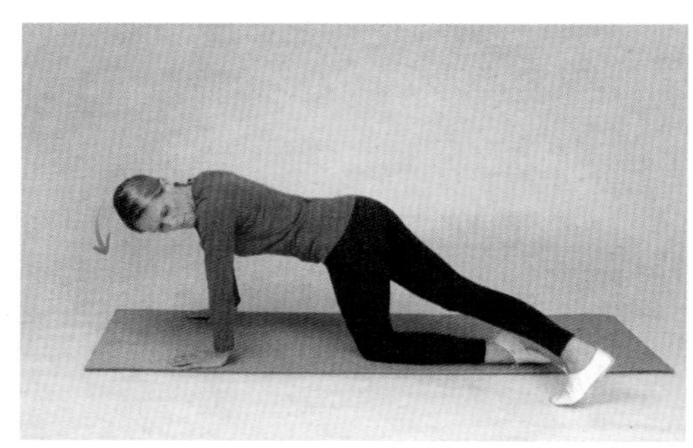

起始姿势

- 四肢着地呈跪姿，用双膝和双手支撑身体；
- 双手置于肩关节下方；
- 双膝置于髋关节下方；
- 头部伸直；
- 目视地面。

动作要领

- 右腿伸直，向左越过左腿，脚尖点地；
- 视线越过身体左侧看向右脚；
- 保持这个姿势片刻；
- 头部和右腿回到原位；
- 全身慢慢放松。

重复次数

- 左右两侧交替练习 3 次。

! 注意事项

- 转头时动作要轻缓；
- 保持呼吸。

练习四

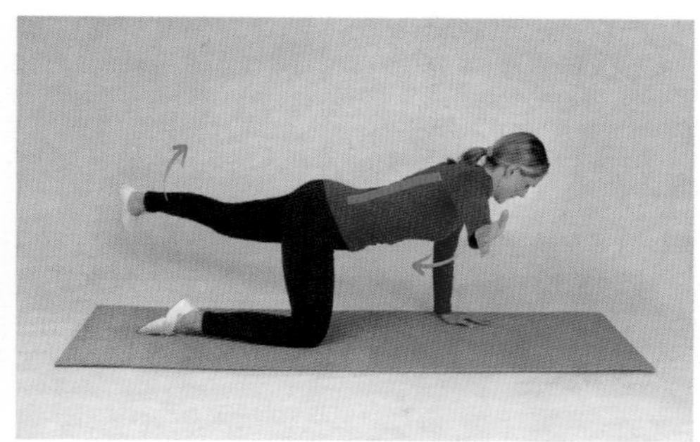

起始姿势

- 四肢着地呈跪姿，用双膝和双手支撑身体；
- 双手置于肩关节下方；
- 双膝置于髋关节下方；
- 头部伸直；
- 目视地面。

动作要领

- 右臂抬至齐身高度，向前伸直；左腿伸直，上抬至齐身高度；
- 旋转右前臂，拇指朝上；
- 右臂向体侧外展，与肩平齐；
- 左腿微微外展；
- 保持这个姿势片刻；
- 右臂回到向前伸直的位置，左腿在齐身高度内收，保持这个姿势片刻；
- 右臂和左腿回到起始姿势；
- 全身放松。

重复次数

- 左右两侧交替练习 3 次。

! 注意事项

- 背部不要下凹；
- 收紧腹肌；
- 目视地面；
- 保持呼吸。

练习五

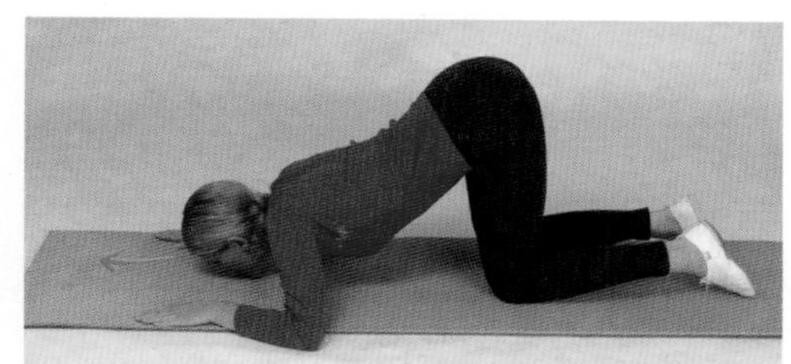

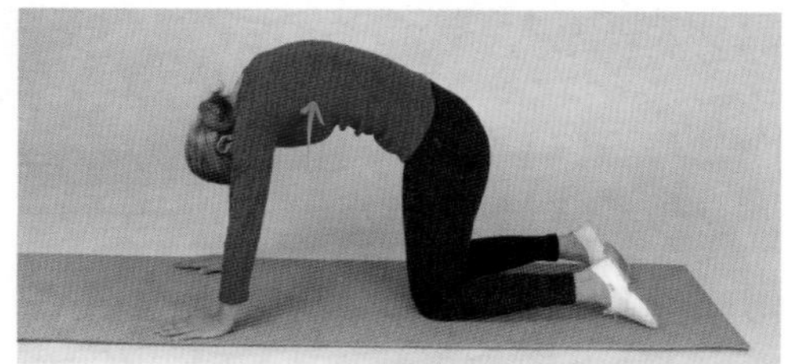

起始姿势

- 四肢着地呈跪姿，用双膝和双手支撑身体；
- 双手置于肩关节下方；
- 双膝置于髋关节下方；
- 头部伸直；
- 目视地面。

动作要领

跪姿弓背

- 臀部坐在脚跟上；
- 鼻子在稍稍离开地面的高度向前移动；
- 伸直双臂，抬起上身，弓起背部，臀部坐回脚跟上；
- 身体向前时吸气；
- 臀部坐回脚跟时呼气。

重复次数

- 3 次。

! 注意事项

- 如果刚做完椎间盘手术，那么术后的前 4 周不能做这个练习；
- 如果身体出现疼痛感，立即停止练习。

30

练习六

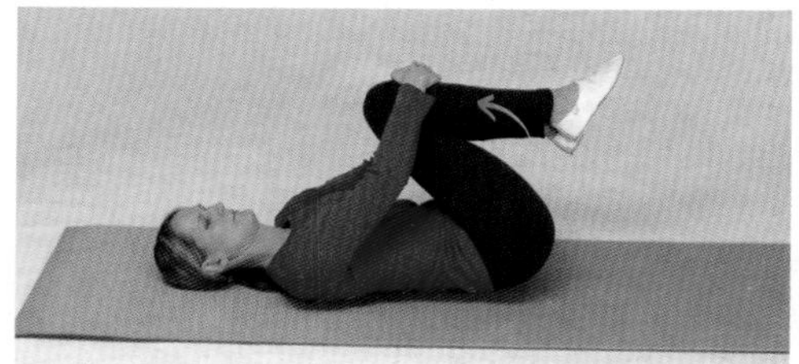

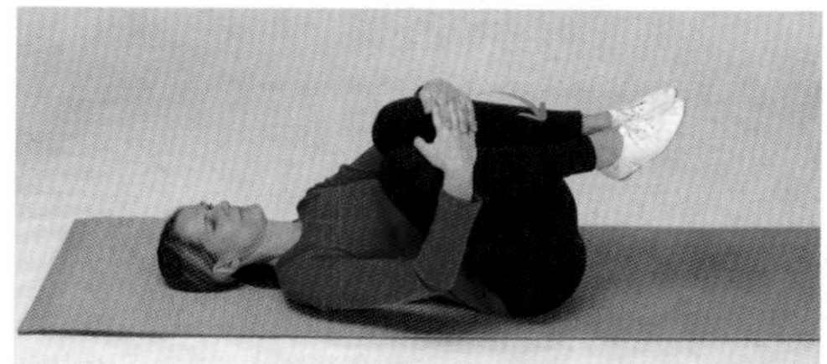

起始姿势

- 仰卧；
- 双腿弯曲；
- 双脚着地；
- 双臂平放于身体两侧。

动作要领

- 双膝朝腹部方向拉伸；
- 双手抱膝；
- 如果膝盖有疼痛感，可以把双手放在腘窝处；
- 背部贴地，身体微微向左右两侧摇晃。

重复次数

- 来回摆动几次。

! 注意事项

- 身体不要倒向一侧；
- 头部不要离开地面。

练习七

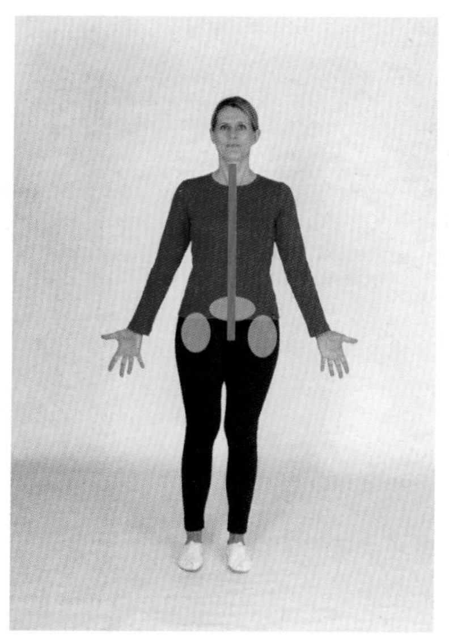

起始姿势

- 站好，保持身体稳定；
- 双脚分开，与髋同宽；
- 脚尖朝前。

动作要领

- 收紧腹肌和臀肌；
- 腿部肌肉绷紧；
- 肩部微微向后伸展；
- 挺直背部；
- 手臂外旋；
- 双臂微微外展；
- 十指张开；
- 头部和颈部尽可能向上伸展；
- 保持这个姿势，从 1 数到 10；
- 全身放松。

重复次数

- 3 次。

! 注意事项

- 头部不要后仰；
- 下巴微微朝胸部方向内收；
- 保持呼吸。

B 拓展练习

31 使用网球进行练习

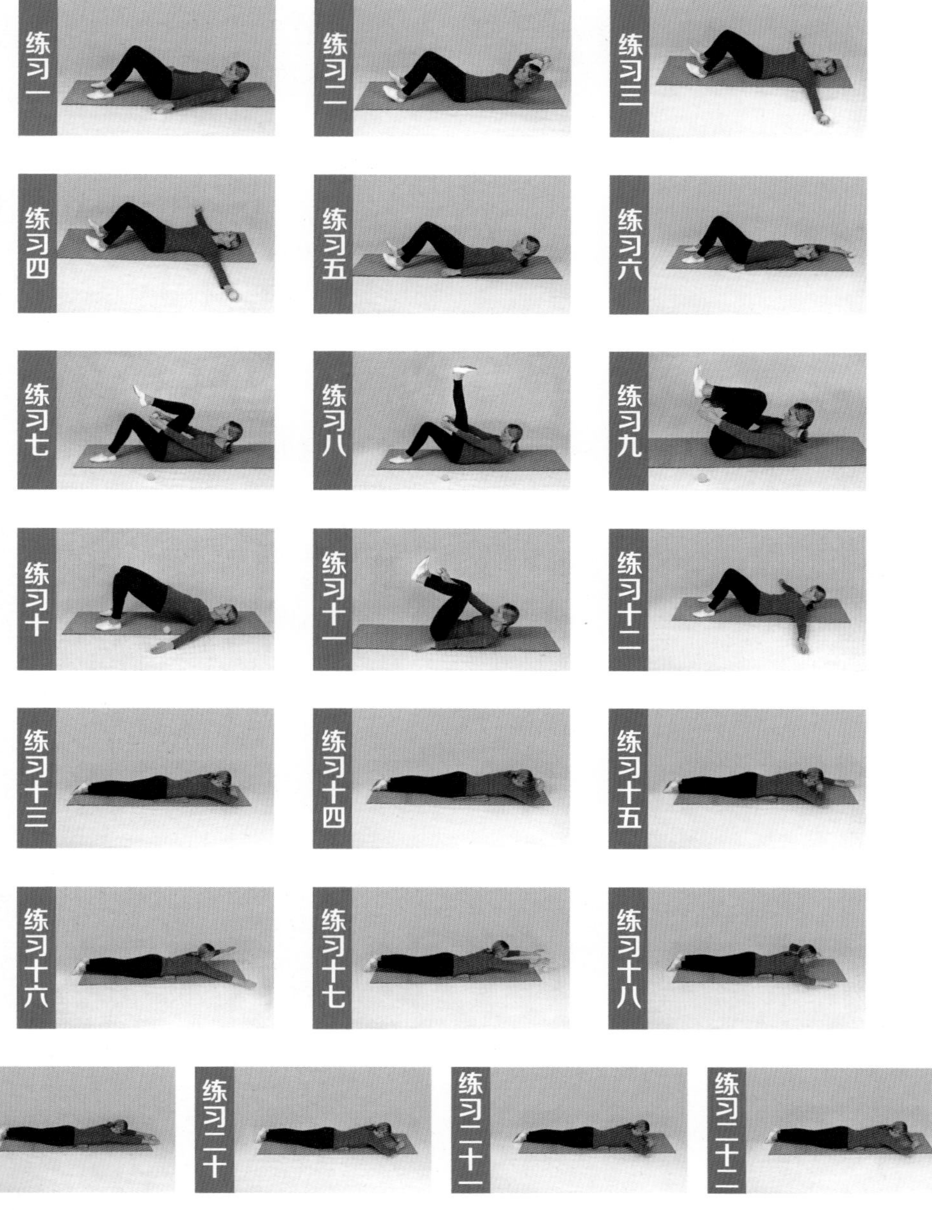

练习一
练习二
练习三
练习四
练习五
练习六
练习七
练习八
练习九
练习十
练习十一
练习十二
练习十三
练习十四
练习十五
练习十六
练习十七
练习十八
练习十九
练习二十
练习二十一
练习二十二

练习一

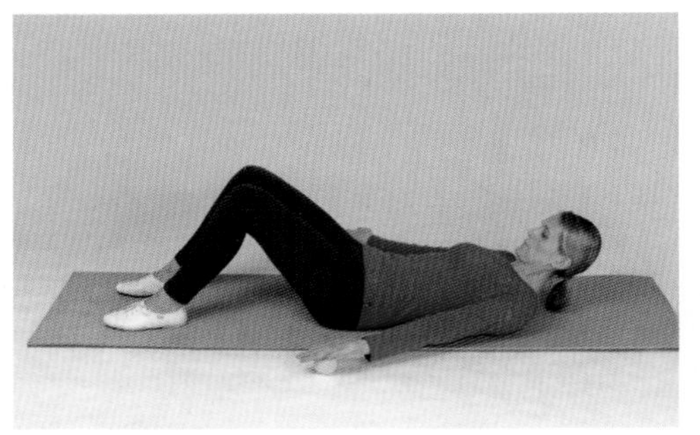

起始姿势

- 仰卧；
- 双腿弯曲；
- 双脚着地；
- 双臂伸直，平放于身体两侧；
- 手背放在网球上。

动作要领

- 收紧腹肌；
- 下背部向地面下压；
- 头部抬起；
- 手背用力按压网球；
- 保持这个姿势，从 1 数到 5；
- 全身放松。

重复次数

- 3 次。

! 注意事项

- 保持呼吸；
- 下巴朝胸部方向内收；
- 目视斜上方。

替代练习

- 双臂外展至与肩平齐；
- 手背用力按压网球。

练习二

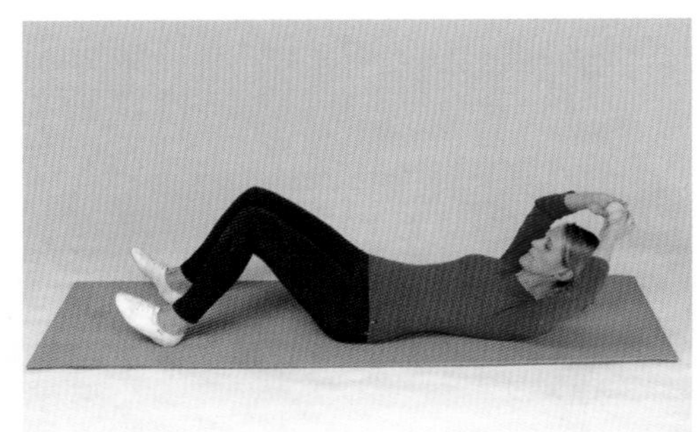

起始姿势

- 仰卧；
- 双腿弯曲；
- 双脚着地；
- 双臂伸直，平放于身体两侧；
- 双手各拿一个网球。

动作要领

- 双臂举过头顶；
- 收紧腹肌；
- 下背部向地面下压；
- 脚跟向地面下压；
- 头部抬起；
- 双手拿着网球在头顶对压；
- 保持这个姿势，从 1 数到 5；
- 全身放松。

重复次数

- 3 次。

! 注意事项

- 保持呼吸；
- 下巴朝胸部方向内收；
- 目视斜上方；
- 对压网球时，双肘保持弯曲。

练习三

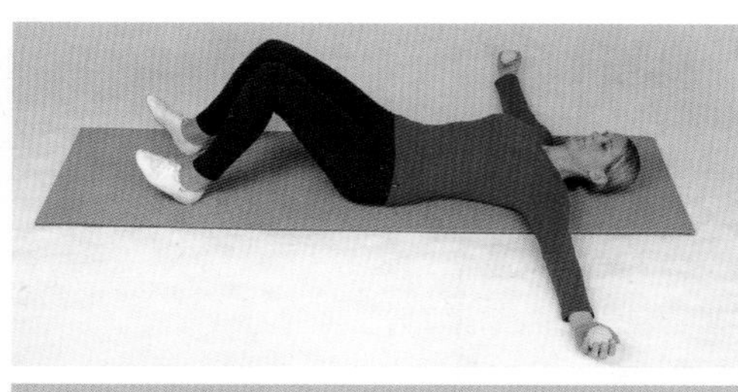

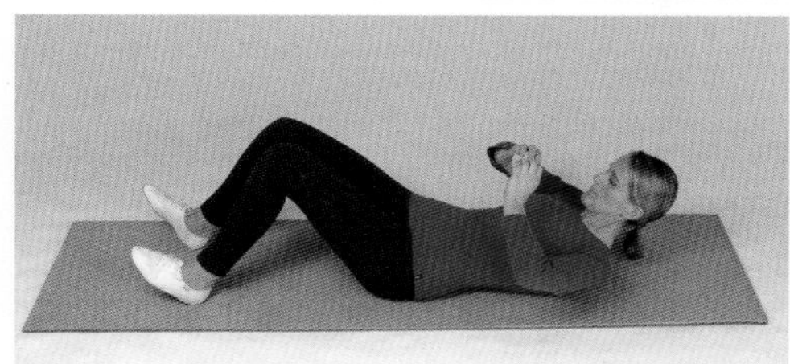

起始姿势

- 仰卧；
- 双腿弯曲；
- 脚跟着地；
- 双臂外展至与肩平齐；
- 双手各拿一个网球；
- 手背贴地。

动作要领

- 收紧腹肌；
- 下背部向地面下压；
- 脚跟向地面下压；
- 头部抬起；
- 双臂举至胸前，对压网球；
- 保持这个姿势，从 1 数到 5；
- 全身放松。

重复次数

- 3 次。

! 注意事项

- 保持呼吸；
- 下巴朝胸部方向内收；
- 目视斜上方；
- 对压网球时，双肘保持弯曲。

练习四

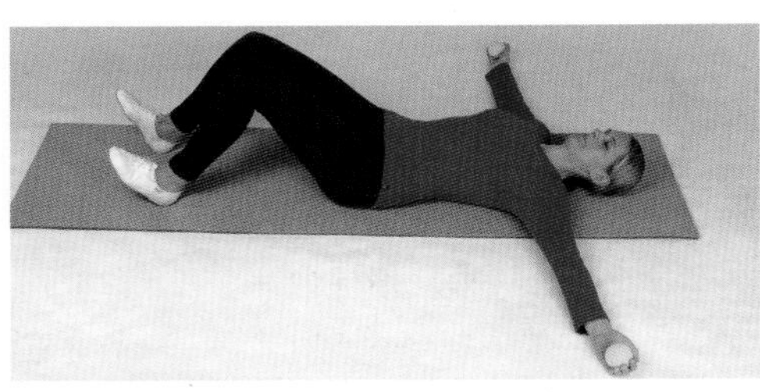

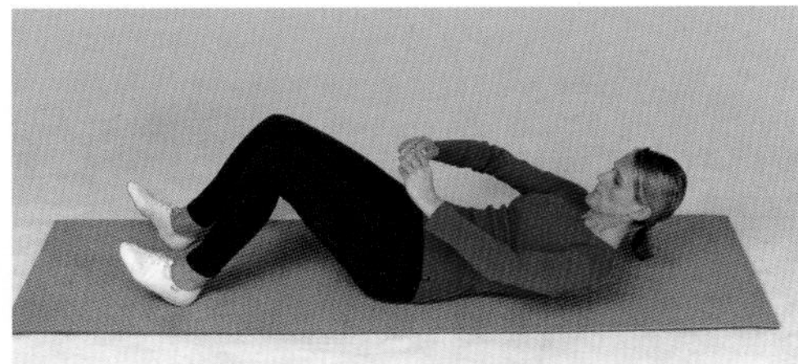

起始姿势

- 仰卧；
- 双腿弯曲；
- 脚跟着地；
- 双臂外展至与肩平齐；
- 双手各拿一个网球；
- 手背贴地。

动作要领

- 收紧腹肌；
- 下背部向地面下压；
- 脚跟向地面下压；
- 头部抬起；
- 双臂举至大腿前方，对压网球；
- 保持这个姿势，从 1 数到 5；
- 全身放松。

重复次数

- 3 次。

！注意事项

- 保持呼吸；
- 下巴朝胸部方向内收；
- 目视膝盖方向；
- 对压网球时，双肘保持弯曲。

替代练习

- 可以将练习二、练习三和练习四合并成一个练习：双手举过头顶，对压网球，放松肌肉；然后将双手放在胸前，对压网球，放松肌肉；再将双手放在大腿前方，对压网球，放松肌肉。

练习五

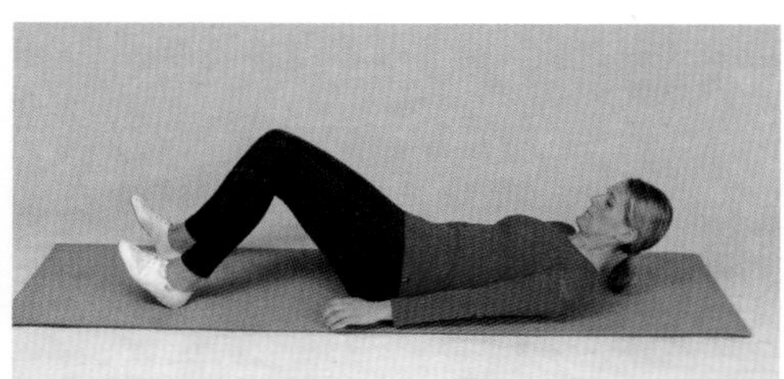

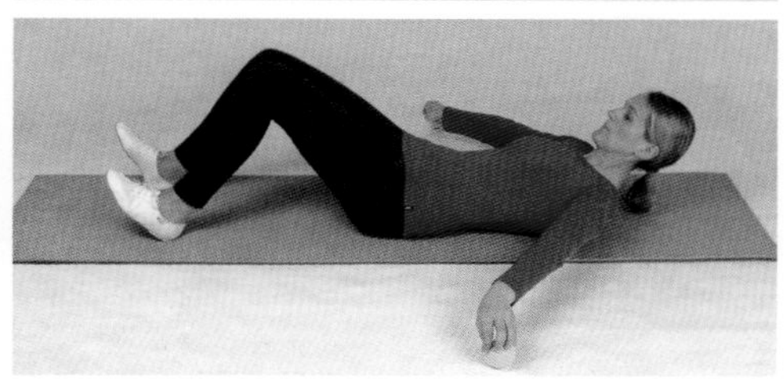

起始姿势

- 仰卧；
- 双腿弯曲；
- 脚跟着地；
- 双臂伸直，平放于身体两侧；
- 双手各拿一个网球。

动作要领

- 收紧腹肌；
- 下背部向地面下压；
- 脚跟向地面下压；
- 头部抬起；
- 在身体两侧用手掌将网球推向远处，再将它们推回来；
- 全身放松。

重复次数

- 5 次。

! 注意事项

- 保持呼吸；
- 下巴朝胸部方向内收；
- 目视斜上方；
- 将网球推至尽可能远的位置，肩外展至极限。

练习六

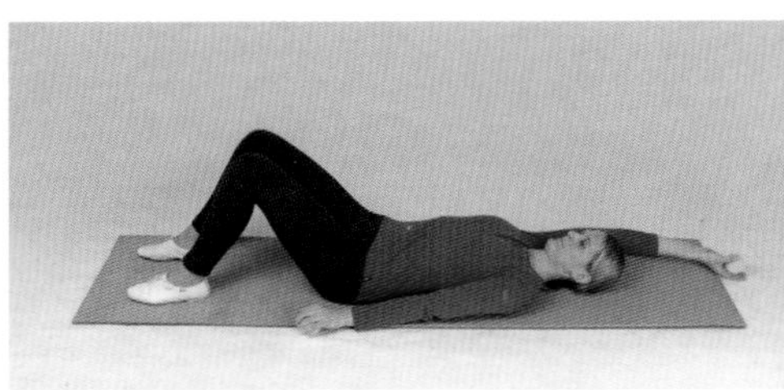

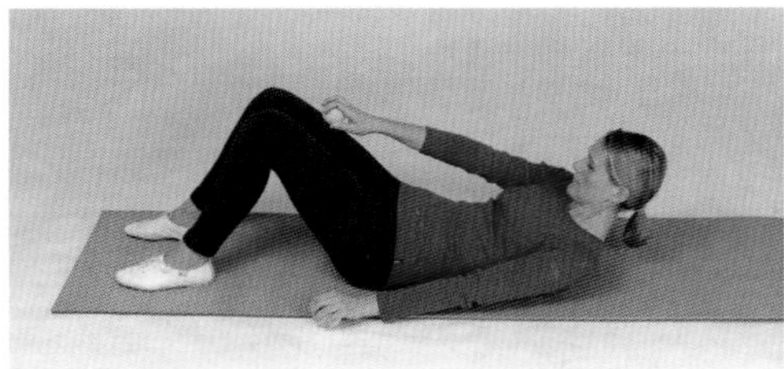

起始姿势

- 仰卧；
- 双腿弯曲；
- 双脚着地；
- 双臂伸直，平放于身体两侧；
- 双手各拿一个网球。

动作要领

呼吸练习

- 吸气
  - 右臂举过头顶；
- 呼气
  - 右臂放回体侧，伸直；
  - 头部和上身抬起；
  - 右手拿着网球按压右侧大腿；
- 吸气
  - 右臂再次举过头顶；
  - 上身和头部回到原位；
- 呼气
  - 右臂放回体侧，伸直；
  - 头部和上身抬起；
  - 右手拿着网球按压左侧大腿；
  - 回到起始姿势，恢复正常呼吸；
- 左臂重复上述动作。

重复次数

- 双臂交替练习 2 次。

! 注意事项

- 用鼻子吸气；
- 嘴唇微张，大口呼气；
- 呼气量应该达到吸气量的 2 倍。

练习七

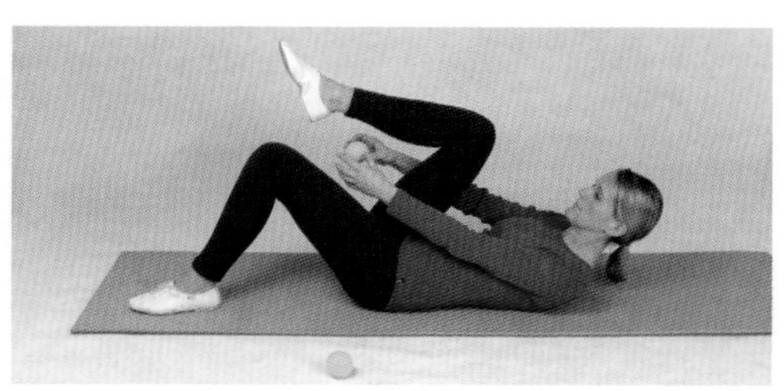

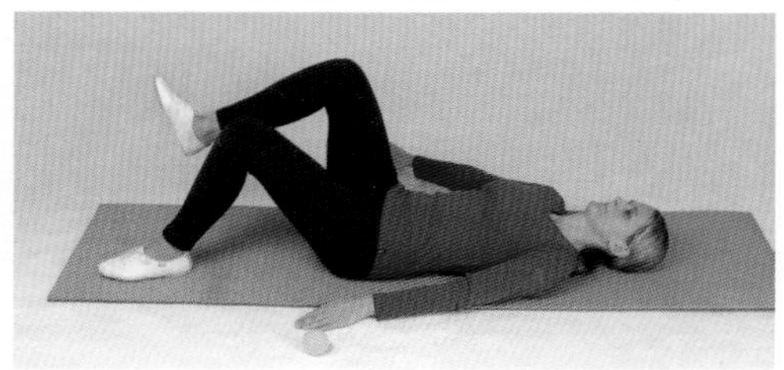

起始姿势

- 仰卧；
- 双腿弯曲；
- 双脚着地；
- 双臂伸直，平放于身体两侧；
- 右手拿一个网球。

动作要领

- 右腿朝腹部方向弯曲；
- 头部和上身抬起；
- 将网球置于弯曲的右腿下方，双手互相传球，重复数次；
- 头部、上身和双臂慢慢回到原位；
- 右手向地面下压网球；
- 下背部向地面下压；
- 保持腹肌紧张；
- 右膝保持弯曲，回到起始姿势；
- 全身放松。

重复次数

- 双腿交替练习数次。

! 注意事项

- 保持呼吸；
- 可以在旁边放一个备用网球。

替代练习

- 双腿朝腹部方向弯曲；
- 网球置于弯曲的双腿下方，双手互相传球。

练习八

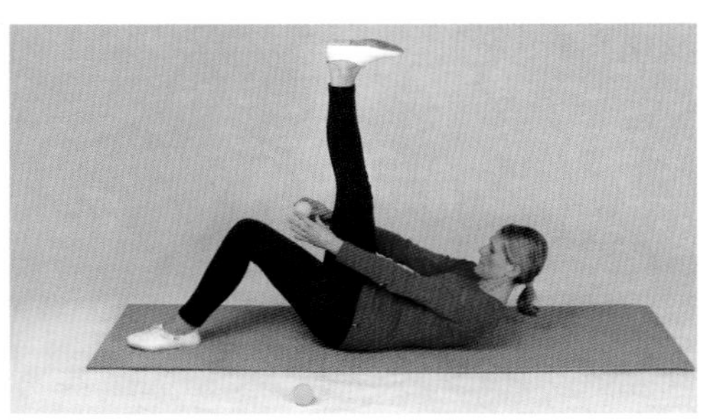

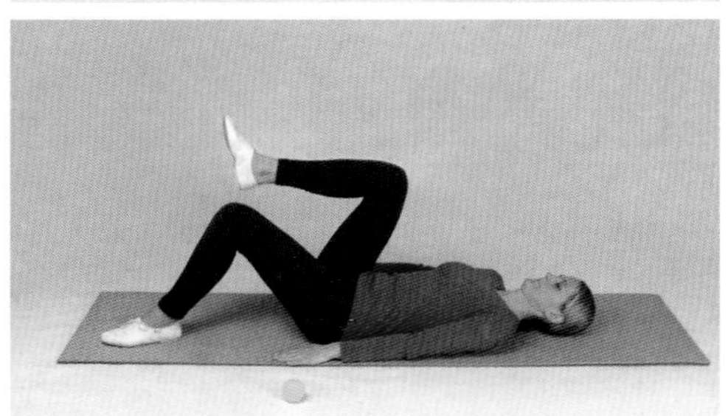

起始姿势

- 仰卧；
- 双腿弯曲；
- 双脚着地；
- 双臂伸直，平放于身体两侧；
- 右手拿一个网球。

动作要领

- 右腿向上伸直，脚底朝天花板；
- 头部和上身抬起；
- 将网球置于伸直的右腿下方，双手互相传球，重复数次；
- 头部、上身和双臂慢慢回到原位；
- 右手向地面下压网球；
- 下背部向地面下压；
- 保持腹肌紧张；
- 右腿弯曲，回到起始姿势；
- 全身放松。

重复次数

- 双腿交替练习数次。

! 注意事项

- 保持呼吸；
- 可以在旁边放一个备用网球。

替代练习

- 双腿向上伸直，脚底朝天花板；
- 将网球置于伸直的双腿下方，双手互相传球；
- 双腿弯曲，双脚着地；
- 如果双腿同时放下会使下背部离地，可以先放下一条腿，再放下另一条腿。

练习九

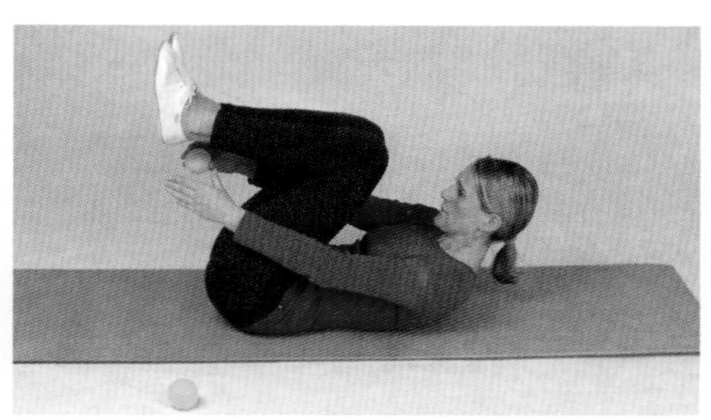

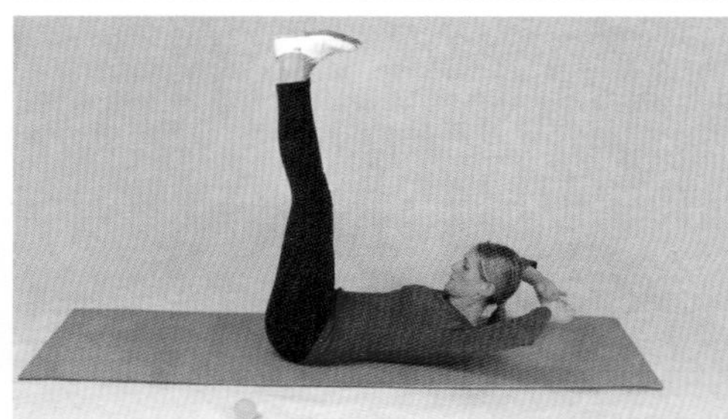

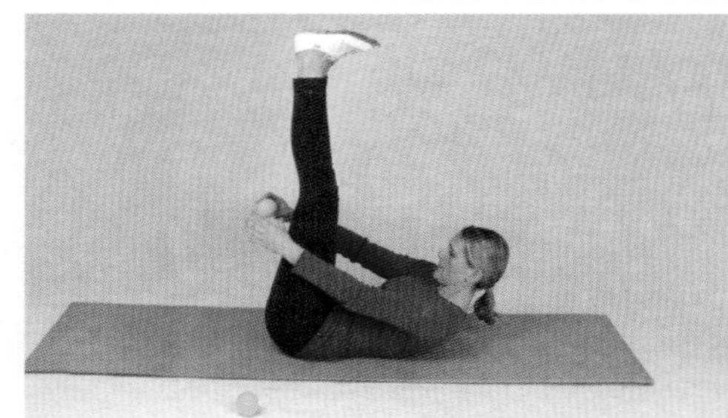

起始姿势

- 仰卧；
- 双腿弯曲；
- 双脚着地；
- 双臂伸直，平放于身体两侧；
- 右手拿一个网球；
- 在身体旁边的地上再放一个网球。

动作要领

- 双腿朝腹部方向弯曲；
- 头部和上身抬起；
- 将网球置于弯曲的双腿下方，双手互相传球；
- 双腿向上伸直，脚底朝天花板；
- 将网球置于头后方，双手互相传球；
- 将网球置于伸直的双腿下方，双手互相传球；
- 头部、上身和双臂慢慢回到原位；
- 双手各拿一个网球，把网球向地面下压；
- 下背部向地面下压；
- 保持腹肌紧张；
- 双腿弯曲，回到起始姿势；
- 全身放松。

重复次数

- 数次。

! 注意事项

- 保持呼吸；
- 练习时动作不要太快；
- 如果双腿同时放下会使下背部离地，可以先放下一条腿，再放下另一条腿。

练习十

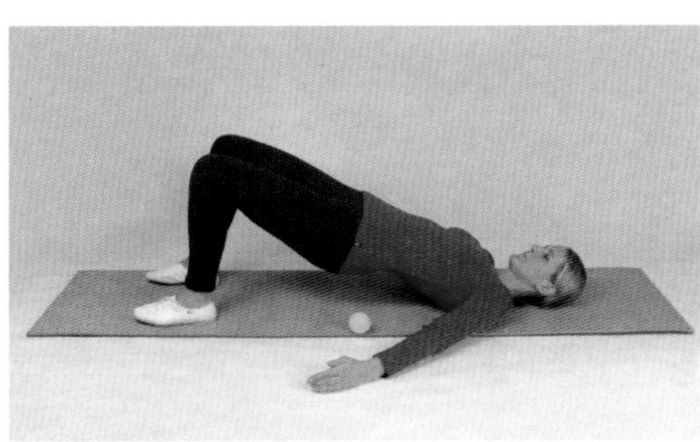

起始姿势

- 仰卧；
- 双腿弯曲；
- 双脚着地；
- 双臂伸直，平放于身体两侧；
- 右手拿一个网球。

动作要领

- 收紧臀肌；
- 抬起骨盆；
- 在背部下方将网球从身体一侧推到另一侧，重复数次；
- 背部和骨盆慢慢落地；
- 全身放松。

重复次数

- 数次。

! 注意事项

- 练习时不要挺腰；
- 保持呼吸。

练习十一

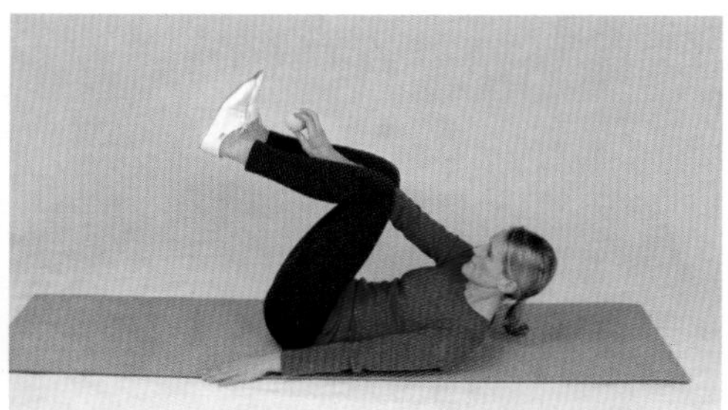

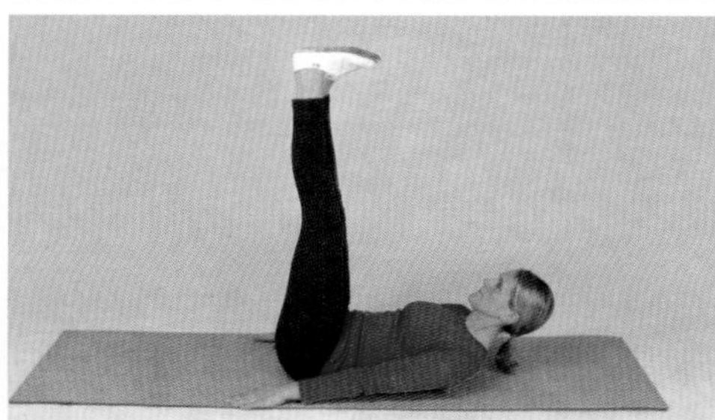

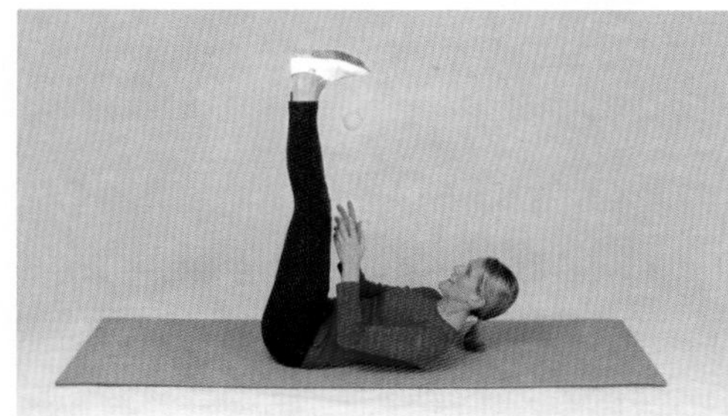

起始姿势

- 仰卧；
- 双腿弯曲；
- 双脚着地；
- 双臂伸直，平放于身体两侧；
- 右手拿一个网球；
- 在身体旁边的地上再放一个网球。

动作要领

- 双腿朝腹部方向弯曲；
- 头部抬起；
- 将右手的网球放到双脚之间，双脚夹紧网球；
- 双腿向上伸直；
- 双腿微微分开；
- 用双手接住下落的网球；
- 头部和双臂慢慢回到原位；
- 双手各拿一个网球，把网球向地面下压；
- 下背部向地面下压；
- 保持腹肌紧张；
- 双腿弯曲，回到起始姿势；
- 全身放松。

重复次数

- 数次。

! 注意事项

- 保持呼吸；
- 如果双腿同时放下会使下背部离地，可以先放下一条腿，再放下另一条腿。

练习十二

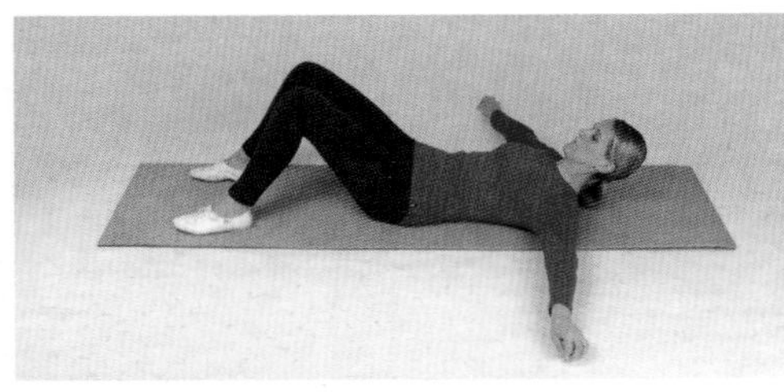

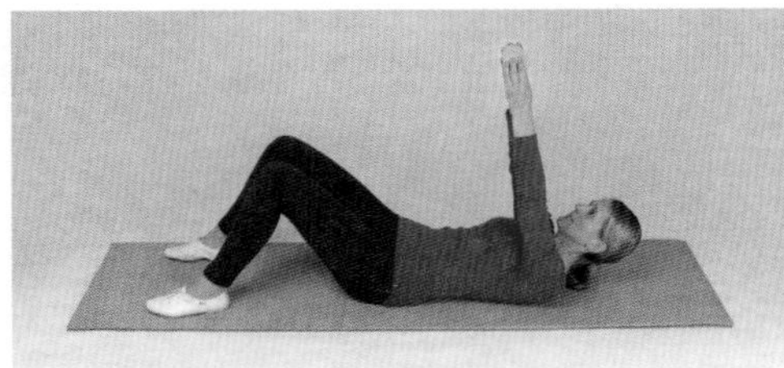

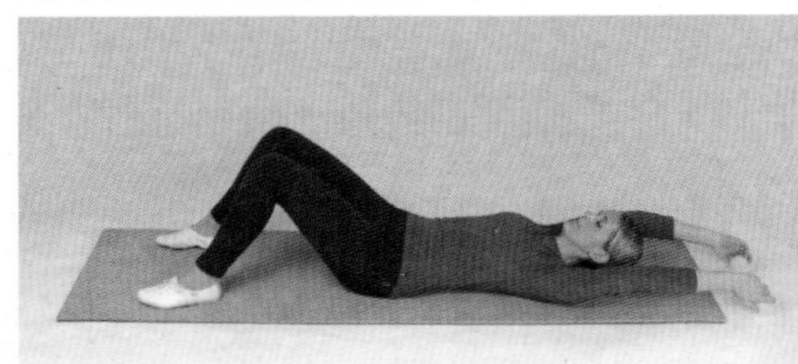

起始姿势

- 仰卧；
- 双腿弯曲；
- 双脚着地；
- 双臂伸直，平放于身体两侧；
- 双手各拿一个网球。

动作要领

- 收紧腹肌；
- 下背部向地面下压；
- 头部抬起；
- 做拍网球练习：在身体两侧轻拍网球；双臂外展至与肩平齐，轻拍网球；双臂上抬，双手拿着网球在身体上方互拍；双臂举过头顶，轻拍网球。
- 轻拍数次。

重复次数

- 数次。

! 注意事项

- 保持呼吸；
- 练习时，可以尝试改变拍球速度。

练习十三

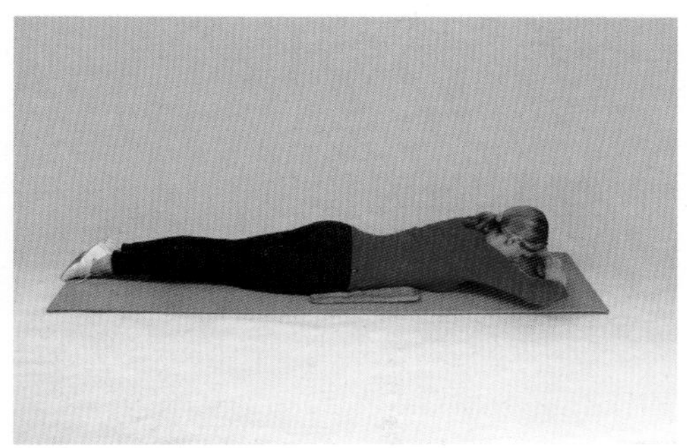

起始姿势

- 俯卧，将靠垫置于腹部下方；
- 双腿伸直；
- 脚背贴地；
- 双臂平放于地面，双手在头部前方触碰，双臂形成半圆；
- 双手各拿一个网球。

动作要领

- 双脚并拢；
- 双腿绷紧；
- 收紧臀肌；
- 抬起头部，下巴朝胸部方向内收；
- 抬起双臂；
- 双手各自把网球向地面下压；
- 保持这个姿势，从 1 数到 5；
- 全身放松。

重复次数

- 3 次。

! 注意事项

- 保持呼吸；
- 把网球向地面下压时，不要用力过猛；
- 不要用网球来支撑身体，否则会导致脊柱前凸。

练习十四

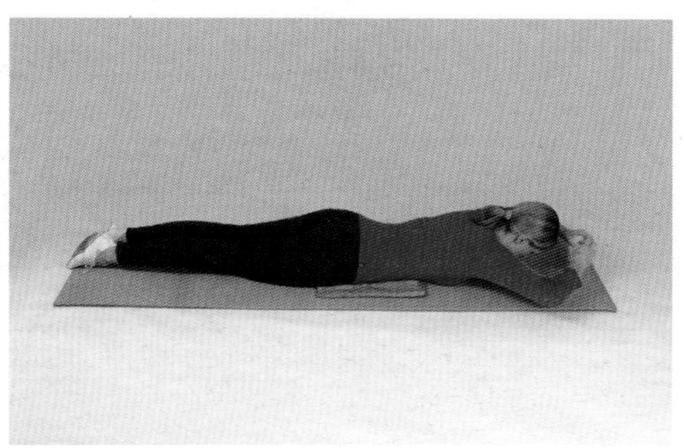

起始姿势

- 俯卧，将靠垫置于腹部下方；
- 双腿伸直；
- 脚背贴地；
- 双臂平放于地面，双手在头部前方触碰，双臂形成半圆；
- 双手各拿一个网球。

动作要领

- 双脚并拢；
- 双腿绷紧；
- 收紧臀肌；
- 抬起头部，下巴朝胸部方向内收；
- 抬起双臂；
- 双手在头部前方对压网球；
- 保持这个姿势，从 1 数到 5；
- 全身放松。

重复次数

- 3 次。

! 注意事项

- 保持呼吸；
- 对压网球时，肘部不要下沉；
- 双臂保持水平。

练习十五

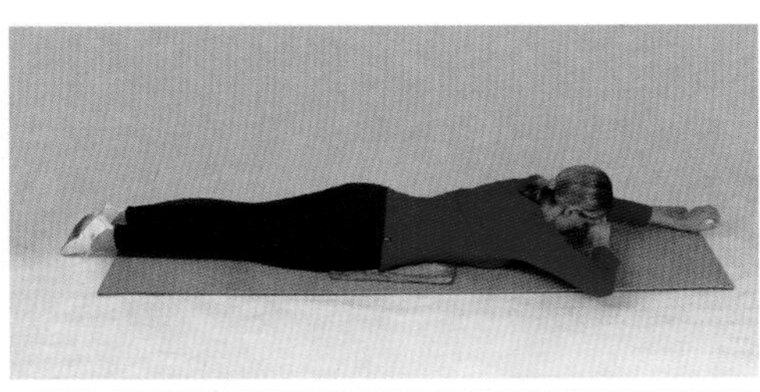

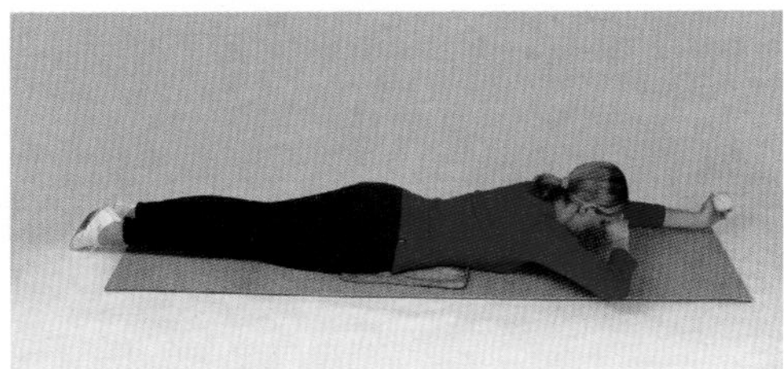

起始姿势

- 俯卧，将靠垫置于腹部下方；
- 双腿伸直；
- 脚背贴地；
- 右手拿着网球，手置于额头下方；
- 左臂举过头顶，紧贴地面向前伸直，左手拿着网球。

动作要领

- 双脚并拢；
- 双腿绷紧；
- 收紧臀肌；
- 头部和双臂抬起；
- 右手不要离开额头；
- 左臂旋后，掌心向上，抓着网球；
- 左臂转回原位；
- 头部和双臂回到起始位置；
- 全身放松。

重复次数

- 双臂交替练习 2 次。

! 注意事项

- 抬起双臂时吸气；
- 放下双臂时呼气。

替代练习

- 双臂同时举过头顶，抬起，前臂旋转。

练习十六

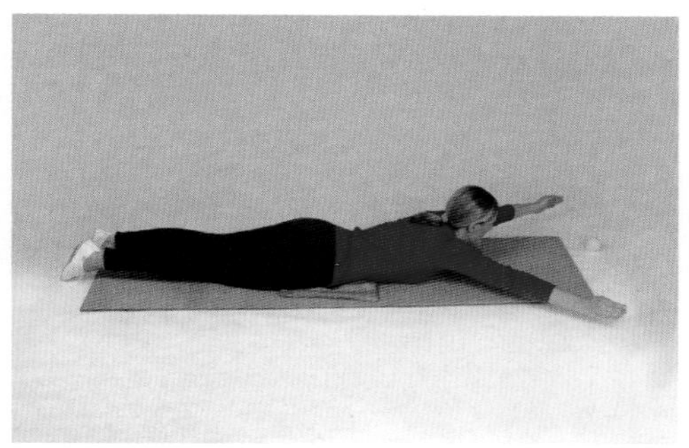

起始姿势

- 俯卧，将靠垫置于腹部下方；
- 双腿伸直；
- 脚背贴地；
- 双臂平放于地面，双手在头部前方触碰，双臂形成半圆；
- 一只手拿着网球。

动作要领

- 双脚并拢；
- 双腿绷紧；
- 收紧臀肌；
- 头部抬起；
- 双臂抬起；
- 在头部前方，让网球从一只手滚到另一只手上；
- 观察网球的滚动过程；
- 让网球来回滚动数次；
- 回到起始姿势，全身放松。

重复次数

- 数次。

! 注意事项

- 保持呼吸；
- 滚动网球时，可以改变滚动的距离；
- 头部不要过度后仰。

练习十七

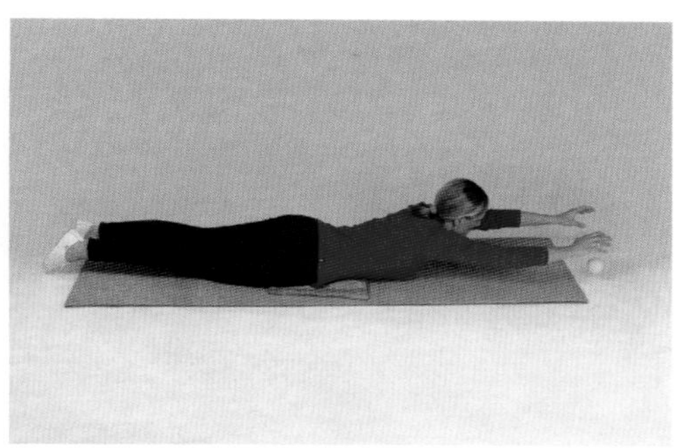

起始姿势

- 俯卧，将靠垫置于腹部下方；
- 双腿伸直；
- 脚背贴地；
- 双臂举过头顶，紧贴地面向前伸直；
- 双手各拿一个网球。

动作要领

- 双脚并拢；
- 双腿绷紧；
- 收紧臀肌；
- 头部和双臂抬起；
- 将网球抛起，再接住；
- 观察网球的运动轨迹；
- 重复上述动作数次；
- 回到起始姿势，全身放松。

重复次数

- 数次。

! 注意事项

- 保持呼吸；
- 头部稍稍抬离地面；
- 头部不要过度后仰。

替代练习

- 双臂外展；
- 将网球抛起，再接住。

练习十八

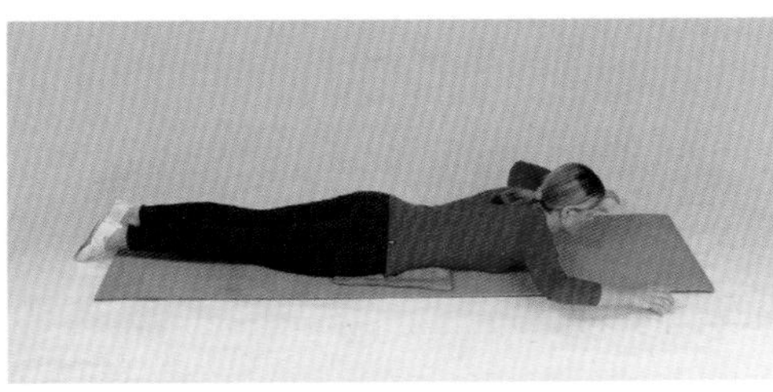

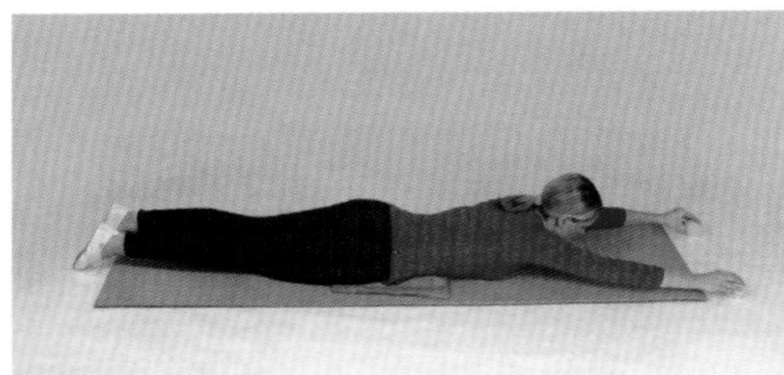

起始姿势

- 俯卧，将靠垫置于腹部下方；
- 双腿伸直；
- 脚背贴地；
- 双臂呈“U”形，即双臂外展，与肩平齐，肘部弯曲成直角；
- 双手各拿一个网球。

动作要领

- 双脚并拢；
- 双腿绷紧；
- 收紧臀肌；
- 抬起头部，下巴朝胸部方向内收；
- 双臂抬离地面；
- 双臂保持“U”形，轻拍网球；
- 双臂举过头顶，向前伸直，轻拍网球；
- 先屈肘轻拍网球，再伸肘轻拍网球，重复这些动作几次；
- 全身放松。

重复次数

- 数次。

! 注意事项

- 保持呼吸；
- 头部稍稍抬离地面。

替代练习

- 交替屈肘和伸肘，同时轻拍网球。

练习十九

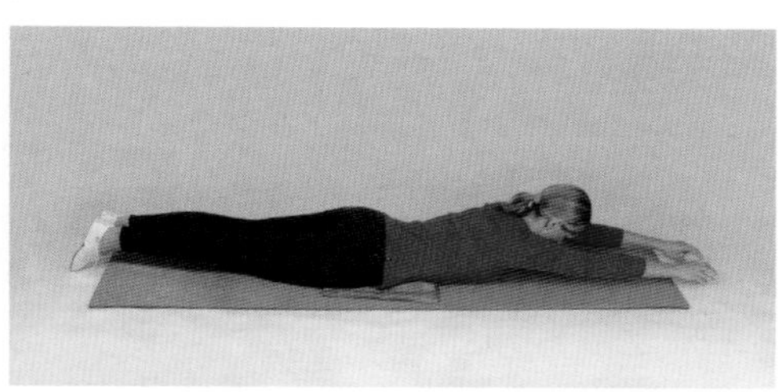

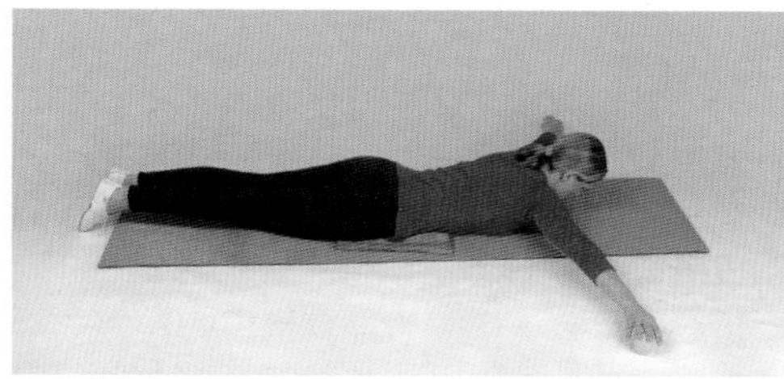

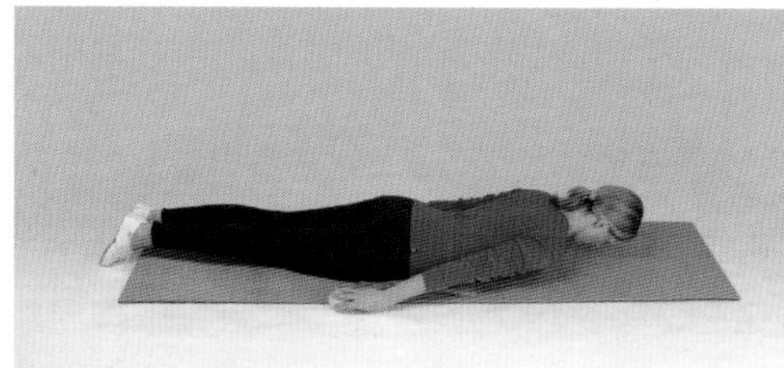

起始姿势

- 俯卧，将靠垫置于腹部下方；
- 双腿伸直；
- 脚背贴地；
- 双臂举过头顶，紧贴地面向前伸直；
- 双手各拿一个网球。

动作要领

- 双脚并拢；
- 双腿绷紧；
- 收紧臀肌；
- 抬起头部，下巴朝胸部方向内收；
- 抬起双臂；
- 用掌心推着网球滚动，从头顶前方滚到身体两侧与肩平齐处，再向下滚到大腿外侧，手臂始终保持伸直；
- 全身放松。

重复次数

- 数次。

! 注意事项

- 保持呼吸。

练习二十

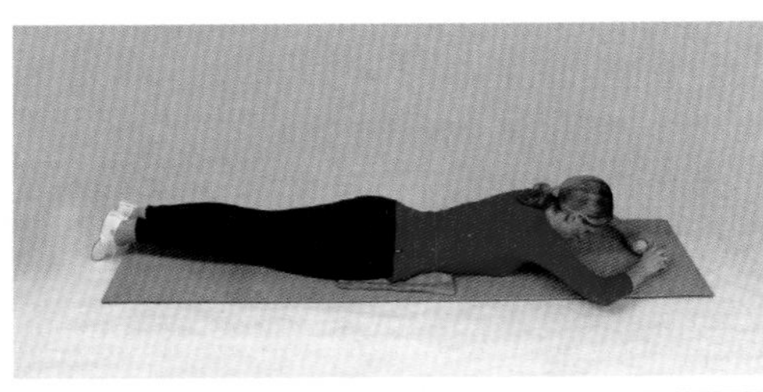

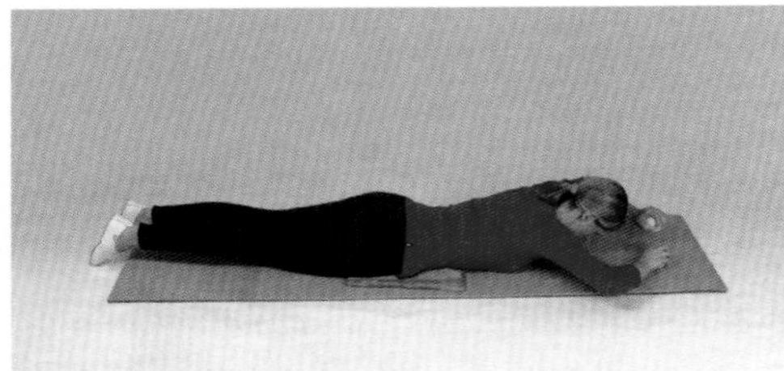

起始姿势

- 俯卧，将靠垫置于腹部下方；
- 双腿伸直；
- 脚背贴地；
- 双臂平放于地面，双手在头部前方触碰，双臂形成半圆；
- 双手各拿一个网球。

动作要领

- 双脚并拢；
- 双腿绷紧；
- 收紧臀肌；
- 抬起头部，下巴朝胸部方向内收；
- 抬起双臂；
- 双手在头部前方轻拍网球；
- 放下网球，将额头贴在手背上；
- 全身放松。

重复次数

- 数次。

! 注意事项

- 保持呼吸。

替代练习

- 双臂从头顶前方下移至身体两侧与肩平齐处，再向下移到大腿外侧，双手同时轻拍网球；
- 练习时，可以尝试改变拍球速度。

练习二十一

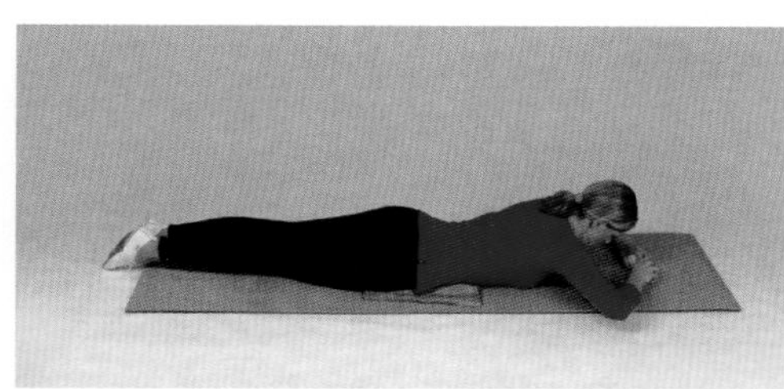

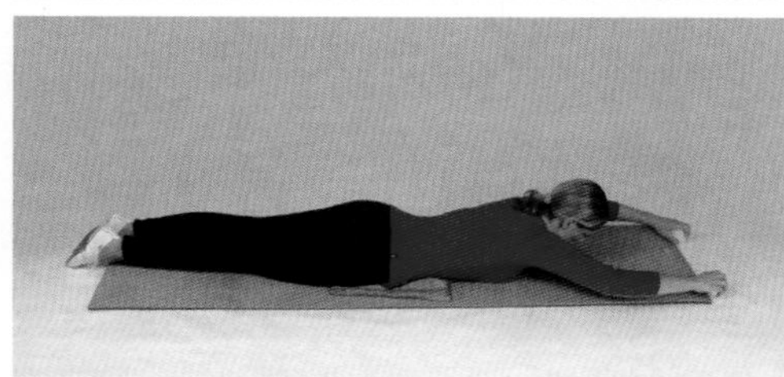

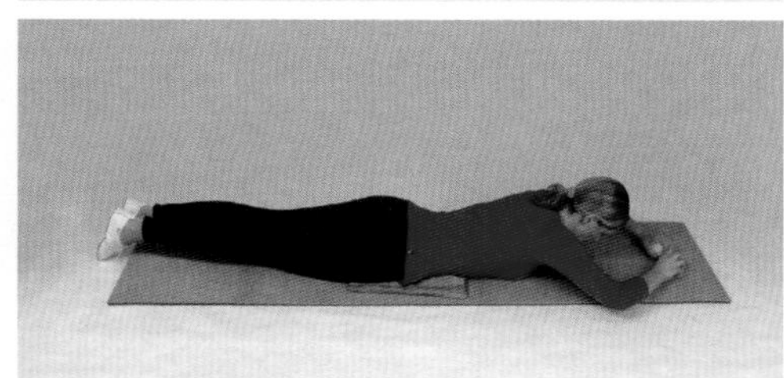

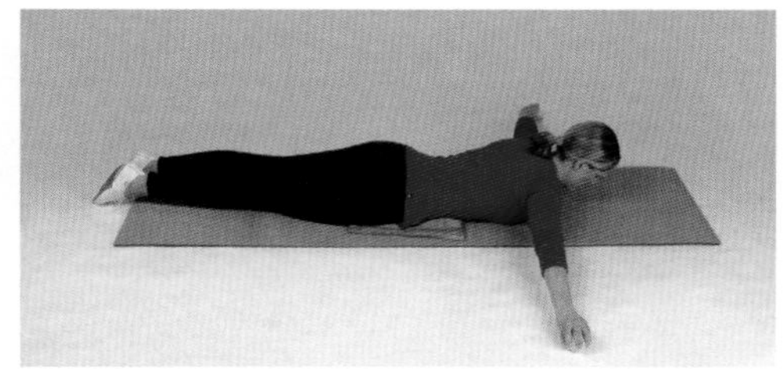

起始姿势

- 俯卧，将靠垫置于腹部下方；
- 双腿伸直；
- 脚背贴地；
- 双臂平放于地面，双手在头部前方触碰，双臂形成半圆；
- 双手各拿一个网球。

动作要领

- 双脚并拢；
- 双腿绷紧；
- 收紧臀肌；
- 抬起头部，下巴朝胸部方向内收；
- 抬起双臂；
- 将网球置于不同位置各轻拍 2 次，先置于头部前方，接着向前（双臂伸直），然后回到头部前方，再到左右两侧（双臂伸直），又回到头部前方，重复上述动作；
- 全身放松。

重复次数

- 数次。

! 注意事项

- 保持呼吸；
- 练习时，可以尝试改变拍球速度。

练习二十二

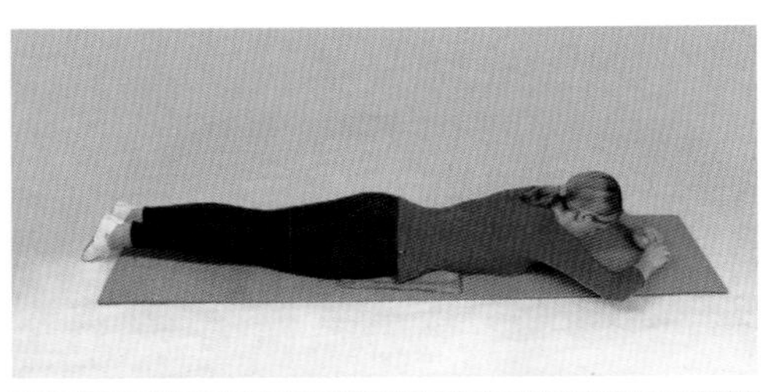

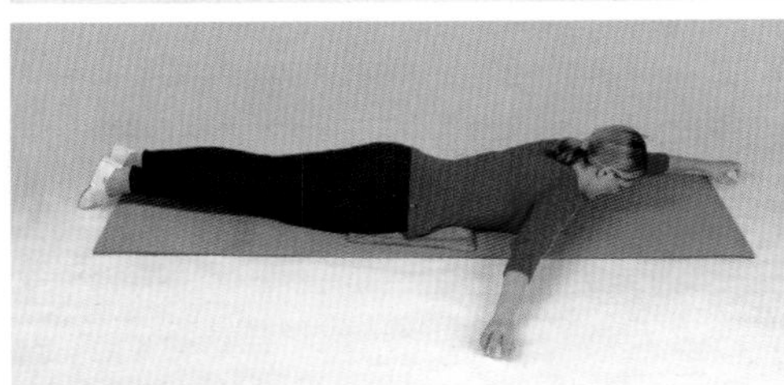

起始姿势

- 俯卧，将靠垫置于腹部下方；
- 双腿伸直；
- 脚背贴地；
- 双臂平放于地面，双手在头部前方触碰，双臂形成半圆；
- 双手各拿一个网球。

动作要领

- 双脚并拢；
- 双腿绷紧；
- 收紧臀肌；
- 抬起头部，下巴朝胸部方向内收；
- 抬起双臂；
- 不断变换网球的位置轻拍网球：先置于头部前方；然后左臂向前伸直，同时右臂向身体外侧拉伸；再让网球回到头部前方，换另一侧手臂重复同样的练习。

重复次数

- 数次。

! 注意事项

- 保持呼吸；
- 可以尝试加快拍球速度；
- 练习结束时可以长舒一口气。

32 其他练习

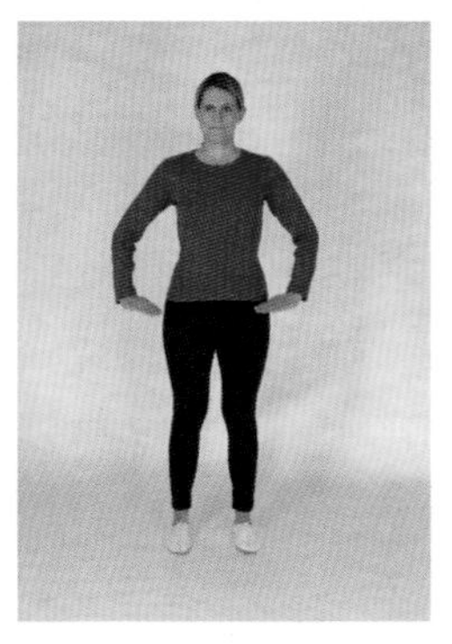
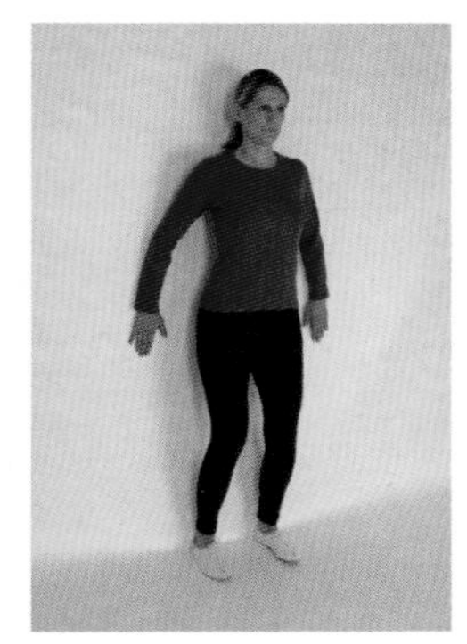
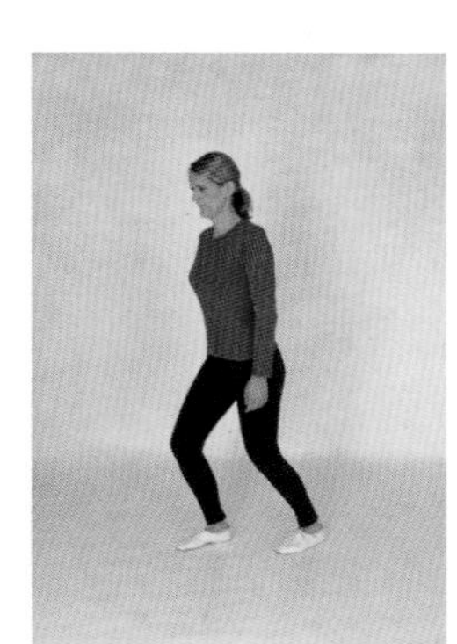
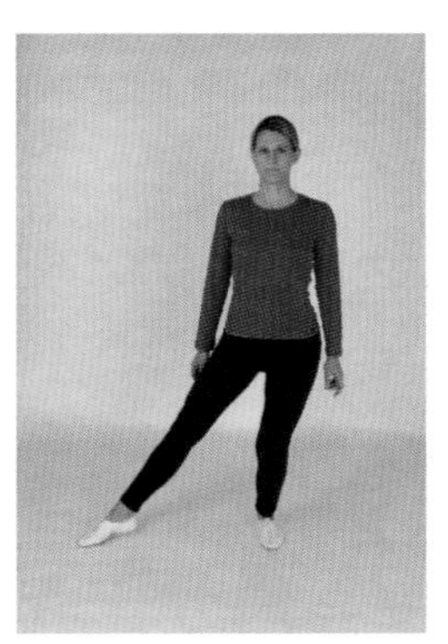
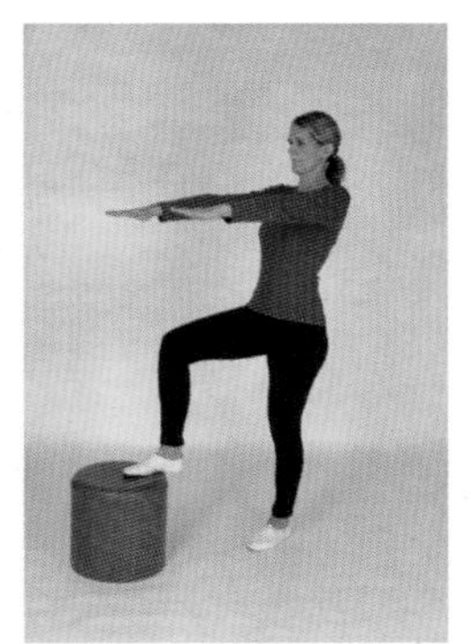
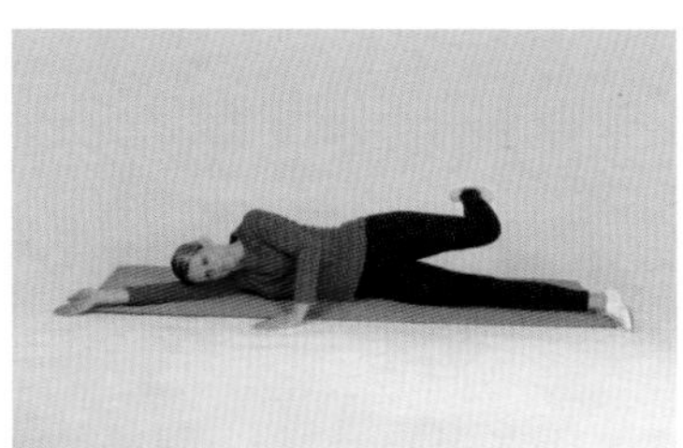
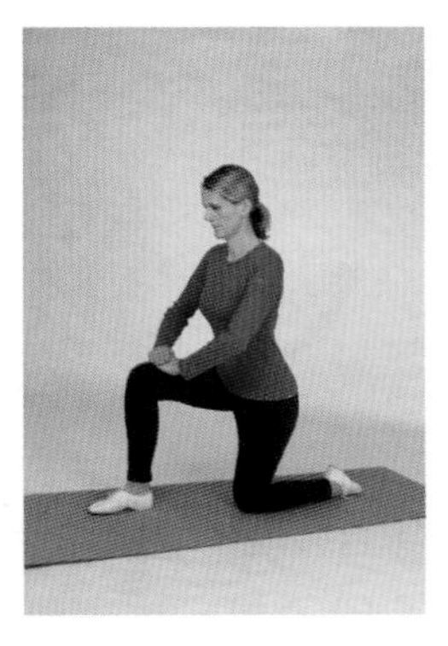
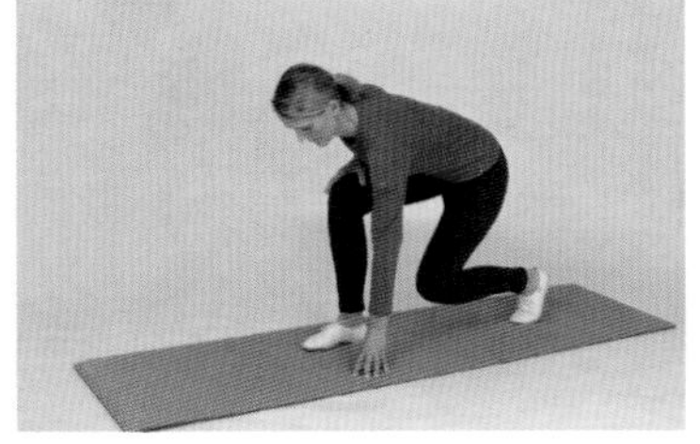
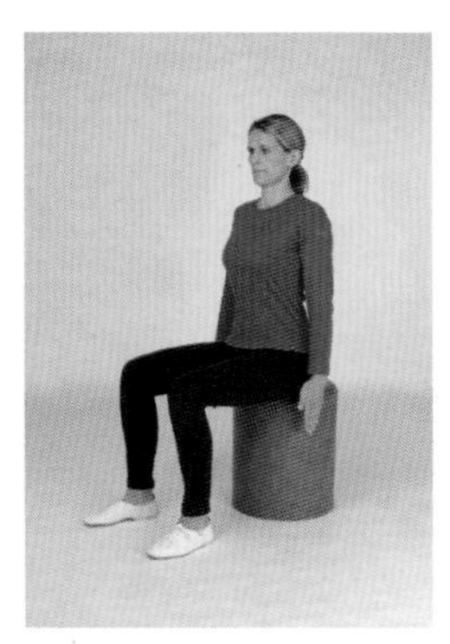

站姿练习一

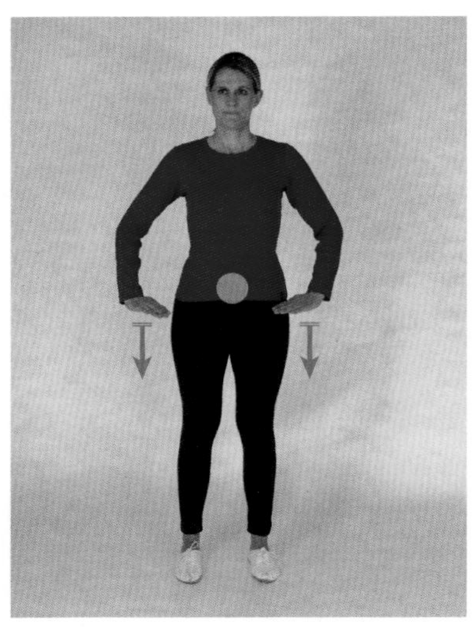

起始姿势

- 站好；
- 双脚分开，与髋同宽；
- 脚尖朝前。

动作要领

- 收紧腹肌和臀肌；
- 腿部肌肉绷紧；
- 肩部微微向后伸展；
- 挺直背部；
- 弯曲双臂；
- 伸腕，掌心朝下；
- 手指指向身体中轴；
- 头部和颈部尽可能向上伸展；
- 双手做下压的动作；
- 保持这个姿势，从 1 数到 10；
- 全身放松。

重复次数

- 3 次。

! 注意事项

- 头部不要后仰；
- 下巴微微朝胸部方向内收；
- 双臂保持弯曲；
- 保持呼吸。

站姿练习二

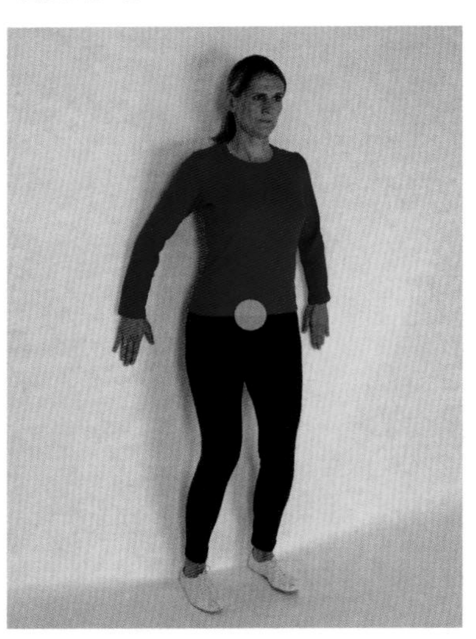

起始姿势

- 靠墙站好；
- 脚跟离墙一掌宽；
- 双膝微屈。

动作要领

- 腰椎紧贴墙面；
- 肩部和头部靠在墙上；
- 腹部回缩；
- 双膝慢慢伸直；
- 保持这个姿势片刻；
- 全身慢慢放松。

重复次数

- 数次。

! 注意事项

- 双膝尽可能伸直，使整个背部能够紧贴在墙面上。

站姿练习三

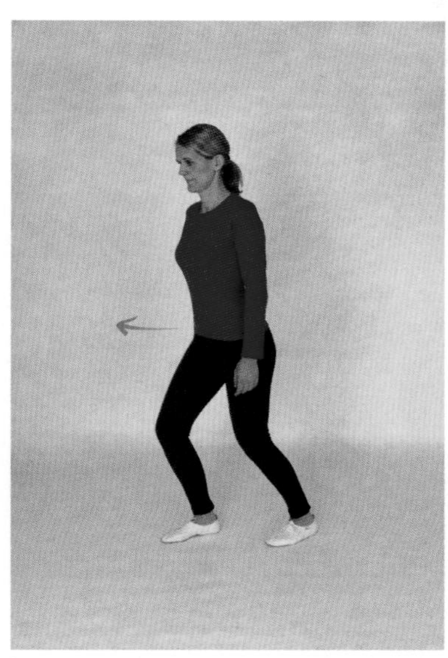

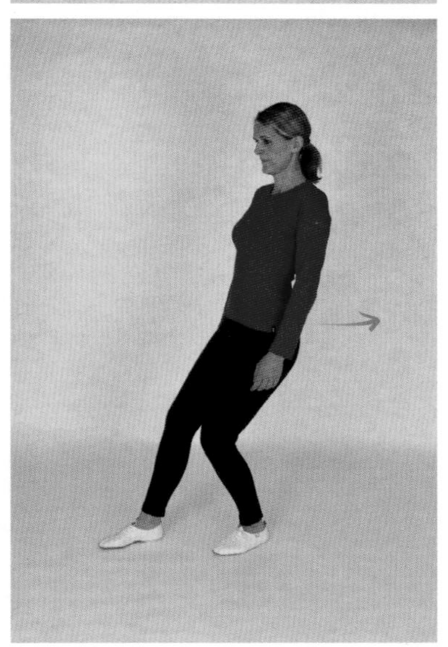

起始姿势

- 站好，双脚前后分开，做迈步状。

动作要领

平衡练习

- 一条腿向前跨一小步；
- 身体重心交替转移到前后脚上；
- 屈髋关节和膝关节；
- 双腿交换位置练习。

重复次数

- 数次。

! 注意事项

- 保持背部挺直；
- 移动重心的同时摆动双臂。

站姿练习四

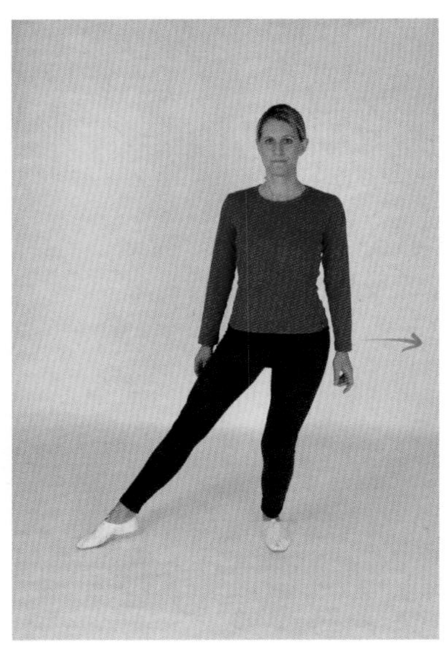

起始姿势

- 双腿分开站好。

动作要领

平衡练习
- 双腿稍稍分开；
- 将身体重心从一条腿转移到另一条腿上；
- 屈髋关节和膝关节。

重复次数

- 数次。

! 注意事项

- 保持背部挺直。

站姿练习五

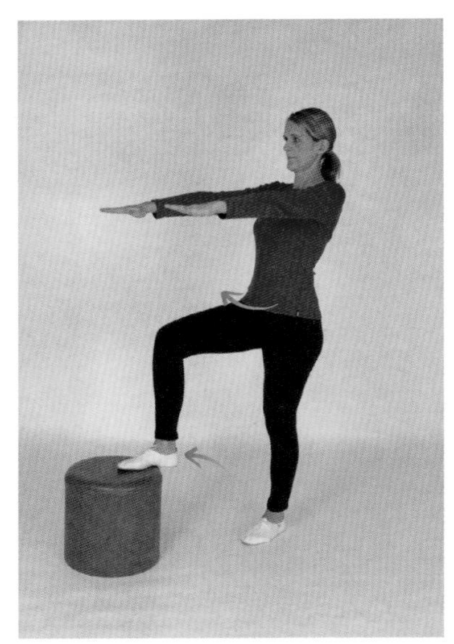

起始姿势

- 站在凳子前。

动作要领

- 双脚交替踩在凳子上；
- 同时摆动双臂。

重复次数

- 数次。

! 注意事项

- 保持背部挺直。

从仰卧姿势转向俯卧姿势，再转回仰卧姿势

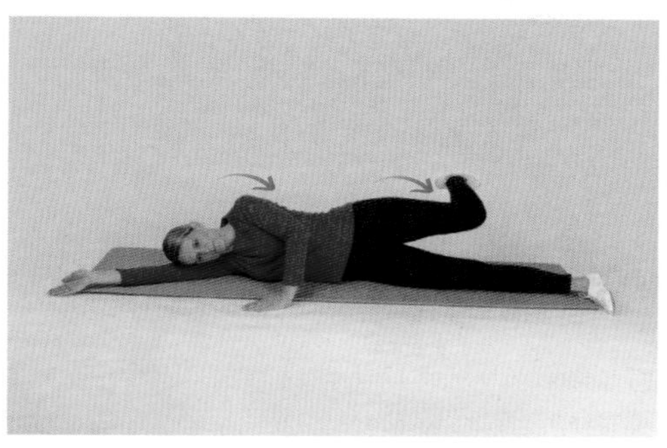

起始姿势

- 仰卧；
- 右臂举过头顶，紧贴地面向前伸直。

动作要领

身体转向右侧

- 弯曲左膝和左臂；
- 左膝朝腹部方向弯曲，目视左膝方向；
- 左膝向身体右侧下压；
- 身体跟着膝盖一起向右下方转动，左手撑地；
- 左腿伸直，身体呈俯卧姿势。

身体转回原位

- 左膝朝身体右侧弯曲；
- 左手撑地；
- 目视左膝方向；
- 将身体从俯卧姿势转到右侧卧姿势；
- 左腿伸直，身体回到仰卧姿势。

从仰卧姿势转向直立姿势

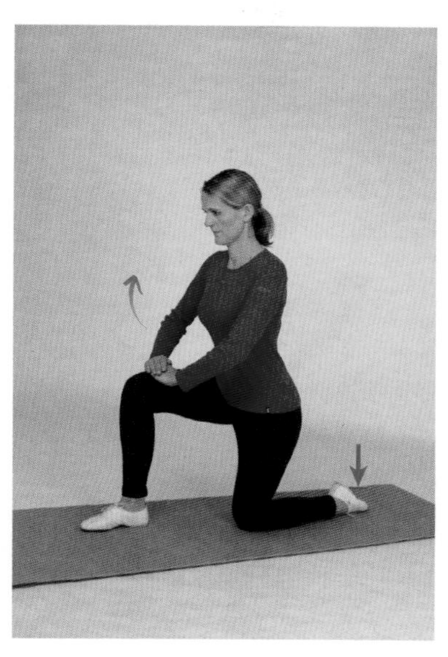

起始姿势

- 仰卧。

动作要领

- 双腿依次屈膝；
- 身体转为侧卧姿势；
- 双手撑地；
- 从侧卧位抬起上身；
- 双膝跪地；
- 一只脚向前伸，踩地；
- 双手撑在前伸腿的膝盖上；
- 另一只脚的脚背向地面下压；
- 起身站好。

正确的弯腰姿势

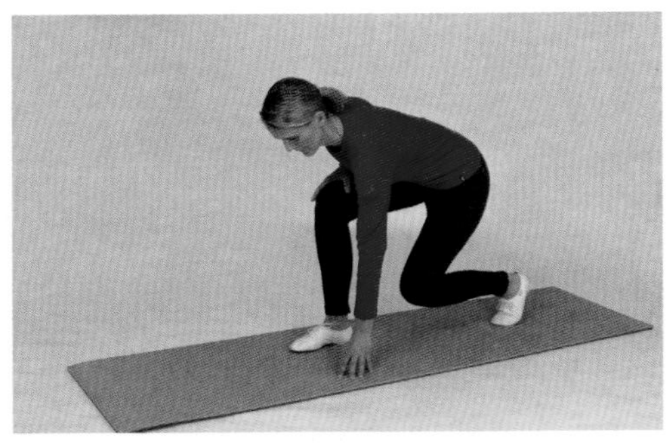

起始姿势

- 站好，双脚前后分开，做迈步状。

动作要领

- 右脚向前跨一步；
- 右手放在右膝上；
- 屈膝；
- 如果膝盖有疼痛感，在弯腰的同时，可以通过抓扶身边的固定物体来支撑身体重量。

! 注意事项

- 保持背部挺直。

正确的坐姿

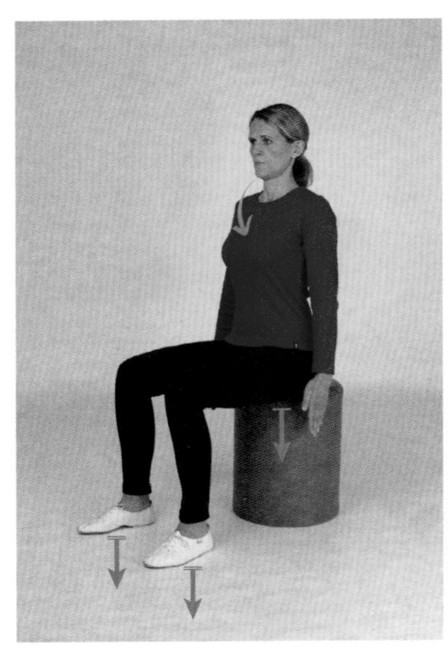

起始姿势

- 练习开始前，坐在凳子或椅子的前 1/3 处；
- 双臂于体侧自然下垂。

动作要领

- 双脚紧贴地面；
- 腹部回缩；
- 收紧臀肌；
- 肩部微微向后伸展；
- 挺直背部；
- 下巴朝胸部方向内收；
- 头顶朝天花板方向拉伸；
- 手指绷紧，指尖指向地面；
- 保持这个姿势片刻；
- 全身慢慢放松。

重复次数

- 3 次。

! 注意事项

- 保持呼吸；
- 利用日常生活中的碎片时间都可以完成这个坐姿练习。

33 针对特定部位疼痛的练习

很多与体力劳动相关的职业，比如手工业、零售业或送货服务等，以及需要长期坐在办公室里的工作都有可能对我们的身体造成一定程度的影响。长期保持一种姿势或采用错误的姿势会导致颈部血液循环受阻，进而造成颈部肌肉和三角肌紧张，活动时伴有关节疼痛。

当你抬起和搬运重物时，当你始终保持一个姿势在流水线上工作时，当你盯着电脑屏幕久坐不动时，当你制作手工艺品或从事其他强度较大的业余爱好时，肌肉都会因为负荷过重而紧张。这会导致肌肉疲劳，进而出现肌肉疼痛和痉挛，即所谓的肌肉硬结，在体表能明显摸到硬块。错误的姿势不仅会拉伤肌肉，而且会损伤韧带、肌腱和骨骼。

除了负荷过重外，压力、抑郁和心理负担也会引起肌肉紧张。颈部肌肉紧张也可能引起头痛。很多不良的生活习惯也会引起肩颈区和手臂肌肉紧张，如夜间躺在床上看书等。

我总结了一些可以减轻特定部位疼痛的练习，这些特定部位的疼痛常常与一些（但不仅限于）特定的职业相关，比如：

- 泥瓦工、粉刷工、金属加工工人、筑路工人（多为操作振动机的人）、贴砖工人（他们常常需要跪在地上工作）和修建屋顶的工人、流水线作业工人、音乐家，以及长期从事销售的人（长时间站立引起脚、腿和背部疼痛）；
- 久坐不动的工作，如办公室职员、公交车或货车司机。

如果你也有下文中提到的疼痛症状，可以尝试通过相应的练习来缓解。你可以先试练几天至一周，看看效果，如果确有好转，可以坚持做下去。

缓解整个背部，尤其是下背部的疼痛

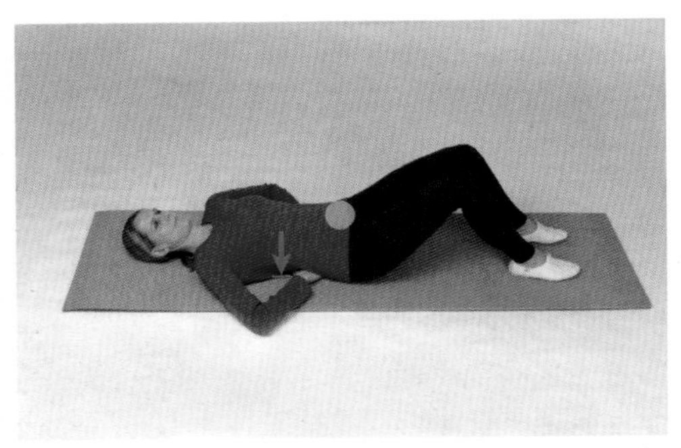

效果：强化腹肌，拉伸伸展和支撑脊柱的肌肉，缓解椎间盘压力。

起始姿势

- 仰卧；
- 双腿弯曲；
- 双脚着地；
- 双手平放在下背部下方。

动作要领

- 收紧腹肌；
- 下背部向下压双手；
- 双手感知腰椎的位置；
- 保持这个姿势，从 1 数到 10；
- 全身放松，从 1 数到 5。

重复次数

- 根据个人的身体状况，练习 3 ~ 5 次。

! 注意事项

- 保持呼吸。

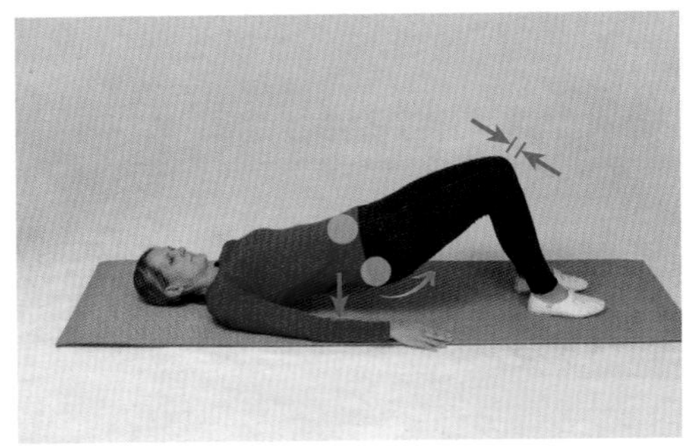

效果：强化腹部、腿部、臀部和盆底肌肉。

起始姿势

- 仰卧；
- 双腿弯曲；
- 双脚着地；
- 双臂伸直，在身体两侧微微外展；
- 掌心贴地。

动作要领

- 收紧腹肌；
- 下背部向地面下压；
- 收紧臀肌；
- 骨盆上抬；
- 双膝并拢，相互挤压；
- 保持这个姿势片刻；
- 慢慢恢复起始姿势；
- 全身放松。

重复次数

- 根据个人的身体状况，练习 3 ~ 5 次。

! 注意事项

- 练习时不要挺腰；
- 保持呼吸。

缓解下背部疼痛

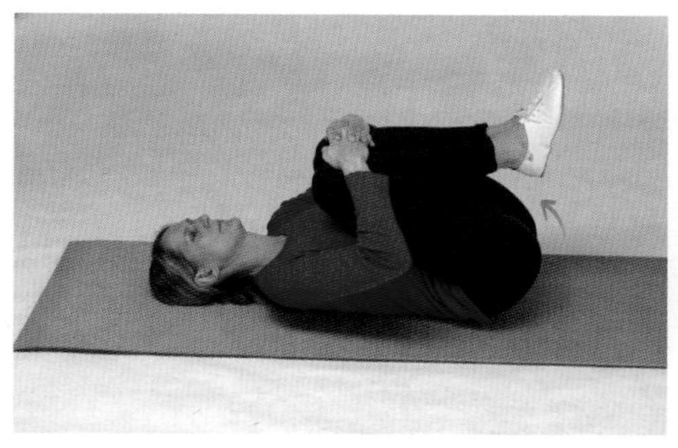

效果：拉伸背肌，尤其是下背部肌肉。

起始姿势

- 仰卧；
- 双腿弯曲；
- 双脚着地；
- 双臂伸直，在身体两侧微微外展。

动作要领

拉伸练习

- 双腿朝腹部方向弯曲；
- 双手抱膝；
- 呼气时双手将双膝朝胸部方向拉；
- 保持这个姿势片刻；
- 保持呼吸；
- 全身放松；
- 松开双手；
- 腹部发力，使双腿相继回到原位。

重复次数

- 根据个人的身体状况，练习 3 ~ 5 次。

! 注意事项

- 如果膝盖有疼痛感，可以把双手放于腘窝处。

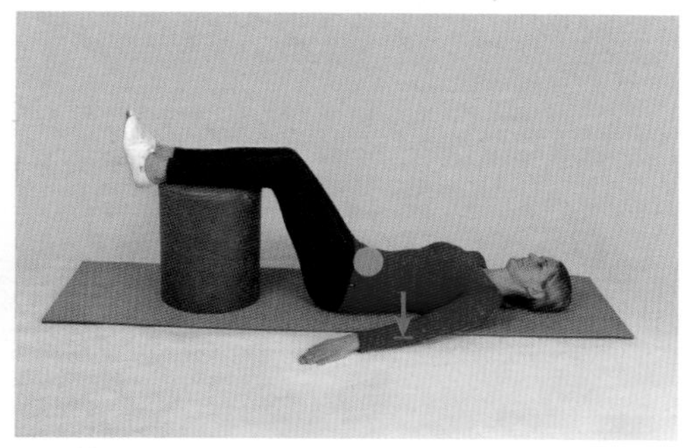

效果：阶梯姿势舒缓下背部。

起始姿势

- 仰卧；
- 小腿放在沙发椅或凳子上；
- 双臂伸直，在身体两侧微微外展。

动作要领

- 收紧腹肌；
- 呼气，下背部向地面下压；
- 吸气，全身放松。

重复次数

- 视个人身体状况而定。

! 注意事项

- 练习时力度要轻，不要用力过猛。

缓解由下背部放射至臀部和腿部的疼痛

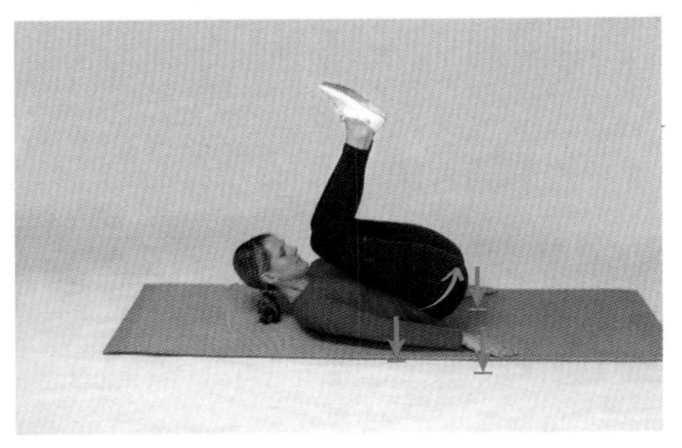

效果：强化腹部和腿部肌肉，拉伸臀部肌肉，以及伸展和支撑脊柱的肌肉。

起始姿势

- 仰卧；
- 双腿微微弯曲；
- 双脚着地；
- 双臂伸直，在身体两侧微微外展；
- 掌心贴地。

动作要领

拉伸练习

- 双腿朝腹部方向弯曲；
- 双臂撑地；
- 臀部微微上翻，不要用力；
- 头部抬起，靠向膝盖；
- 臀部和双腿慢慢回到原位；
- 头部回到原位；
- 全身放松。

重复次数

- 根据个人的身体状况，练习 3 ~ 5 次。

! 注意事项

- 保持呼吸；
- 双臂支撑身体时，不要用力过猛。

缓解整个背部、肩部和手臂的疼痛

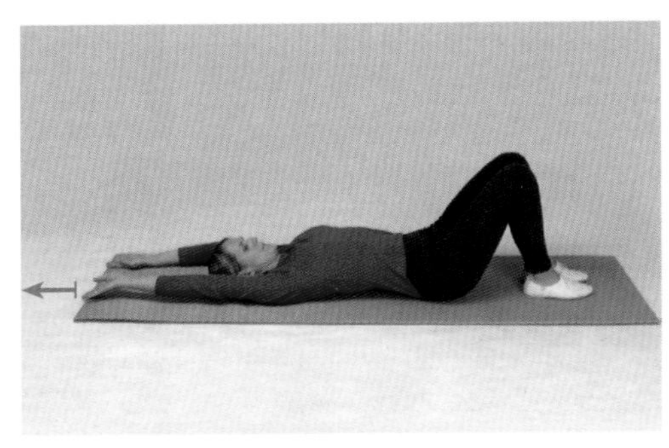

效果：拉伸手臂、肩部、胸部、腹部和背部肌肉。

起始姿势

- 仰卧；
- 双腿弯曲；
- 双脚着地；
- 双臂伸直，举过头顶并紧贴地面。

动作要领

拉伸练习

- 吸气，一只手臂向上拉伸；
- 呼气，拉伸的手臂回到原位。

重复次数

- 根据个人的身体状况，练习 3 ~ 5 次。

! 注意事项

- 拉伸时注意用力适中，避免拉伤肌肉。

缓解肩部、颈后部、手臂、上背部和腿部肌肉的疼痛

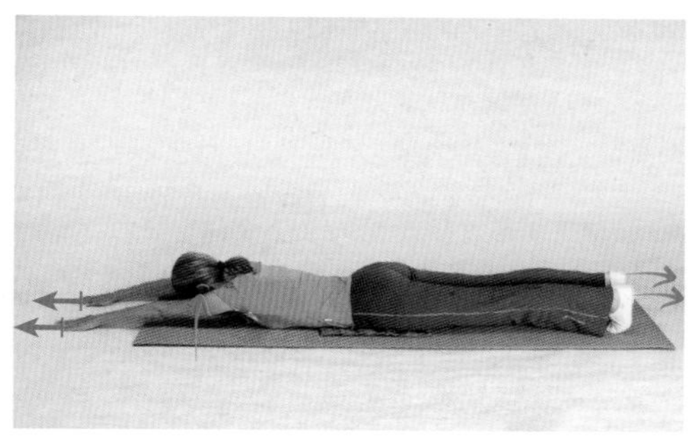

效果：拉伸腿部、肩部和手臂肌肉，强化颈部肌肉。

起始姿势

- 俯卧；
- 将靠垫置于腹部下方；
- 双腿伸直；
- 脚趾弯曲，脚尖触地；
- 双臂举过头顶，紧贴地面向前伸直。

动作要领

- 脚跟向后蹬；
- 膝盖抬离地面；
- 双腿伸直；
- 双臂紧贴地面，并尽可能向前伸展；
- 头部稍稍抬起，使鼻子不要触地；
- 目视地面；
- 吸气时拉伸；
- 呼气时放松。

重复次数

- 根据个人的身体状况，练习 3 ~ 5 次。

! 注意事项

- 拉伸时注意用力适中，避免拉伤肌肉。

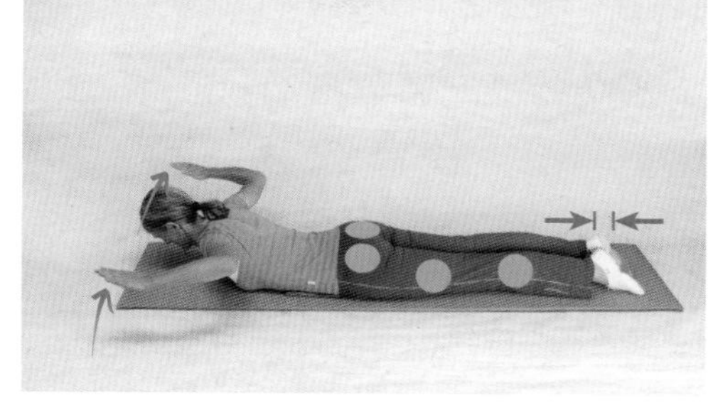

效果：强化腿部、臀部、背部、肩部和颈部肌肉。

起始姿势

- 俯卧；
- 将靠垫置于腹部下方；
- 双腿伸直；
- 脚背贴地；
- 双臂呈“U”形，即双臂外展，与肩平齐，肘部弯曲成直角。

动作要领

- 双脚并拢；
- 双腿绷紧；
- 收紧臀肌；
- 腹部回缩；
- 双臂呈“U”形抬离地面；
- 头部稍稍抬起，使鼻子不要触地；
- 目视地面；
- 保持这个姿势片刻；
- 全身慢慢放松。

重复次数

- 根据个人的身体状况，练习 3 ~ 5 次。

! 注意事项

- 双臂抬至齐肩高度；
- 目视地面；
- 保持呼吸。

缓解姿势错误造成的背部疼痛

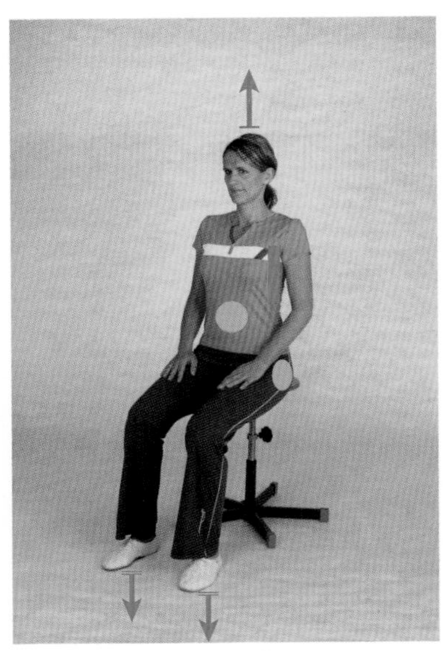

效果：强化臀部、腹部、背部肌肉和肩胛带肌群，拉伸颈部肌肉。

起始姿势

- 坐在椅子的前 1/3 处；
- 双脚分开，与髋同宽；
- 双手自然平放于大腿上。

动作要领

- 双脚撑地；
- 收紧臀肌；
- 腹部回缩；
- 肩部微微向后伸展；
- 挺直背部；
- 头部尽可能向上伸展；
- 下巴微微朝胸部方向内收；
- 保持这个姿势片刻；
- 全身放松。

重复次数

- 根据个人的身体状况，练习 3 ~ 5 次。

! 注意事项

- 保持呼吸。

缓解身体的僵硬感

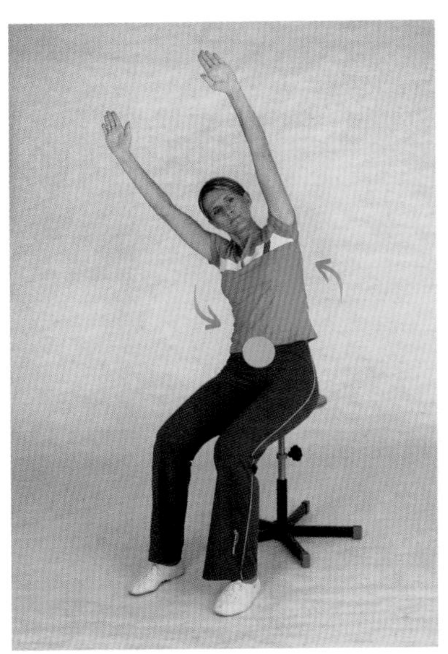

效果：激活上身和脊柱。

起始姿势

- 坐在椅子的前 1/3 处；
- 双脚分开，与髋同宽；
- 双臂于体侧自然下垂。

动作要领

- 双臂举过头顶，向上拉伸；
- 挺直背部；
- 腹部回缩；
- 上身向右画圈 3 次；
- 上身向左画圈 3 次；
- 上身回到正中位置；
- 放下双臂；
- 全身放松。

重复次数

- 根据个人的身体状况，练习 3 ~ 5 次。

! 注意事项

- 双臂尽可能向上拉伸；
- 做画圈练习时，上身保持挺直；
- 保持呼吸。

缓解身体的僵硬感和整个背部的疼痛

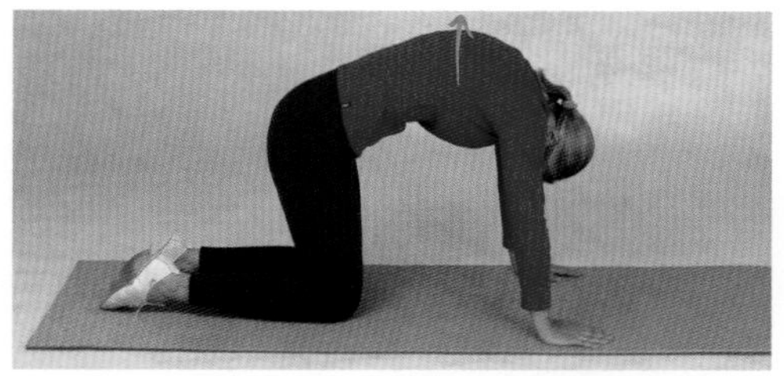

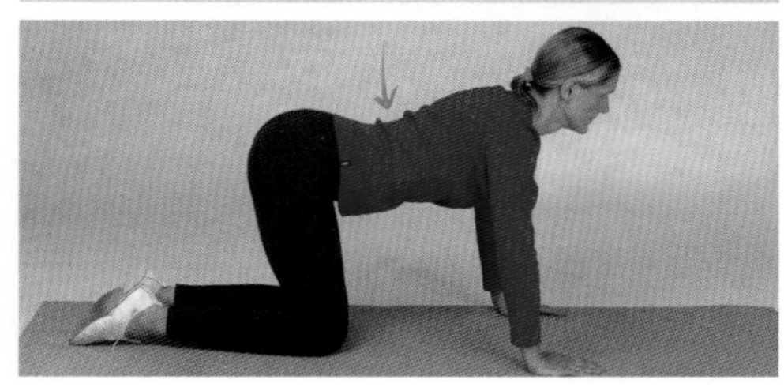

效果：结合呼吸练习来激活脊柱。

起始姿势

- 四肢着地呈跪姿，用双膝和双手支撑身体；双手置于肩关节下方，双膝置于髋关节下方；
- 头部伸直；
- 目视地面。

动作要领

- 收紧腹肌；
- 腹部回缩；
- 微微弓起背部；
- 放松腹肌；
- 轻轻使背部下凹；
- 背部下凹时吸气；
- 背部弓起时呼气。

重复次数

- 根据个人的身体状况，练习 3 ~ 5 次。

! 注意事项

- 练习时，动作要轻柔流畅；
- 运动时注意呼吸的节奏。

缓解身体的僵硬感，以及胸椎和腰椎的疼痛

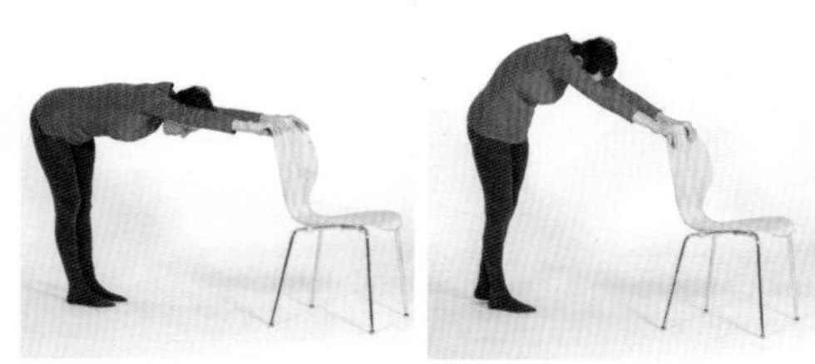

效果：拉伸背部肌肉，激活脊柱。

起始姿势

- 站在椅子后方；
- 双脚分开，与髋同宽；
- 双手抓紧椅背。

动作要领

- 双脚尽可能往后退，直至双臂完全伸直；
- 头部和上身向下压，臀部向后推，目视地面，拉伸背部肌肉；
- 接着，弓起背部，小步朝椅子方向靠近；
- 稍抬起上身，拉伸背部，双臂尽可能伸直；
- 保持这个姿势片刻；
- 全身放松；
- 全身放松时，可以原地踏步、晃动双臂和双腿，保持正常呼吸。

重复次数

- 根据个人的身体状况，练习 3 ~ 5 次。

! 注意事项

- 拉伸时注意用力适中，避免拉伤肌肉；
- 保持呼吸。

缓解久坐（如在电脑屏幕前）导致的肩颈疼痛

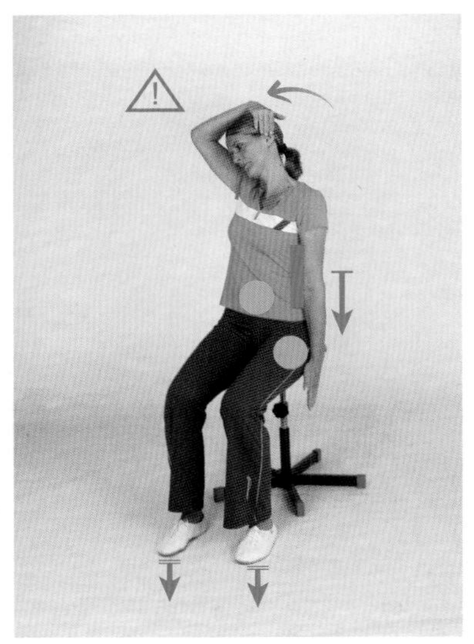

效果：拉伸颈前肌群，以及肩部和手臂肌肉。

起始姿势

- 坐在椅子的前 1/3 处；
- 双脚分开，与髋同宽；
- 双臂于体侧自然下垂。

动作要领

- 双脚撑地；
- 收紧臀肌，腹部回缩，挺直背部；
- 头部伸直；
- 右手越过头顶放在左耳上；
- 头部微微向右转，慢慢向右倾斜；
- 左臂慢慢向下拉伸；
- 保持这个姿势片刻；
- 头部回到正中位置；
- 全身放松。

重复次数

- 左右两侧交替练习 2 次。

! 注意事项

- 保持背部挺直；
- 只微微转动和倾斜头部；
- 保持呼吸。

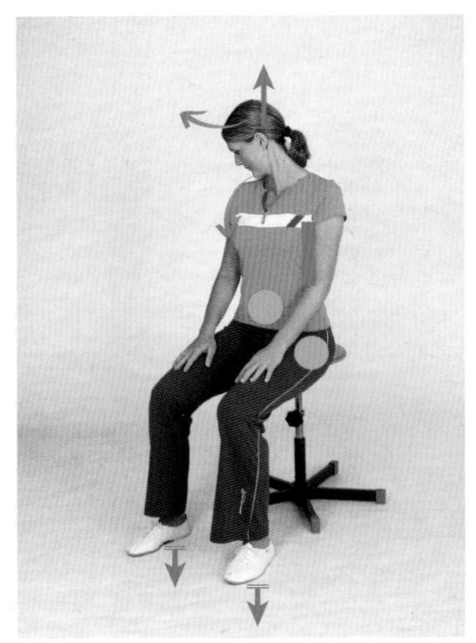

效果：拉伸颈前肌群，以及肩部和手臂肌肉。

起始姿势

- 坐在椅子的前 1/3 处；
- 双脚分开，与髋同宽；
- 双手自然平放于大腿上。

动作要领

- 双脚撑地；
- 收紧臀肌，腹部回缩；
- 肩部微微向后伸展；
- 挺直背部；
- 头部尽可能向上伸展；
- 下巴微微朝胸部方向内收；
- 头部缓缓向右转；
- 下巴朝肩膀方向下压数次；
- 头部回到正中位置；
- 全身放松。

重复次数

- 左右两侧交替练习 2 次。

! 注意事项

- 保持背部挺直；
- 保持呼吸。

缓解用眼疲劳导致的紧张性头痛

眼睛具有自我调节的能力。晶状体是富有弹性且灵活的，睫状肌能够通过改变晶状体的形状来调节晶状体的活动。看远处时，富有弹性的晶状体变得扁平；看近处时，晶体囊松弛，晶状体变凸。如果长时间持续聚焦在同样距离的物体上，例如长时间盯着电脑屏幕或电视屏幕，睫状肌就会痉挛。

双手捂眼——放松眼睛的练习

- 摩擦掌心，使掌心变得温热；
- 闭起双眼，手指并拢、微屈，掌心弯成弧形，双手捂住眼睛；
- 用心感受温暖和黑暗，持续约 2 分钟；
- 双手从眼睛上拿开，慢慢睁开双眼，目光尽可能看向远方；
- 目光聚焦在远处的物体上，如树、屋顶、烟囱、窗户等，停留数秒；
- 抬起一只手，将食指置于离鼻子约 20 厘米的地方，目视指尖方向；
- 将目光聚焦在指尖上。

重复次数

- 练习 3 ~ 4 次。

改善颈部僵硬

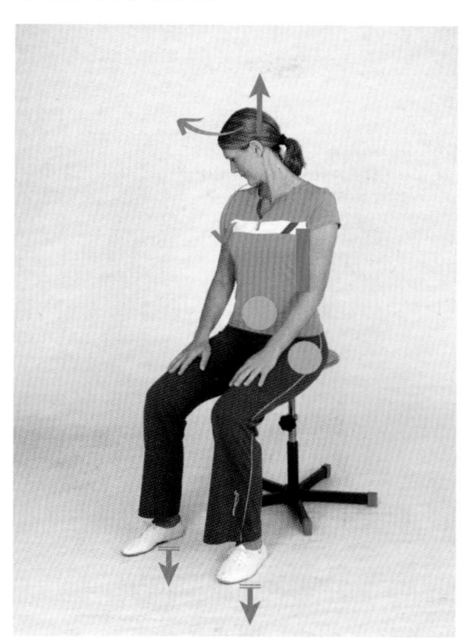

效果：使颈椎变灵活。

起始姿势

- 坐在椅子的前 1/3 处；
- 双脚分开，与髋同宽；
- 双手自然平放于大腿上。

动作要领

- 双脚撑地；
- 收紧臀肌，腹部回缩；
- 肩部微微向后伸展；
- 挺直背部；
- 头部尽可能向上伸展；
- 下巴微微朝胸部方向内收；
- 吸气，头部向右转，稍稍低头；
- 呼气，头部向左转，稍稍低头；
- 吸气，头部向右转，稍稍低头；
- 全身放松。

重复次数

- 左右两侧交替练习 2 次。

! 注意事项

- 保持背部挺直。

缓解肩关节疼痛

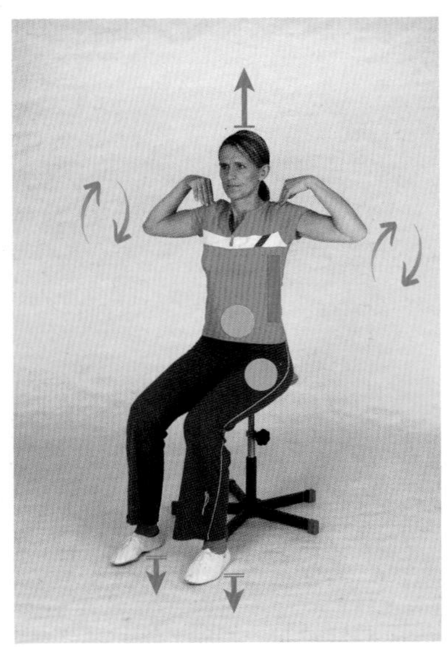

效果：强化臀部、腹部、肩胛带和背部肌肉，激活肩关节、胸锁关节和肩锁关节。

起始姿势

- 坐在椅子的前 1/3 处；
- 双脚分开，与髋同宽；
- 双臂于体侧自然下垂。

动作要领

- 双脚撑地；
- 收紧臀肌；
- 腹部回缩，挺直背部；
- 头部尽可能向上伸展；
- 下巴微微朝胸部方向内收；
- 指尖搭在肩膀上；
- 双肩向前、向后画圈；
- 放下双臂，全身放松。

重复次数

- 分别向前、向后画圈练习数次。

! 注意事项

- 画圈时动作要慢；
- 保持呼吸。

缓解全身肌肉紧张

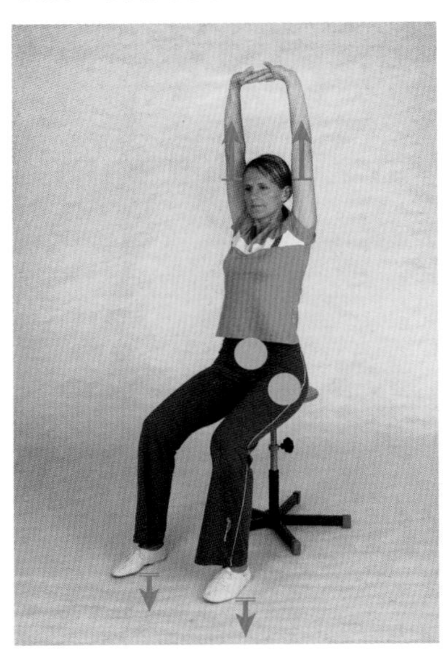

效果：强化臀部和腹部肌肉，拉伸肩部、手臂和背部肌肉。

起始姿势

- 坐在椅子的前 1/3 处；
- 双脚分开，与髋同宽；
- 双臂于体侧自然下垂。

动作要领

- 双脚撑地；
- 收紧臀肌，腹部回缩；
- 双手交叉，双臂举过头顶；
- 掌心朝天花板；
- 手臂尽可能向上拉伸；
- 保持这个姿势片刻；
- 松开双手，双臂放回体侧；
- 全身放松。

重复次数

- 根据个人的身体状况，练习 3 ~ 5 次。

! 注意事项

- 拉伸时注意用力适中，避免拉伤肌肉；
- 保持呼吸。

改善全身无力，矫正不良姿势

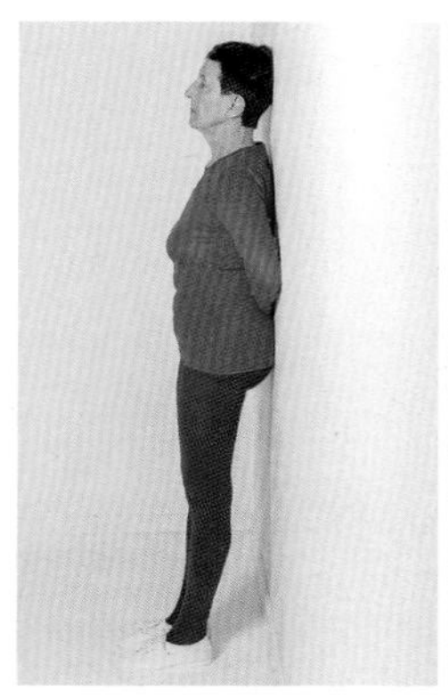
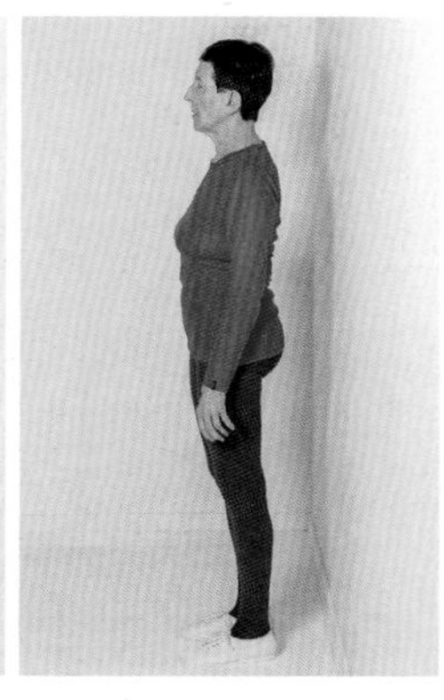

效果：拉伸全身肌肉，塑造健康体态。

起始姿势

- 背部紧贴墙面；
- 头部、肩胛骨和臀部紧贴墙面；
- 脚跟距离墙面几厘米。

动作要领

- 双手放在腰部与墙面之间；
- 收紧腹肌，用力使脐部向脊柱方向靠拢；
- 感受双手受到的压力，保持这个姿势片刻；
- 保持肌肉的紧张，身体离开墙面
  - 头部伸直，目视前方，下巴微微朝胸部方向内收；
  - 肩部微微向后伸展；
  - 感受腹部的紧张；
  - 双腿分开，与髋同宽；将身体重心置于两脚中间；
- 在房间里走几步。

重复次数

- 根据个人的身体状况，练习 3 ~ 5 次。

! 注意事项

- 运动时注意保持规律平稳的呼吸。

缓解身体和心理的双重压力

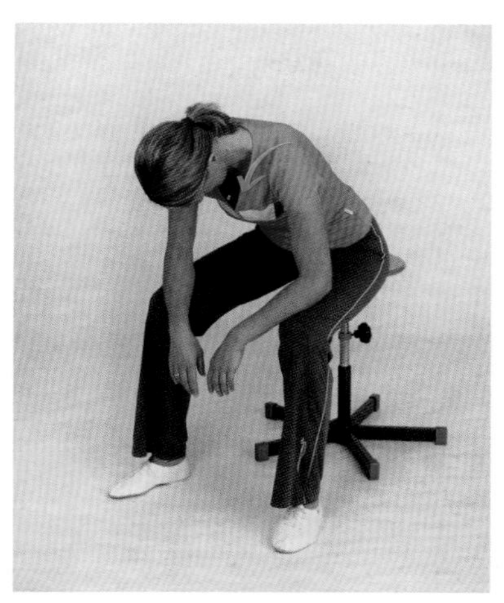

效果：通过“马车夫体态”使全身放松。

起始姿势

- 坐在椅子的前 1/3 处；
- 双脚分开，略比臀宽；
- 双臂于体侧自然下垂。

动作要领

- 上身前屈；
- 前臂置于大腿上；
- 双手自然悬垂于大腿内侧；
- 低头，眼睛微闭；
- 全身放松；
- 感受自己的呼吸（注意呼吸节奏）；
- 排除杂念，开始冥想；
- 慢慢挺直身体；
- 舒展四肢，拉伸全身肌肉。

重复次数

- 1 次。

! 注意事项

- 不要忘记最后的拉伸。

34 正确的日常活动姿势

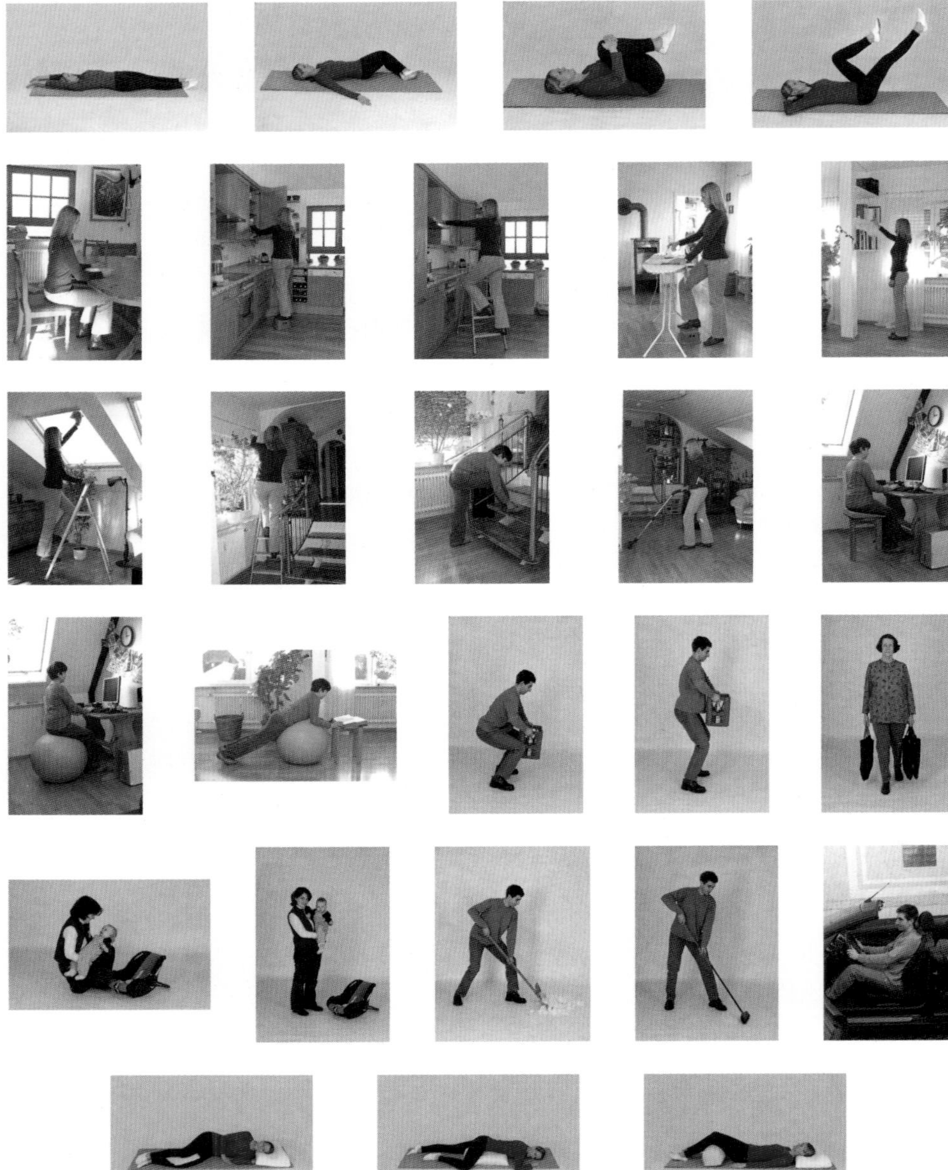

起床前的晨间练习一

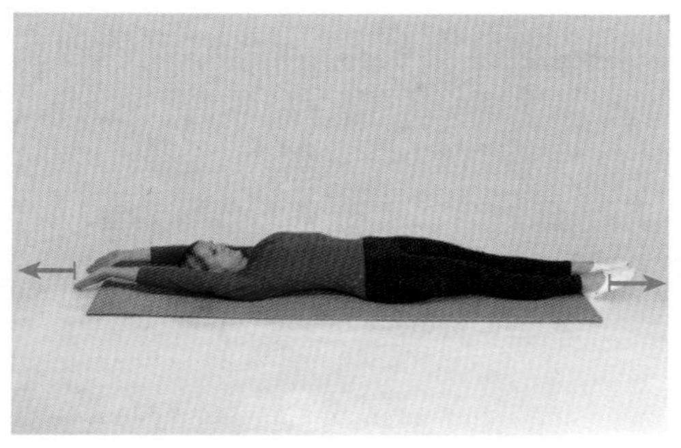

起始姿势

- 仰卧；
- 双腿伸直、并拢；
- 双臂伸直，举过头顶。

动作要领

拉伸练习

- 吸气，脚背绷直，脚尖向下压；
- 双臂向上拉伸；
- 呼气，双臂回到起始姿势，双脚放松。

重复次数

- 3 次。

! 注意事项

- 拉伸时注意用力适中，避免拉伤肌肉；
- 练习过程中下背部不必贴地。

起床前的晨间练习二

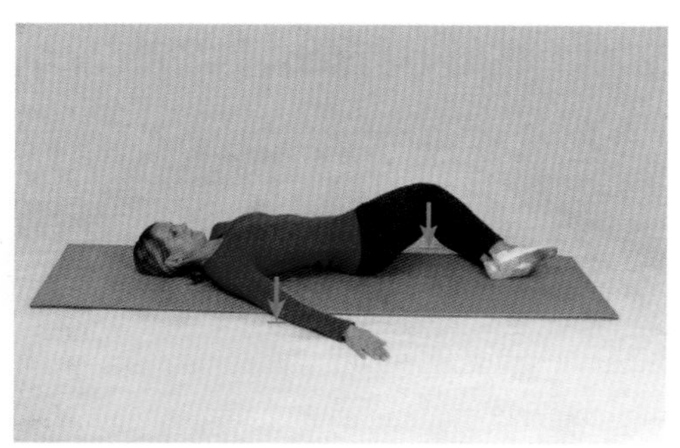

起始姿势

- 仰卧；
- 双腿弯曲；
- 双脚着地；
- 双臂伸直，在身体两侧微微外展。

动作要领

- 双腿同时向身体左侧下压，双膝并拢；
- 双膝尽可能压向地面；
- 右臂紧贴地面；
- 保持这个姿势片刻；
- 全身放松。

重复次数

- 左右两侧交替练习 2 次。

! 注意事项

- 肩部不要离开地面；
- 保持呼吸。

起床前的晨间练习三

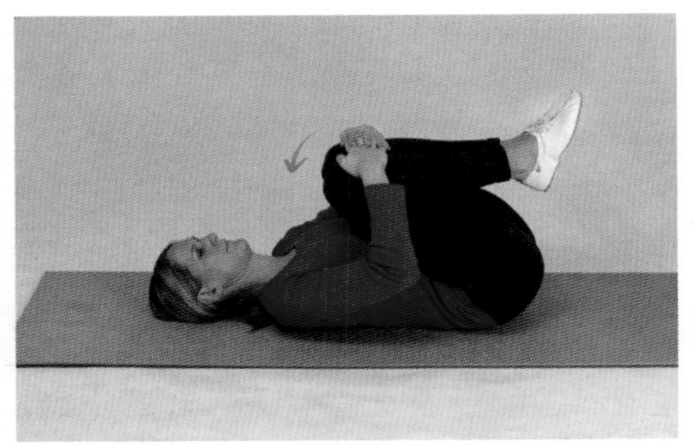

起始姿势

- 仰卧；
- 双腿弯曲；
- 双脚着地；
- 双臂伸直，平放于身体两侧。

动作要领

- 双腿朝腹部方向弯曲；
- 双手抱膝；
- 呼气，双手慢慢将双膝朝胸部方向拉；
- 保持这个姿势片刻，保持呼吸；
- 吸气，全身慢慢放松。

重复次数

- 数次。

! 注意事项

- 如果膝盖有疼痛感，可以将双手放在腘窝处。

起床前的晨间练习四

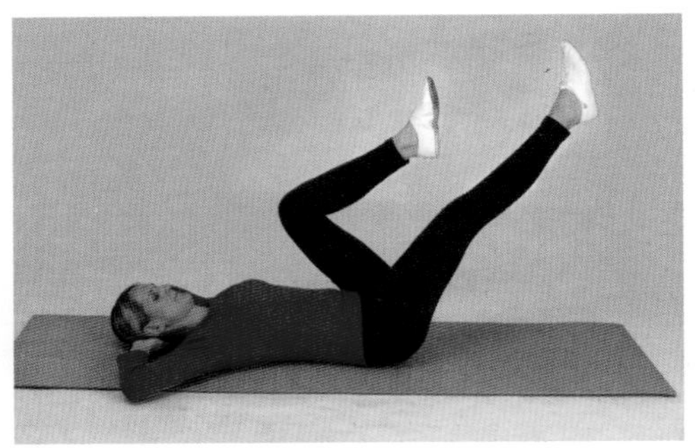

起始姿势

- 仰卧；
- 双腿微微弯曲；
- 双脚着地；
- 双臂伸直，平放于身体两侧。

动作要领

- 双手抱头；
- 双腿向上伸直；
- 双腿在空中做蹬自行车的动作；
- 运动几分钟；
- 休息片刻。

重复次数

- 3 次。

! 注意事项

- 让双腿像蹬自行车一样活动起来；
- 保持呼吸。

建议

- 这项练习能够强化腹部和腿部肌肉，增强心肌收缩力，促进血液循环；
- 练习结束后，先在床边坐一会儿再起身；
- 起身后踮起脚尖走一会儿，这有助于强化小腿肌和大腿肌，缓解静脉系统的压力。

当你站在洗手盆前刷牙和洗涤衣物时

- 双脚分开，与髋同宽，或者双脚前后分开，做迈步状；双膝微屈，一只手放在洗手盆上支撑身体，背部挺直，上身微微前倾；
- 膝盖不要伸直，背部不要弯曲。

建议

- 漱口时，头部不要猛地后仰，慢慢抬头，可以用一只手支撑头部；
- 擦嘴或擦手时，可以晃动双腿。

当你坐着进食时

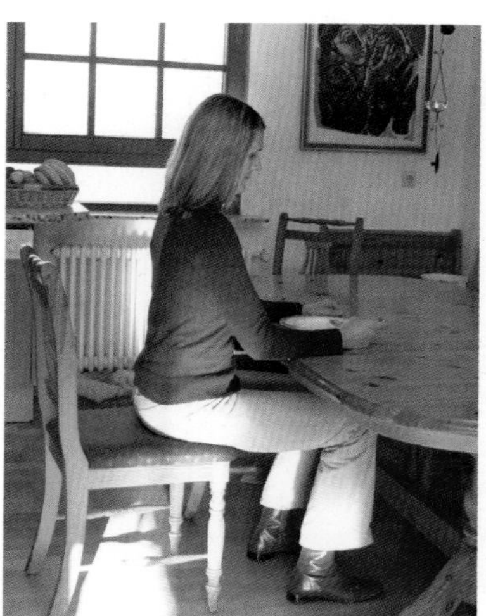

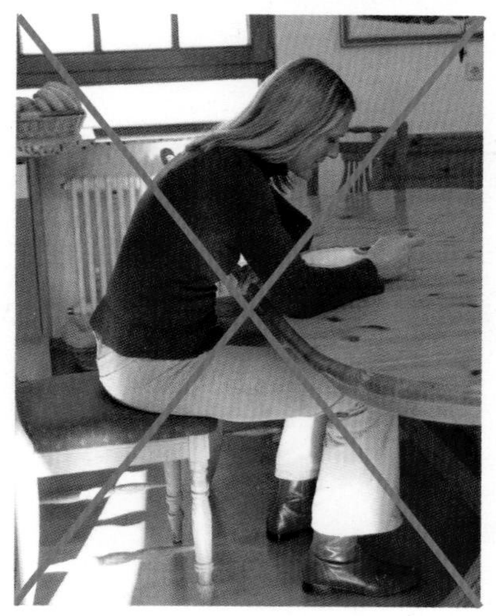

- 坐在椅子前缘，背部挺直，上身向前倾斜，这样能缓解脊柱的压力，促进消化和营养吸收；
- 不要弯腰驼背。

当你在厨房忙碌时

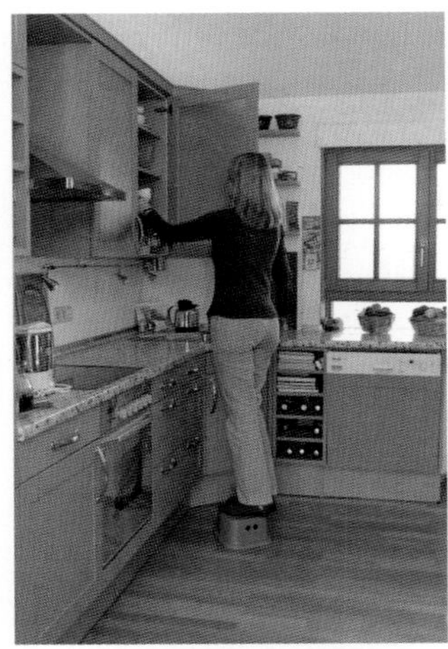

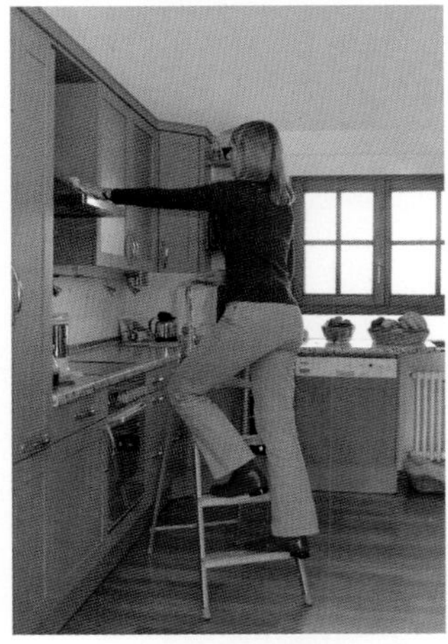

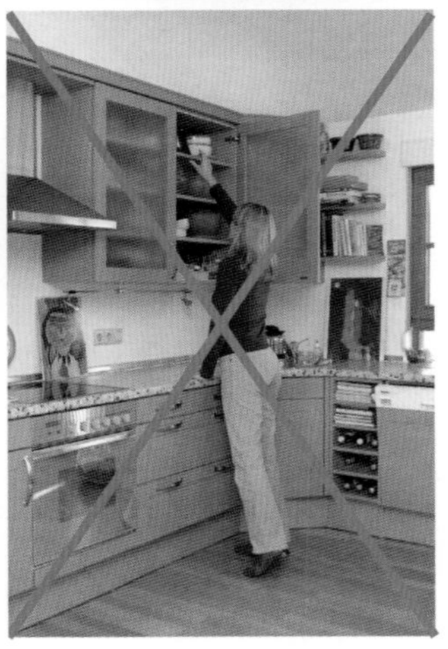

- 使用脚凳或小梯子；
- 保持背部和头部挺直。

建议

- 将所有的常用物品放在高度与眼睛平齐的位置；
- 不要直接伸手去拿放置在超过头顶高度位置的物品，否则整个脊柱都会受到压迫。

当你熨衣服时

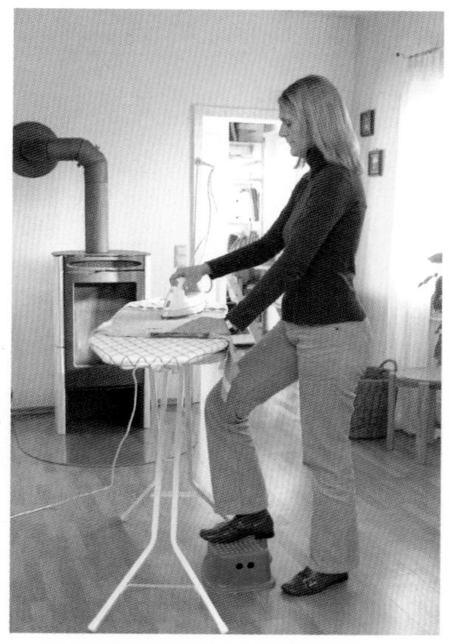

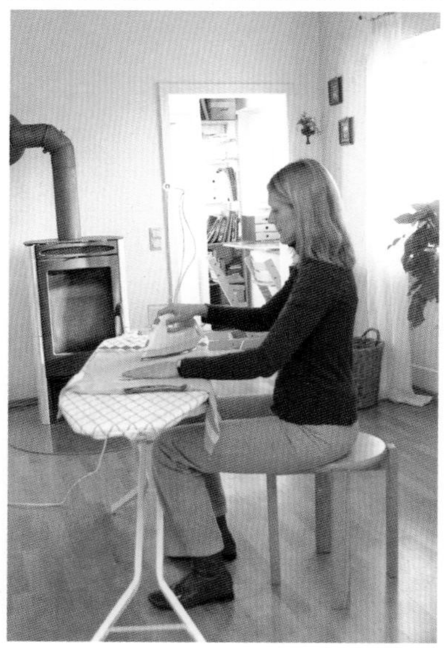

- 站着熨衣服时，双脚交替放在脚凳上，背部挺直，上身微微前倾；
- 最好坐着熨衣服；
  - 不要把熨衣板的高度调得太低；
  - 坐在椅子前缘，将熨衣板调到与腹部平齐（与髋部平齐）的高度；
- 膝盖不要伸直，背部不要朝熨衣板的方向弯曲。

当你从柜子或书架上拿取物品、擦拭窗户时

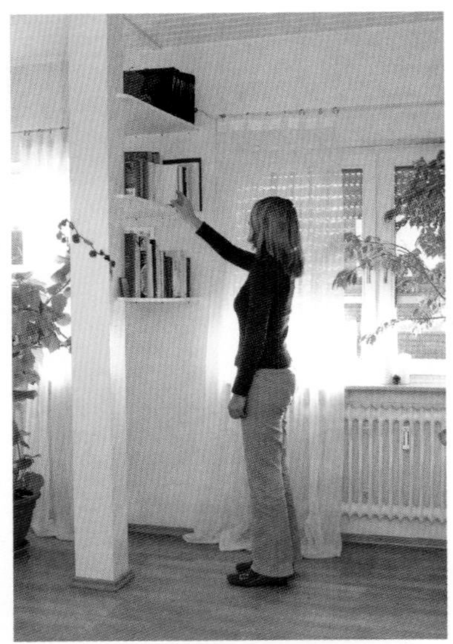

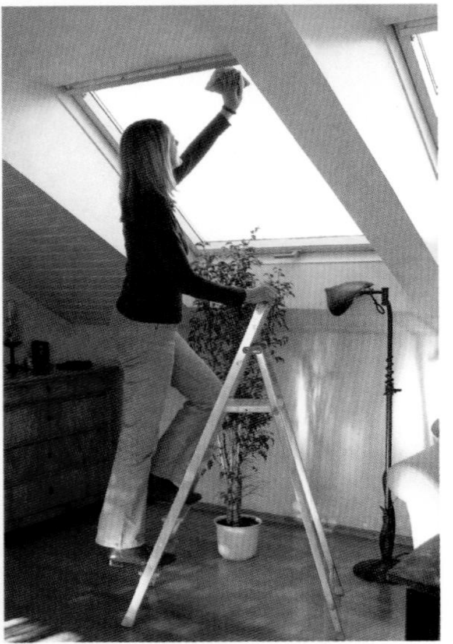

- 将常用物品放在高度与眼睛平齐的位置；
- 使用梯子拿取超过头顶高度的物品或擦拭窗户；
- 保持背部和头部挺直。

当你挂窗帘时

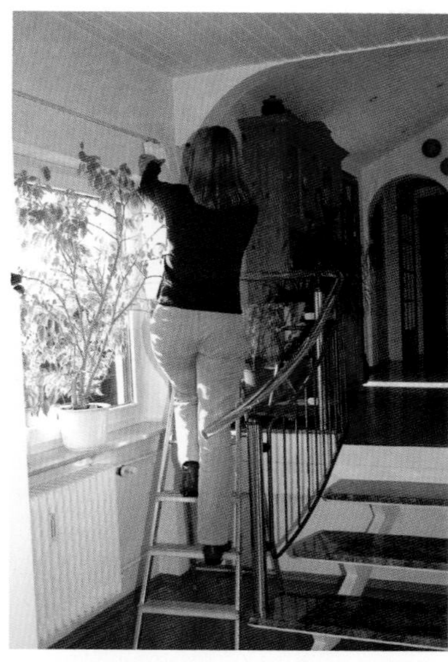

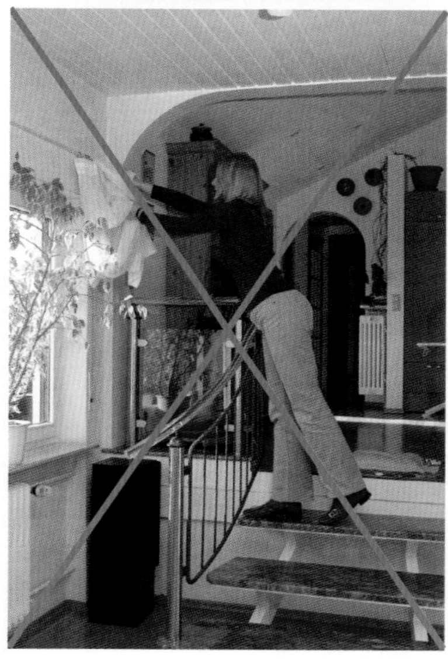

- 使用梯子；
- 不要让上身过度前倾，也不要让头部过度后仰，否则椎动脉会受到挤压（椎动脉为头部提供含氧量丰富的血液，并靠近连结枕骨和颈椎的关节，椎动脉受压可能会使你突然眩晕，甚至晕倒）；
- 脊柱不要前凸。

当你系鞋带时

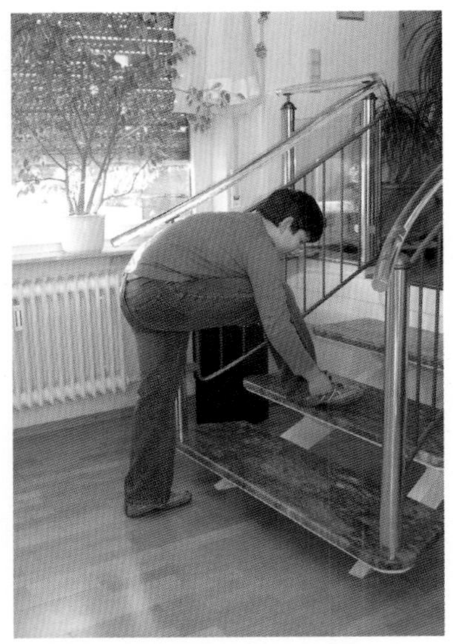

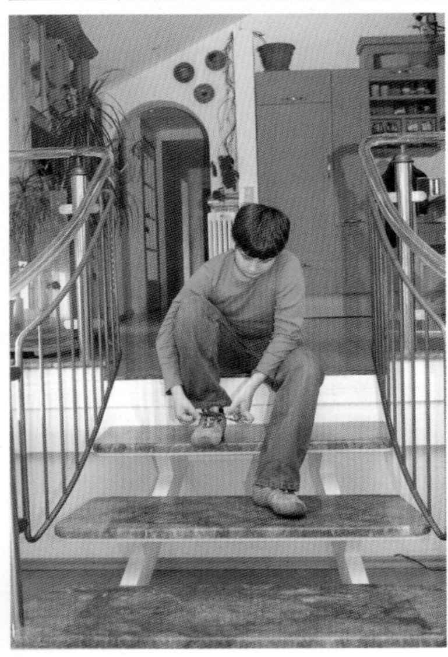

- 站着系鞋带时，将一只脚放在椅子上；
- 坐着系鞋带时，膝盖弯曲，脚向后收。

当你用吸尘器打扫时

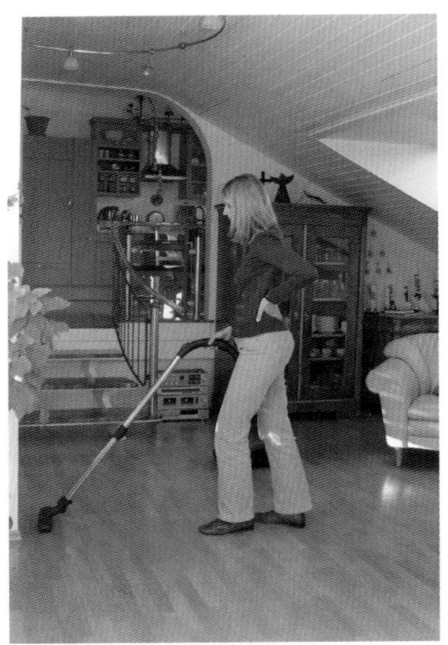

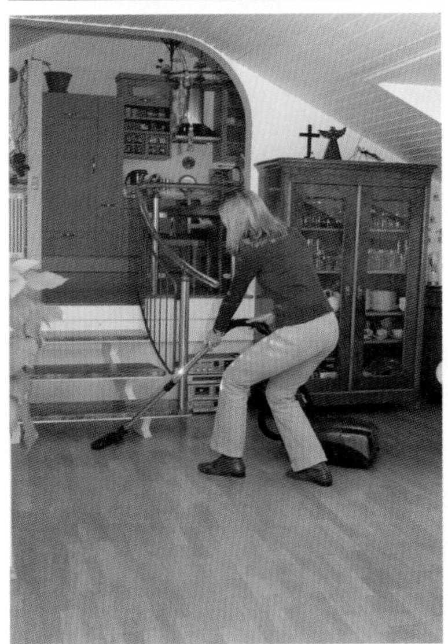

- 小步前行，双膝弯曲，用均等的力量来回移动吸尘器；
- 膝盖不要伸直，背部不要弯曲。

当学龄儿童坐在桌前时

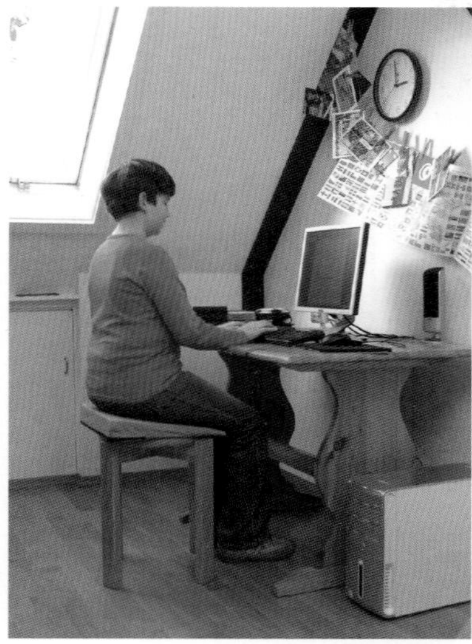

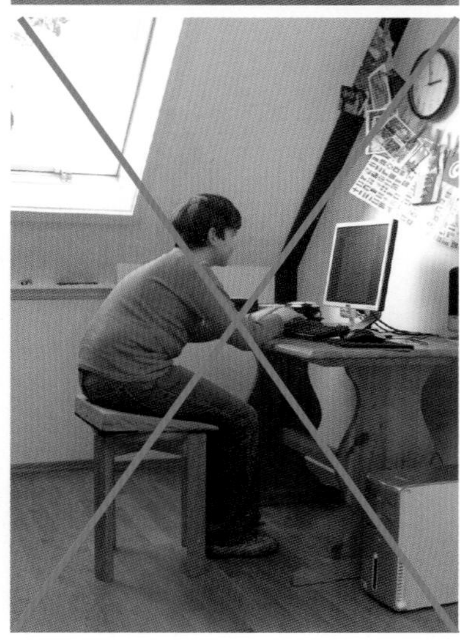

- 背部挺直地坐在楔形椅面上，这样能缓解骨盆前倾，让脊柱能更好地伸展；
- 坐着的时候不要扭曲身体。

当学龄儿童在书桌前学习和写家庭作业，或坐在电脑前时

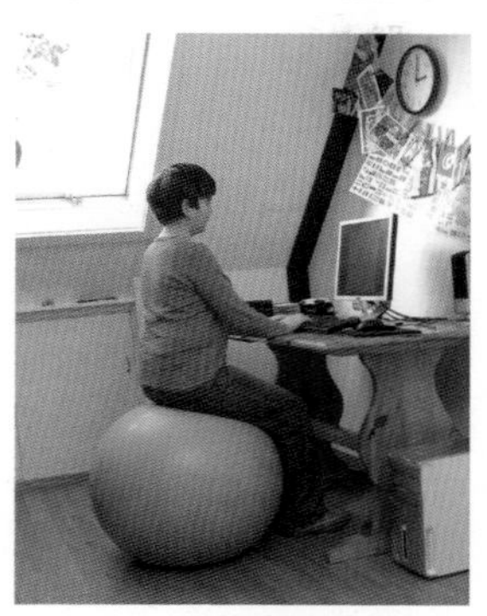

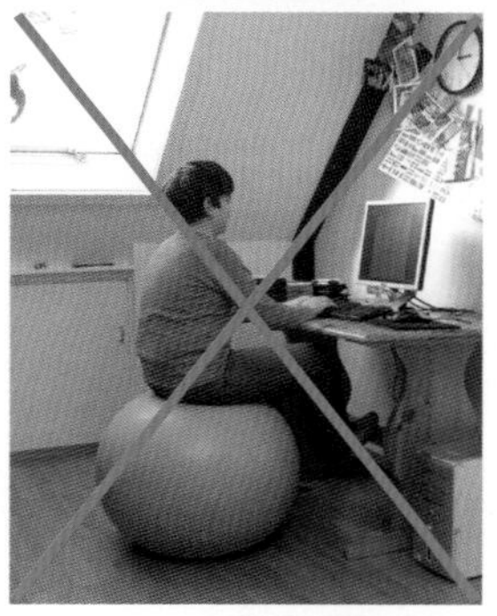

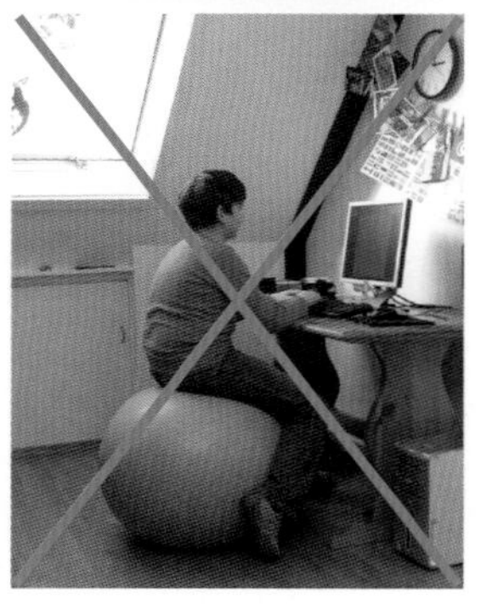

- 挺直背部，放松地坐在可灵活移动的瑜伽球上。

当学龄儿童阅读时

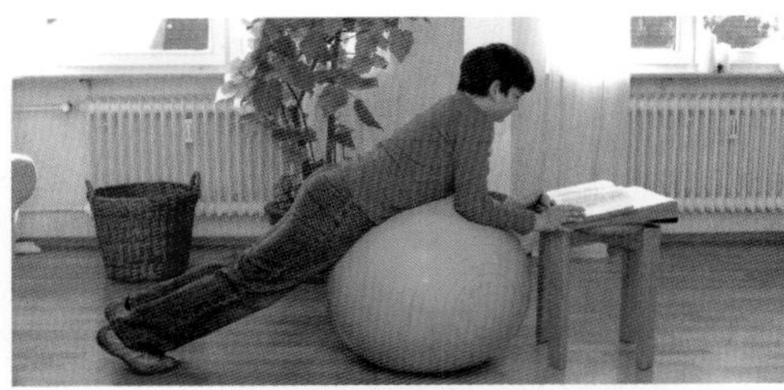

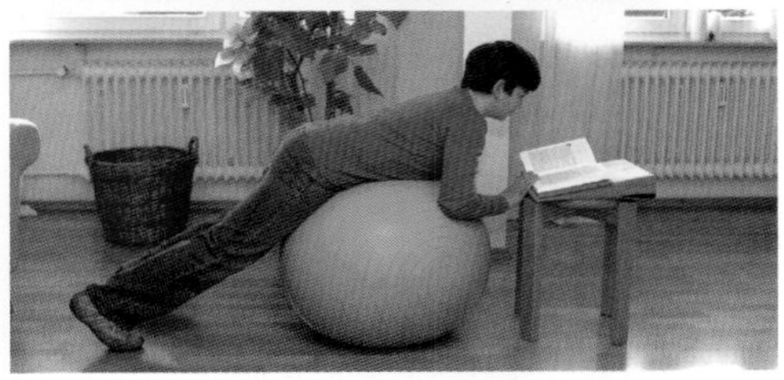

- 可以俯身压在一个瑜伽球上，这样可以缓解腰椎压力，身体也可以灵活运动。

瑜伽球的优势

正确的瑜伽球坐姿有助于改善体态，锻炼姿势肌。它能锻炼肌肉耐力，通过灵活的运动交替为椎间盘加压、减压。

建议

- 肌肉力量弱的儿童在进行瑜伽球运动时很容易感到疲劳，练习时，他们只能坚持很短的时间；
- 瑜伽球的练习能够提高儿童的专注力，这项练习能让他们变得更冷静、更专注；参加过这项练习的学生在调查问卷中甚至表示，他们感觉书上的字体看起来更漂亮。

当你抬重物时

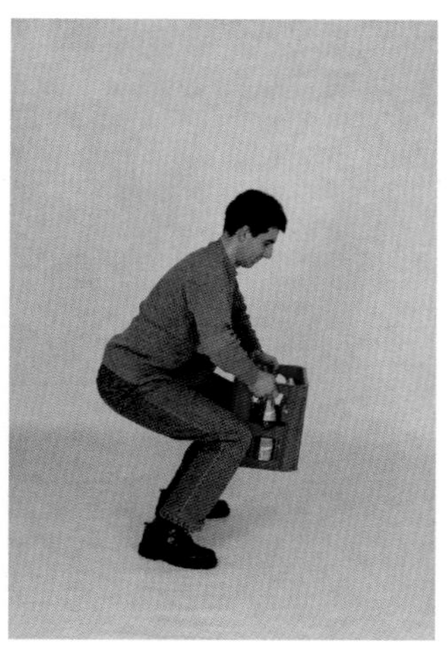

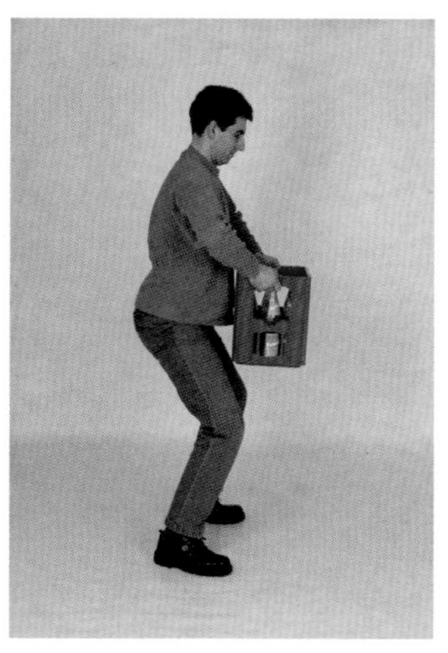

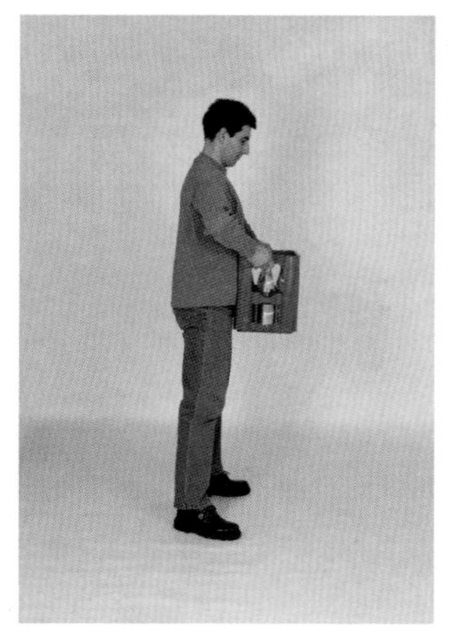

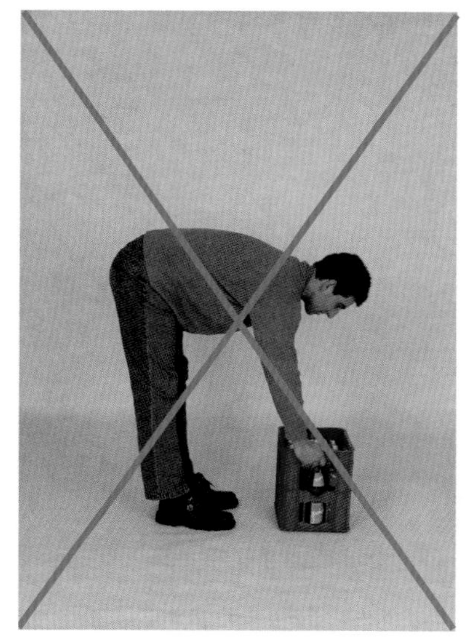

- 双腿分开，膝盖和髋部弯曲，将重物靠近身体抬起，双腿伸直，背部挺直，再直起身；
- 不要用膝盖伸直、背部弯曲的姿势抬起重物。

建议

- 抬重物时让重物靠近身体。如果抬重物时姿势错误，椎间盘受到的压力会加倍，这种压力大到超出你的想象。

当你提着或背着物品时

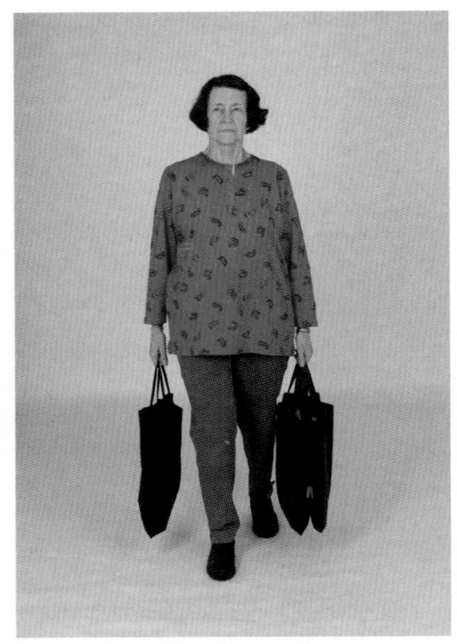

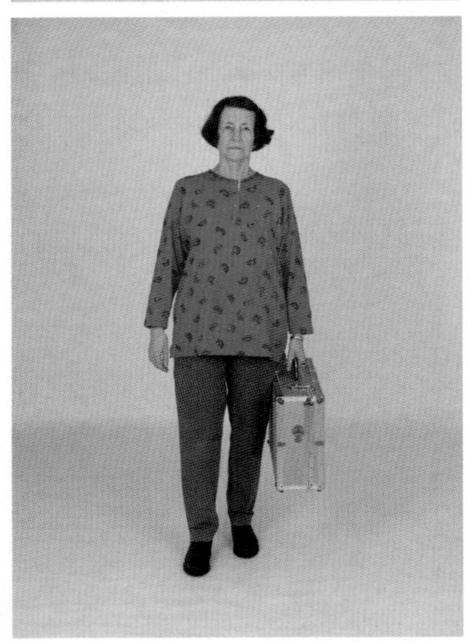

- 将重量分担到双臂上，提起物品时尽可能使物品贴近身体两侧。

建议

- 提大件行李时，双肩要保持平直，在提的过程中，左右两侧要经常交换；
- 背斜挎包时，可以用一只手从包的下方支撑包的重量；
- 最好背一个双肩包。

34

当你抱起婴儿时

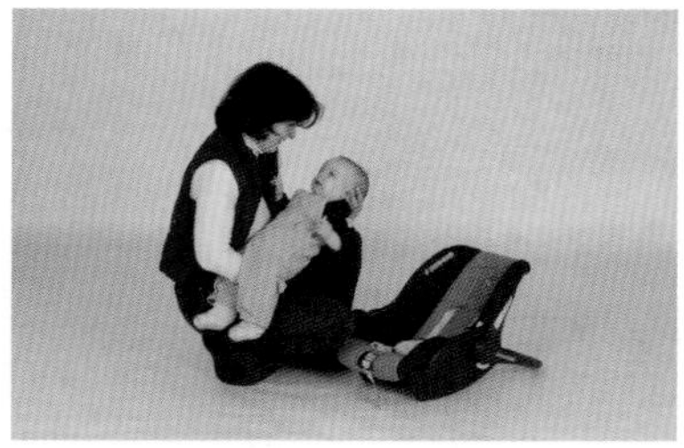

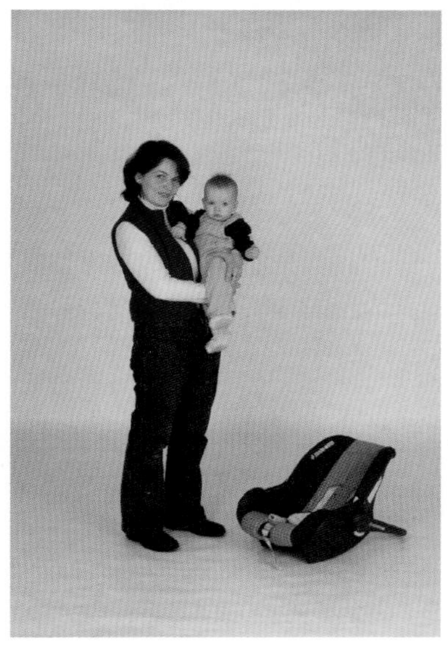

- 抱着婴儿，让婴儿紧贴你的身体，双腿伸直，挺直背部，站好；
- 不要用膝盖伸直、背部弯曲的姿势抱起婴儿。

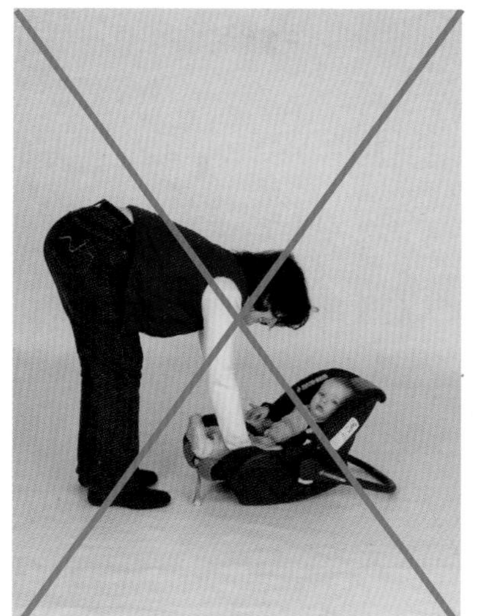

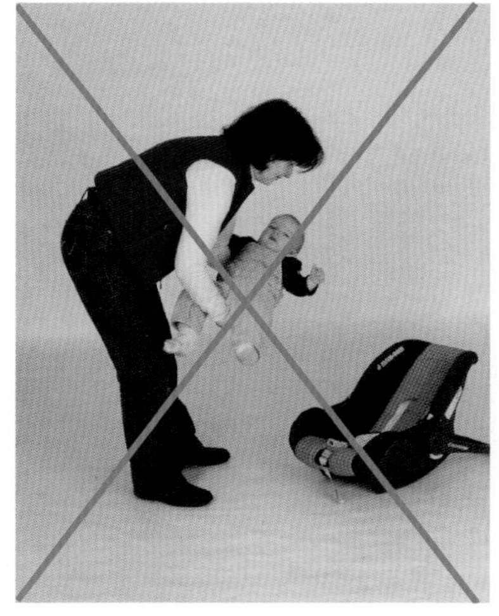

- 抱起婴儿时不要让婴儿远离你的身体，否则由于杠杆作用变大，肩部、颈部、背部的压力就会加重。

当你铲雪、扫地、拖地或耙地时

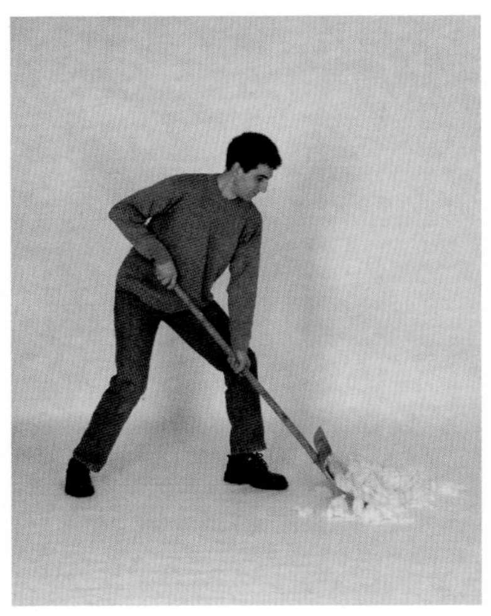

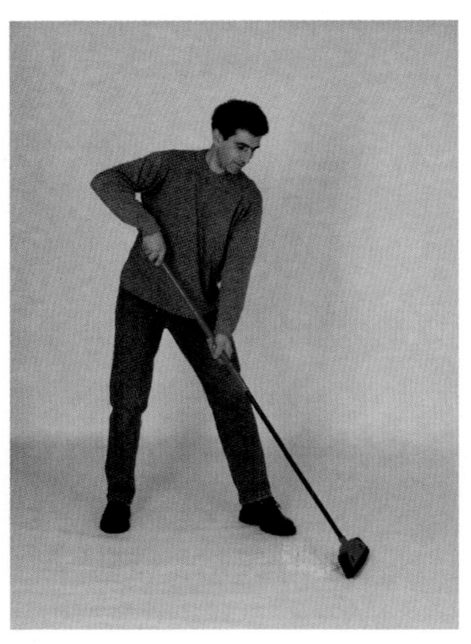

- 在铲雪时，抓住雪铲柄较远的位置，可以增加杠杆力，小步前行，双膝弯曲，背部挺直，上身微微前倾；
- 将雪铲起，将铲子微微立起，双脚转向身体的一侧，将雪从铲子上掷下；
- 不要在双脚固定不动的情况下转身，这样很容易导致椎间盘突出，脊柱并不擅长旋转和弯曲，它的侧面没有韧带可以阻止椎间盘可能发生的松动；
- 在拖地、扫地或耙地时，小步前行，双膝微屈，背部挺直，上身微微前倾；
- 不要采取膝盖伸直、背部弯曲的姿势。

建议

- 清扫时，请将清扫工具放在身体的一侧；
- 使用长柄的清扫工具。

当你驾驶小汽车时

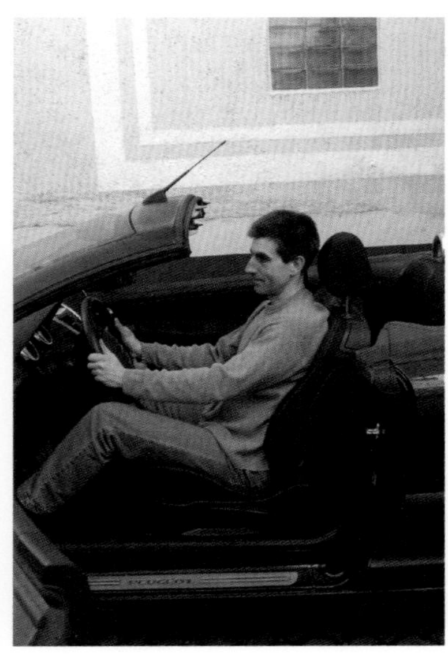

- 驾驶小汽车时，保持肘部和膝部微微弯曲，下背部放一个小靠垫；
- 调节座椅，使头枕与你的头部平齐；
- 全身放松地坐着。

建议

- 在长途驾驶过程中，要多停下来休息；
  - 站到空地上，手臂举过头顶，向上伸直，尽力拉伸，同时进行深呼吸；
  - 双臂进行画圈练习，同时向前走几步；
  - 踮起脚尖，收紧臀肌和腹肌；
- 遇到红灯停车等待时，可以将双手从方向盘上放下来，双手抱头，头部朝掌心方向按压，肘部向后拉伸，同时进行深呼吸。

当你躺卧时

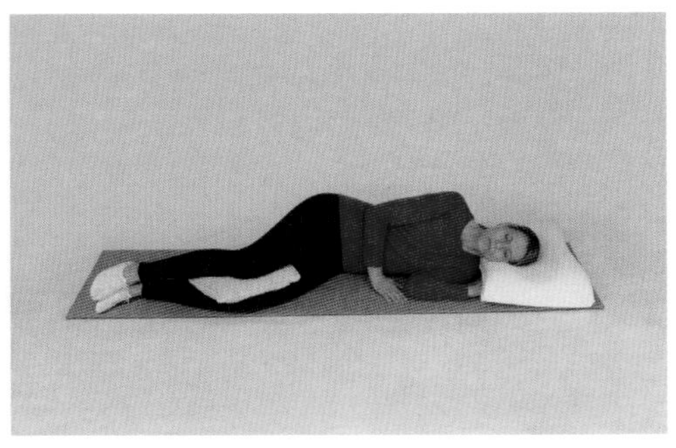

侧卧时

- 双膝微屈，双腿微微弯向胸部方向；
- 双腿中间夹一个垫子，通过拉伸大腿肌肉来减轻腰椎的压力；
- 头枕在枕头上。

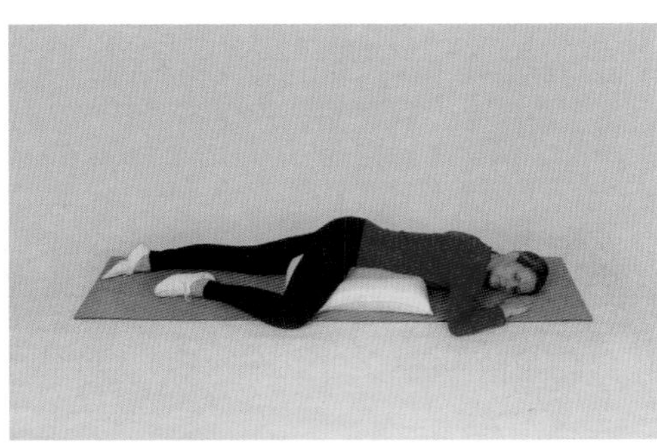

俯卧时

- 俯卧会加重脊柱前凸；
- 如果采用俯卧的姿势睡觉，在腹部下方放一个大垫子，单腿屈膝、屈髋，头部不需要枕在枕头上。

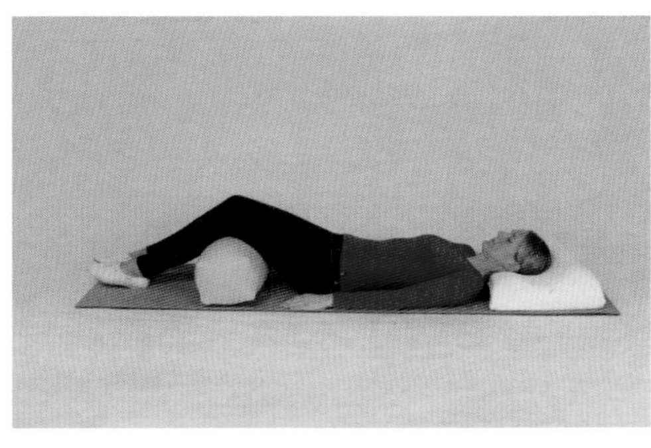

仰卧时

- 膝盖下方放一个大垫子，可以稍稍缓解腰椎的压力；
- 头枕在枕头上。

建议

- 头部与脊柱保持在一条直线上。

35 对身体有害的练习

会增加脊柱负担、重复练习时容易损伤脊柱的练习：

- 头部画圈练习，它会加重颈椎的关节和椎间盘的压力。

仰卧时

- 直接快速抬起上身，这样会加重腰椎的压力，可以借助伸直的双腿抬起上身，直至坐位；
- 固定双脚，抬起上身——这样的练习锻炼的是髋屈肌，而不是腹肌；
- 直腿卷腹练习需要同时抬起双腿、双臂和上半身，双手和双脚相互触碰——上抬双腿的动作很容易损伤腰部，下背部无法紧贴地面会导致骨盆前倾、脊柱前凸。

俯卧时

- 弓式动作，即双膝弯曲，脚跟在臀部上方，双臂向后伸展，双手抓住双脚的脚踝——这项练习会加剧脊柱前凸，加重腰椎负担；
- 眼镜蛇式动作，即双手撑地，抬起上半身，头部后仰，同时胸腔打开，双臂伸直——这项练习会加剧脊柱前凸，加重腰椎负担。

直立时

- 身体前屈，双膝伸直，指尖触地，然后身体再抬起，回到直立状态，双膝始终保持伸直——这项练习会加重腰椎负担；
- 双脚固定不动，身体转向侧面，同时身体前屈——这项练习会加重腰椎负担，建议脚尖跟随身体转动的方向稍稍转动。

结束语

我鼓励大家积极参加各种形式的健身运动，如散步、跳舞、骑自行车、游泳等，也可以参加一些体操课。此外，我推荐大家在运动时借助一些简单的辅助工具，如健身带、网球、健身球、撑竿、体操棒等，以及其他现代化的健身器械。大家也可以到健身房接受专业指导进行训练。

我希望你们重视本书介绍的30天练习，因为健康的运动能够让大家更有规律地生活，并能帮助大家避免不必要的运动损伤。